아빠를 위하여

아빠를 위하여

초판 1쇄 발행 2019년 12월 12일
초판 3쇄 발행 2022년 11월 23일

지은이 | 석동연
펴낸이 | 金鎭珉
펴낸곳 | (주)북로그컴퍼니
주소 | 서울시 마포구 와우산로 44(상수동), 3층
전화 | 02-738-0214
팩스 | 02-738-1030
등록 | 제2010-000174호

ISBN 979-11-90224-25-3 07810

Copyright ⓒ 석동연, 2019

· 잘못된 책은 구입하신 곳에서 바꿔드립니다.
· 이 책은 (주)북로그컴퍼니가 저작권자와의 계약에 따라 발행한 책입니다. 저작권법에 의해 보호받는 저작물이므로, 출판사와 저자의 허락 없이는 어떠한 형태로도 이 책의 내용을 이용할 수 없습니다.
· 이 도서의 국립중앙도서관 출판예정도서목록(CIP)은 서지정보유통지원시스템 홈페이지 (http://seoji.nl.go.kr)와 국가자료공동목록시스템(http://www.nl.go.kr/kolisnet)에서 이용하실 수 있습니다.(CIP제어번호: CIP2019047351)
· 이 책은 한국만화영상진흥원의 2019 다양성만화 제작 지원을 받아 만들어졌습니다.

암, 호스피스, 웰다잉
아빠와 함께한 마지막 1년의 기록

아빠를 위하여

글·그림 석동연
감수 김선영 교수(서울아산병원)

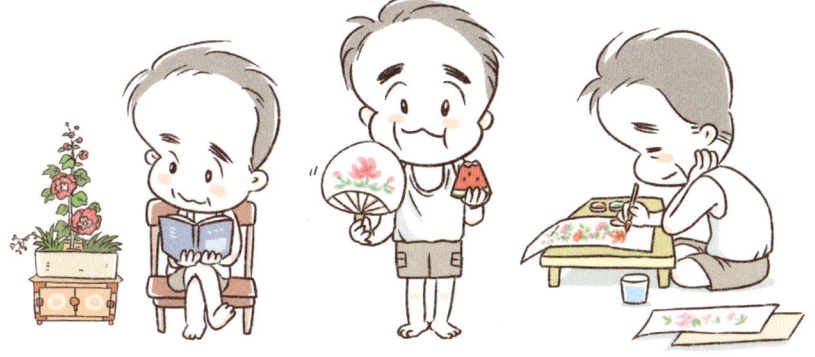

북로그컴퍼니

감수 및 추천의 말

마지막 여정을 준비하는 이들에게
더없이 소중한 나눔

저는 암 환자를 진료하는 종양내과 의사이자, 어린 시절 암으로 돌아가신 아버지의 투병 과정을 에세이로 쓴 작가이기도 합니다. 그래서 이 책의 감수와 추천 의뢰가 들어왔을 때 저 역시 저만큼이나 이 일에 적합한 사람은 없다고 생각했습니다.

그러나 원고를 받아 읽으며 '감수' 혹은 '추천'이라는 명목으로, 위에서 내려다보는 시선이 담긴 단어들로, 이 책을 이야기할 자격이 나에게 있는가 하는 생각이 들었습니다. 의사로서, 암 환자의 딸로서 제가 몰랐던 가장 중요한 부분이 이 책에 담겨 있었기 때문입니다. 그건 바로 돌보는 이의 마음이었지요.

제가 10년이 넘도록 의사 생활을 하며 많은 암 환자를 보아왔다고는 하지만 뭔가 겉도는 느낌을 항상 가지고 있었는데, 이 책을 통해 그게 무엇인지 확실히 알았습니다. 환자와 함께하는 시간에서 오는 구체적인 감각과 마음의 결, 그 앞에서 저는 숙연해질 수밖에 없었습니다.

의료진의 한마디에 가슴이 철렁 내려앉고, 환자에게 새로운 증상이 나타날 때마다 불안해하며 죄책감을 느끼고… 그러면서도 찰나의 행복과 웃음을 놓치지 않고 만끽하는 복잡다단한 암 투병의 과정이 이 책의 4컷 만화에 차곡차곡 담겨 있습니다.

《아빠를 위하여》는 암이라는 질병을 겪는 환자와 가족의 생생한 서사인 동시에 훌륭한 정보 만화이기도 합니다. 알아야 할 것도 너무 많고 그저 그 자체만으로 혼란스러운 암 투병 과정에서, 심지어 환자의 상태는 시시각각 변하기까지 합니다. 그 과정에서 많은 환자와 가족이 막다른 상황에 버려진 듯한 절망과 외로움을 느낀다고 합니다. 아마 석동연 작가님도 그러한 환자 가족의 심정을 헤아려 이것저것 찾아보신 내용을 정리하셨겠지요.

인터넷에는 암 정보가 넘쳐나지만, 근거 없는 불량 정보도 범람하기 때문에 줄기가 되는 지식을 차근차근 쌓아야 할 필요가 있습니다. 이 책은 그 지식의 줄기를 만드는 데 도움을 줍니다. 특히 암은 치료의 어느 시점에 있느냐에 따라 알아야 할 것이 매우 달라서 혼란스러운데, 이 책은 아버님의 투병 여정을 따라가며 그에 맞는 적절한 정보를 제공하고 있어 더욱 가치가 있습니다.

또한 호스피스와 완화의료에 대한 정보는 다른 책이나 웹 사이트에서는 얻기 어려운 귀중한 자료입니다. 흔히 승리와 극복의 서사를 기대하게 하는 암 투병기에서 죽음을 받아들이는 과정을 만나기란 쉽지 않습니다. 힘든 마음을 추스르며 마지막 여정을 준비해야 하는 이들에게 이 책은 더없이 소중한 나눔이 될 것입니다.

작가님이 이 책을 작업하며 얼마나 많이 울어야 했을지, 짐작이 가서 마음이 아팠습니다. 저도 아버지에 대한 글을 쓰며 그랬으니까요. 하지만 4컷 만화에 등장하는 아버님의 치명적인(!) 귀여움에는 빠져들지 않을 도리가 없네요. 슬픔의 한가운데서도 시시때때로 미소가 떠오르는 이 작품이 암으로 투병 중인 많은 환자와 가족에게 위로가 되었으면 좋겠습니다.

김선영
서울아산병원 종양내과 교수
《잃었지만 잊지 않은 것들》 저자

들어가는 말

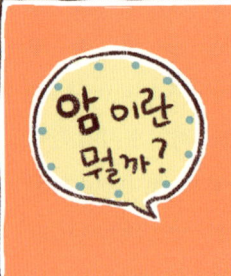

암은 장기 같은 것에 병이 생겨 서서히 죽는 병?

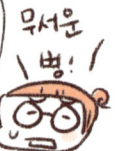

병난 부분만 없애면 나을 수 있는 병??

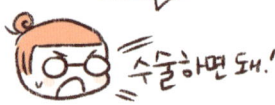

이렇게 난 암에 대해 애매하게 알고 있었다.

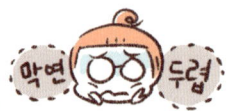

아빠의 암 투병 후 뒤늦게 공부!

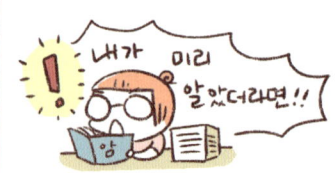

"알고 있으면 덜 당황하고,
알고 있으면 더 필요한 계획을 세우고,
알고 있으면 더 잘 간호할 수 있었을 텐데..."

사실 힘겹게 투병하는 환자나 간호하느라 고단한 보호자는,

순간의 중요한 대처법을 책이나 인터넷으로 알아보는 것이 힘겹고 버겁다.

하지만 아주 작은 것이라도,

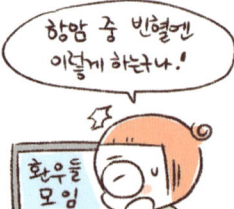

믿을 수 있는 정보라면,

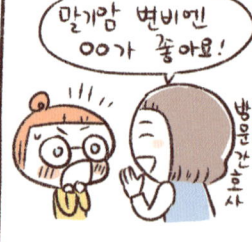

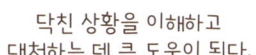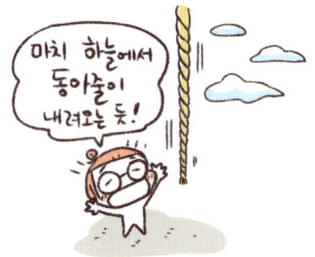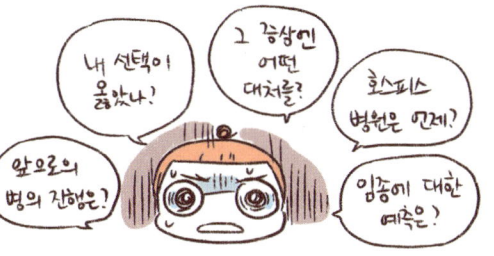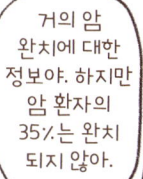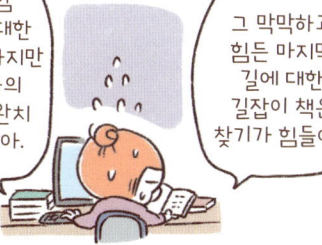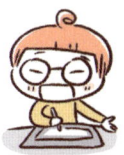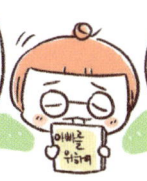

차례

감수 및 추천의 말 ·················· 4
들어가는 말 ·················· 6
프롤로그 ·················· 12

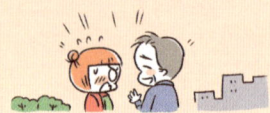

PART 1 어느 날 아빠에게 암이 찾아왔다

음력 1월 1일 / 4년 전 / 괜찮을 거야 / 헤어진 후 / 사실은 /
수술 후 / 이제 1년만 / 왜
암세포는 이런 세포! ·················· 28

이상 증상 / 연휴 지나면 / 2일 후 / 설득 / 내일 꼭 /
걷지 못할 정도로 / 가정의학과 소견 / 응급실
암세포의 특징 ·················· 34

수혈 3팩 / 출혈의 이유 / 우리도 / 응급 환자 / 퇴원은 언제 /
위궤양 / 청천벽력 / 무슨 말
양성종양? 악성종양? ·················· 40

전이라면 4기? / 그때 가서 / 눈치 / 어둠 속에서 / 위암 확정 /
전하지 못한 말 / 간절 / 입원 4일째
누구에게나 암세포는 있다 ·················· 48

대립 / 입원 5일째 / 허공을 맴도는 / 주말 내내 / 만약에 / 결과 /
얼마가 들어도 / 정월 대보름
암의 진단과 검사 ·················· 56

PART 2　수술, 그리고 항암을 시작하다

수술 / 수술 끝 / 안도 / 수술 다음 날 / 병원 식당에서 / 앞을 보자 /
조금만 더 / 수술 후 2일째

암의 국소 치료 – 외과 수술과 방사선 치료 66

수술 후 3일째 / 수술 후 4일째 / 우리도 곧 / 기다리고 있는 것 /
퇴원 / 퇴원 1주일 후 / 오후의 종양내과 / 병기

암의 병기 – TNM 분류법 74

항암이라면 / 항암 환자 / 병기는 말하지 못하고 / 설사약 / 변비 /
급성 통증 / 다시 집으로 / 항암의 시작

암의 전신 치료 – 항암화학요법 82

3월, 항암 1주기 / 선물 / 4월 / 5월, 항암 2주기 / 암환우 카페 /
6월, 항암 3주기 / 7월, 영상 검사 / 나란히

항암제 부작용 관리 1 88

결과 / 8월, 항암 4주기 / 9월, 항암 5주기 / 10월, 추석 /
수술 후 2번째 영상 촬영 / 공감 / 최고의 컨디션 / 암 수치

암 치료 후 정기검진 96

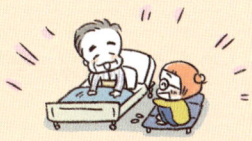

PART 3　"…암이 전이됐다고요?"

설마 / 급변 / 갈 수조차 없는 / 대장암 완치 / 다시 집으로 /
위 CT 결과 / 지독한 / 어떻게 해야

전이와 암 4기 104

다음 날 / 거짓말 같은 / 외과 포기 / 마지막 질문 / 나중에 /
종양내과 / 포기 못해 / 마약성 진통제
암성 통증 ················ **110**

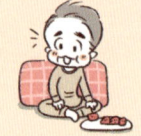

마약이라니까 / 엄마 / 질문들 / 시댁 / 조언 / 준비할 나이 /
다시 평온 / 여명
통증 조절 치료 – 진통제 ················ **116**

담담 / 너무 큰 바람 / 퇴원 후 집 / 미소 / 마약성 진통제 부작용 /
가야 하는데 / 완화 병동 / 병원 주차장에서
마약성 진통제의 부작용 ················ **124**

완화 병동 옆 16병동 / 이웃들 / 돌발 / 긍정적으로 / 1주일 후 /
아빠 생신 / 탈모 / 엉덩방아
고식적 항암과 항암제 부작용 관리 2 ················ **130**

PART 4 말기 암, 호전되기 힘든 상태의 암

진통제 부작용 / 괜찮아요 / 희망 같은 / 조금이라도 / 변동 /
예상치 못한 / 항암약 부작용 / 12월 마지막 날
악액질과 월 단위의 여명 관리 ················ **138**

1월 2일 / 자괴감 / 계속되는 악액질 / 자기 비하 / 두려움 /
길어지는 잠 / 영적 불안 / 힘이 나는 수다
말기 암 환자의 심리와 대처법 ················ **144**

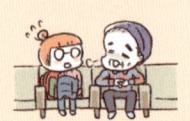

1월 12일 / 4일 후 CT 결과 / 가늠되지 않는 통증 / 응석 /
손주 생일 / 섬망 / 1월 23일 / 완화의료 첫 진료
말기 암 환자의 섬망과 대처법 ················ **152**

약 / 속효성 진통제 / 환각 / 극심한 식욕부진 / 구내염 /
먹고 싶은 것 / 추억 / 마지막 술자리
극심한 식욕부진과 구강 건조 관리 ·················· **160**

2번째 완화의료 진료 / 무심 / 분노 / 못 박힌 듯 / 2월 1일 / 살살 /
호흡 변화 / 준비
주 단위의 여명 관리 ·················· **166**

PART 5　아빠와 이별할 시간이 다가왔다

2월 3일 / 패닉 / 더 이상 조절할 수 없는 / 꼭 감은 두 눈 /
완화 병동 1인실 / 다음 날 / 3일째 아침 / 옆방
말기 암 환자를 위한 호스피스 완화의료 ·················· **174**

2월 8일 / 미리 좀 / 기도 / 2월 9일 / 아빠 딸 / 새로운 증상 /
다툼 / 제일 후회되는
말기 암 환자 돌봄과 가족의 대처 ·················· **182**

마지막 말 / 2일간 휴식 / 2월 11일 / 출혈 / 어떻게든 / 헛똑똑이 /
우리 텃밭 / 새빨개진 얼굴
일 단위의 여명 관리 ·················· **190**

마지막 인사 / 준비 / 2월 13일 / 용서 / 2월 14일 / 2월 16일 /
마지막 고비 / 2월 17일
시간 단위의 여명 관리 ·················· **198**

그사이 / ... / 마지막 모습 / 다시 일상 / 이상 / 쏟아지듯 /
슬픔의 과정 / 우리들의 바람
임종과 사별 후 관리 ·················· **206**

프롤로그

아빠

마당에서 화분 흙을 퍼 왔더니 해마다
빨간 접시꽃이 절로 피어, 얼마나 기특한지.

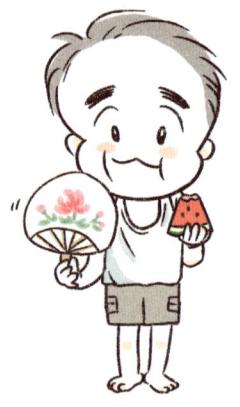

아빠

난 여름이면 수박이 제일 좋더라.

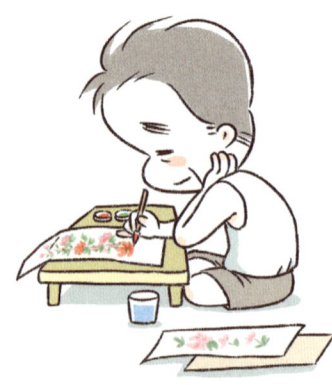

아빠

그림을 그릴 때면 아무 걱정이 없어.
머릿속을 텅 비울 수 있어서 참 좋아.

아빠의 첫 번째 특기는 빨래.

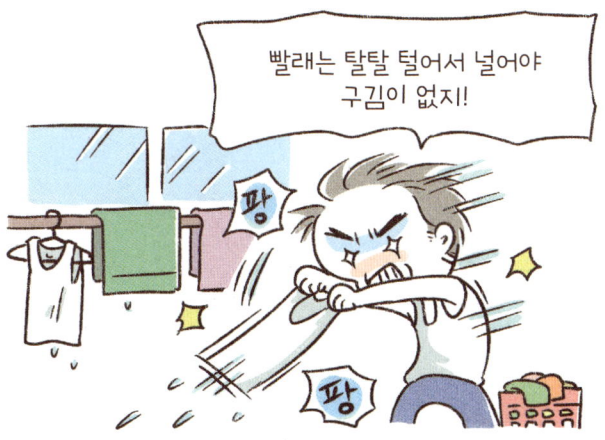

그래서 구김 하나 없지만,
아빠 난닝구가 하나같이 다
늘어난 이유.

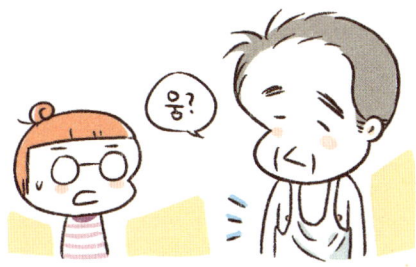

아빠의 두 번째 특기는 다림질.

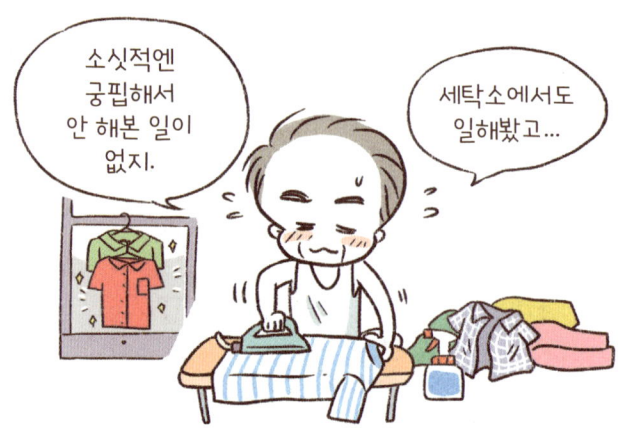

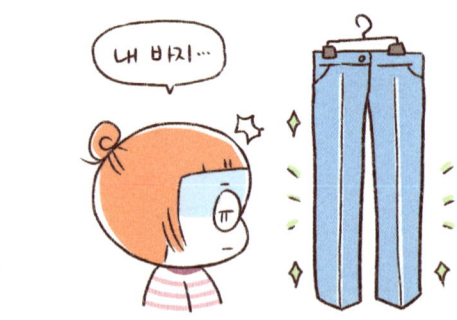

청바지도 칼같이 줄 세워 다려 놓는 아빠.

아빠의 취미는 독서.

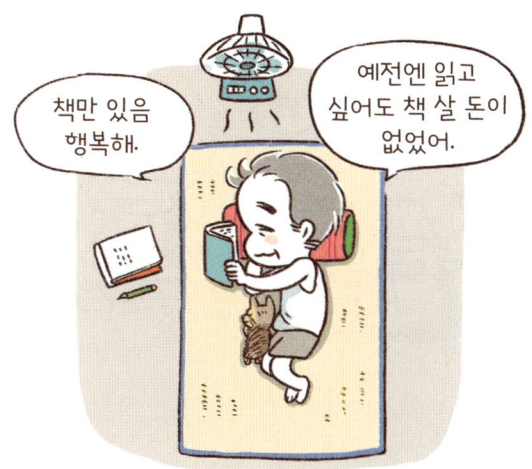

그리고 독서와 함께하는 글씨 쓰기.

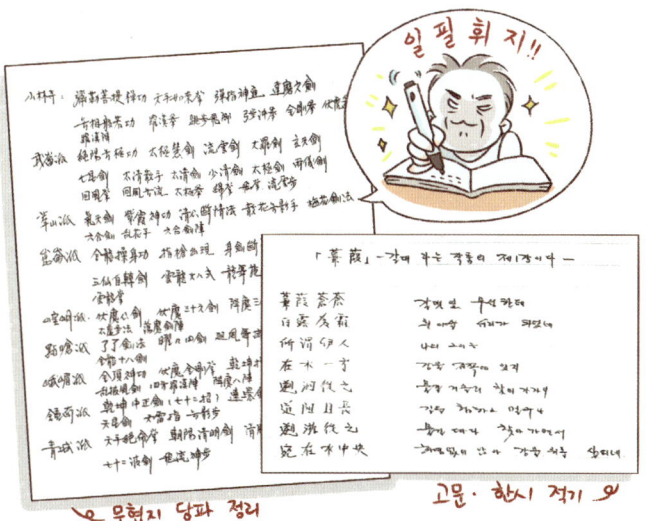

아빠의 또 다른 취미는
어린 조카에게
그림 그려주기.

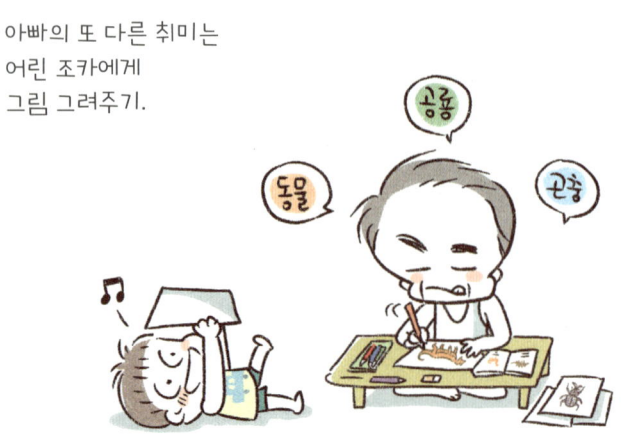

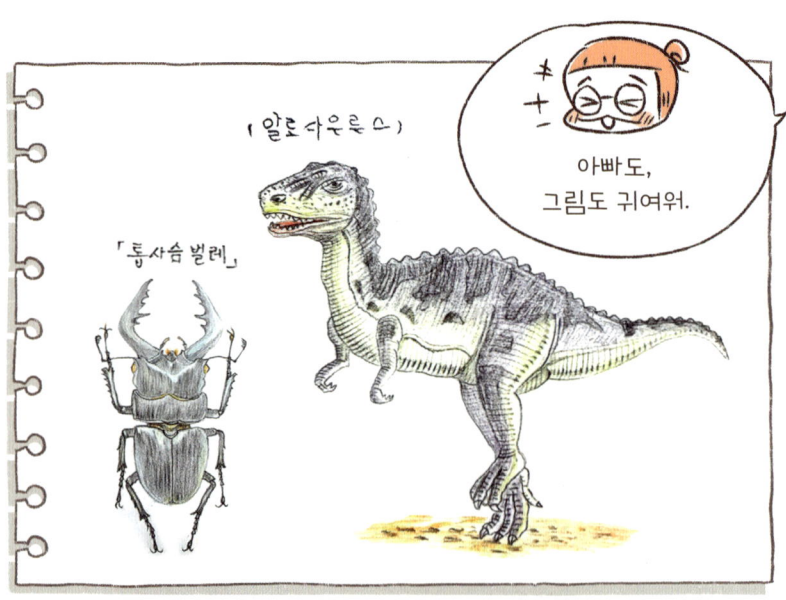

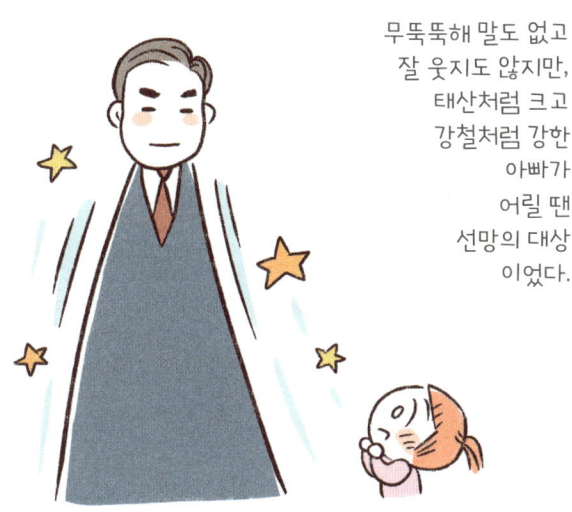

무뚝뚝해 말도 없고
잘 웃지도 않지만,
태산처럼 크고
강철처럼 강한
아빠가
어릴 땐
선망의 대상
이었다.

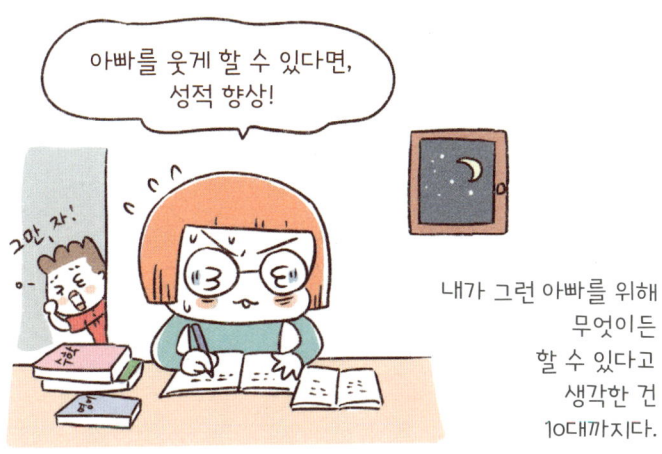

내가 그런 아빠를 위해
무엇이든
할 수 있다고
생각한 건
10대까지다.

20대, 어른이 된 줄 착각한 난
아빠의 작고 부족한 모습을 보는 게 싫었다.

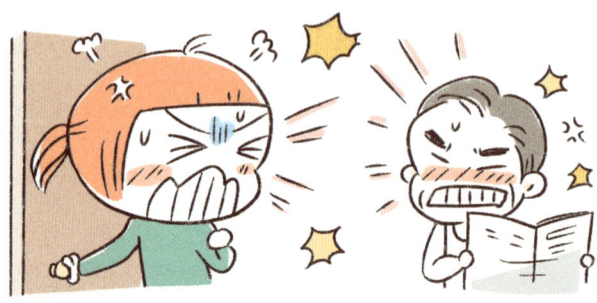

대들고, 싸우고...

그래도 슬쩍 져주는 건 언제나 아빠 몫이었다.

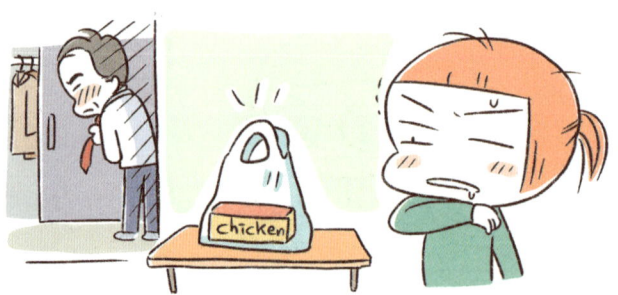

아빠의 약한 모습,
있는 그대로의 모습을
마주 볼 수 있는
나이가 되면서
나는 아빠와
최고의 수다 친구가
되었다.

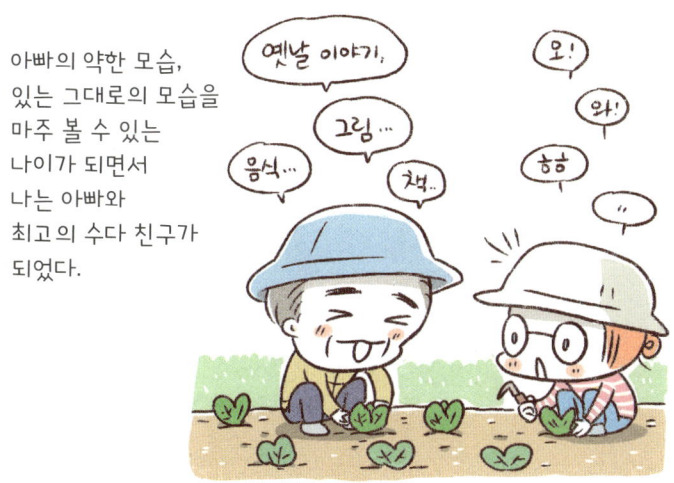

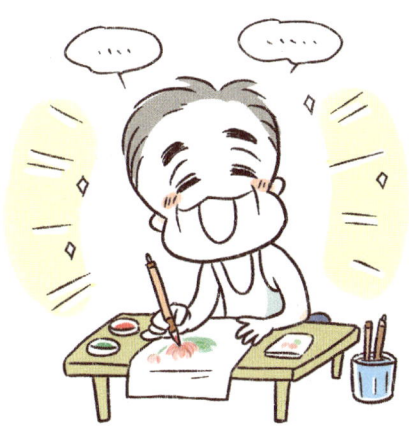

나는 아빠의 이야기가
최고로 재밌었는데,
그건 이야기를
나눌 때의
생기 있고 신나하는
아빠 모습을
볼 수 있기
때문이었는지도
모른다.

어느샌가 이런저런 이유로 병원 신세를 지게 된 아빠.
아빠의 한쪽 귀가 점점 안 들려져
혹시나 하는 마음에 함께 간 병원.

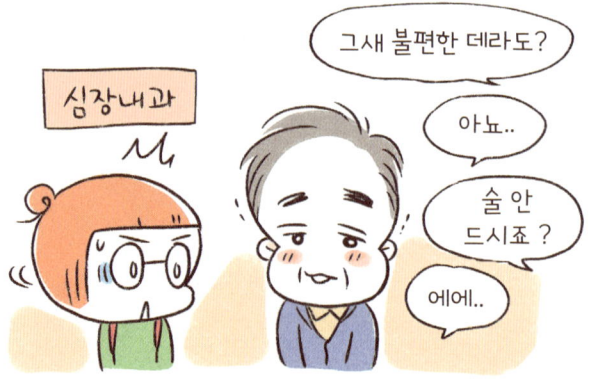

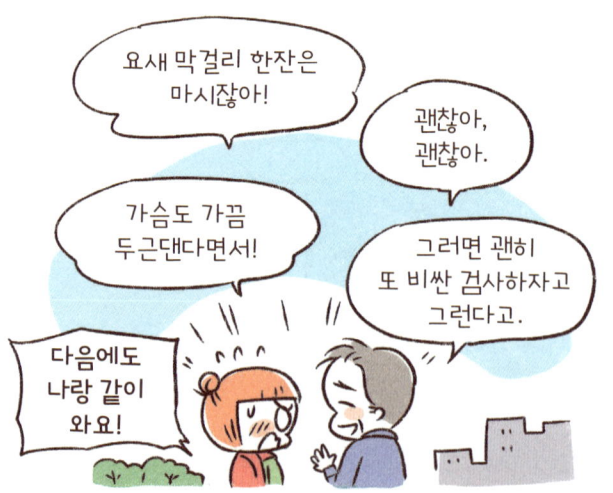

슬쩍 거짓말, 안 들려도 들리는 척 요령을
피우는 아빠의 스킬을 알고 부터,
내가 아빠를 보호할 수 있는 특권을 누린다.

그리고서 아빠와 내가
함께한 날들.

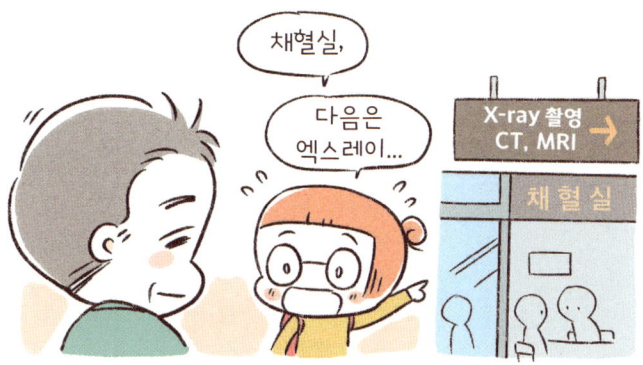

내가 보호하는 척했지만,
사실은 아빠의 존재만으로
내가 보호받았던 날들.

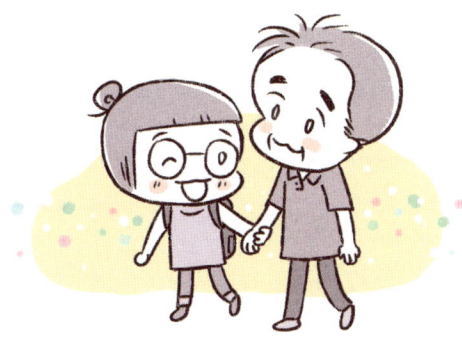

그 1년의 이야기, 이제 시작합니다.

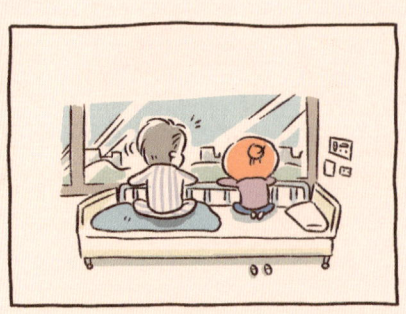

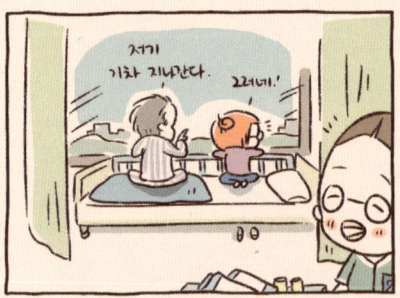

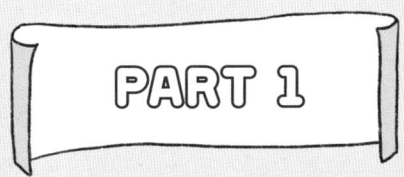

어느 날 아빠에게
암이 찾아왔다

음력 1월 1일

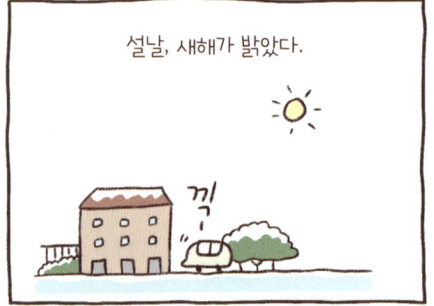

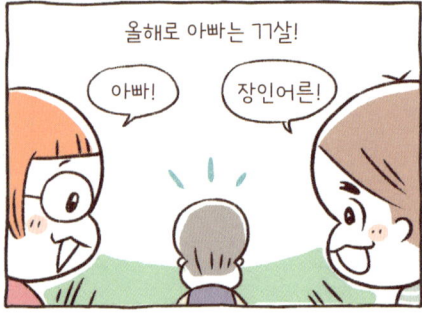

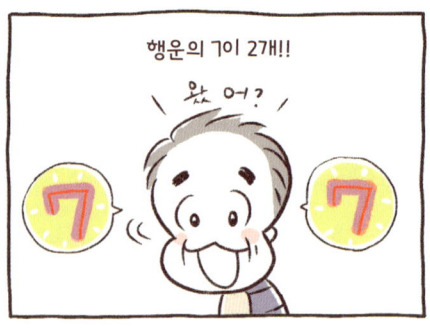

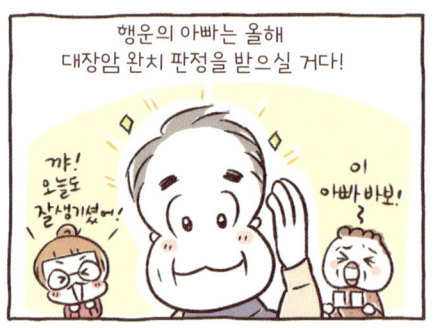

4년 전

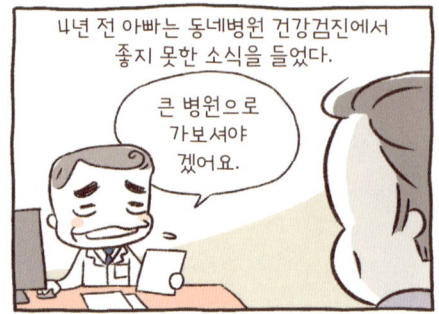

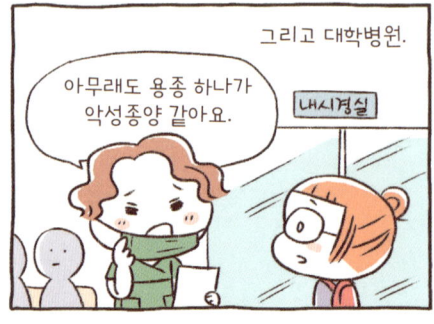

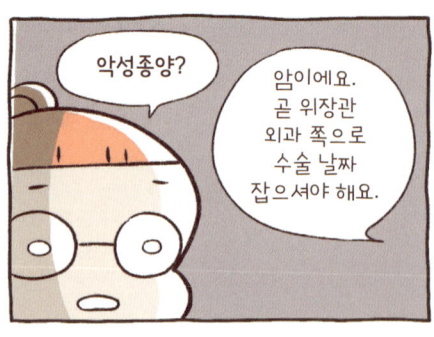

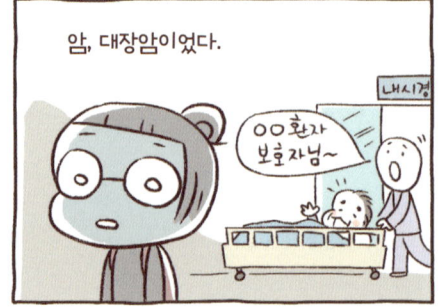

괜찮을 거야

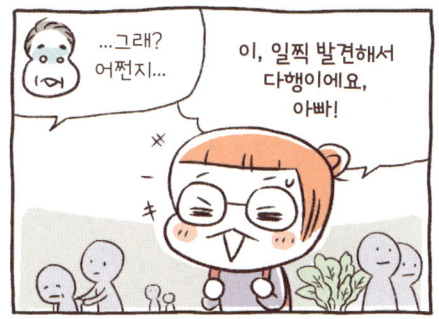
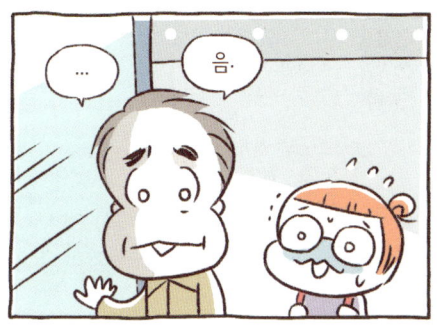
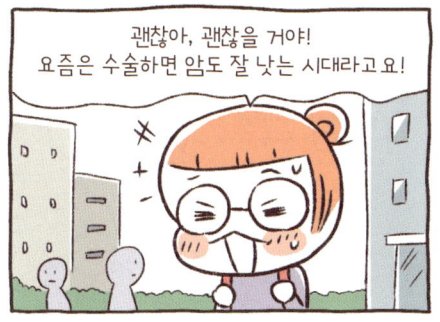
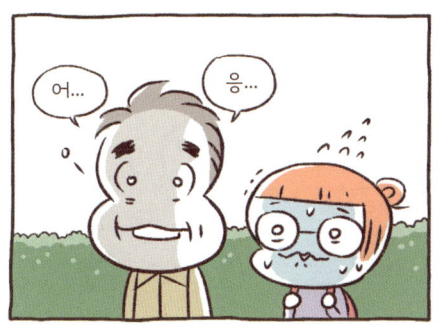

헤어진 후

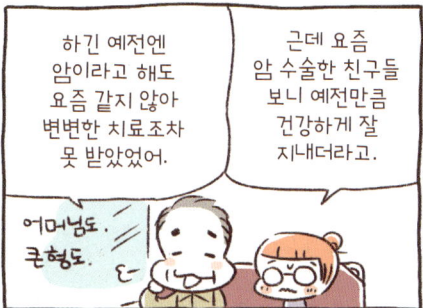
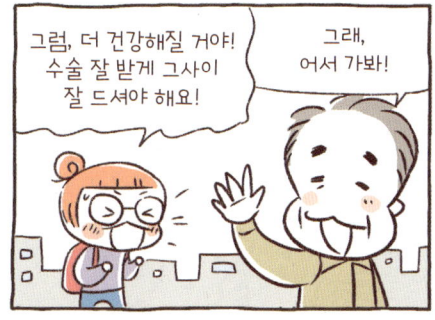
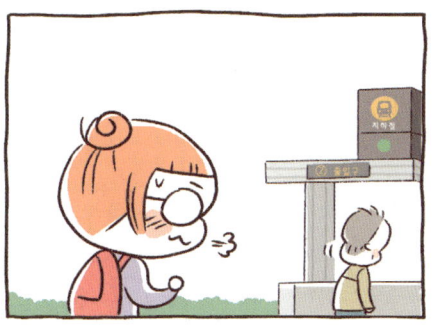
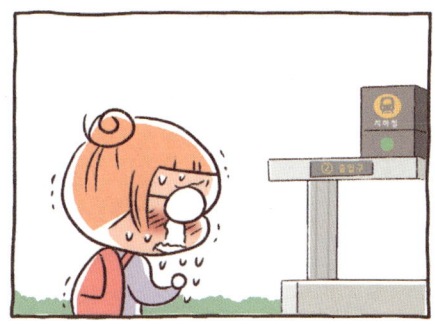

사실은 | **수술 후**

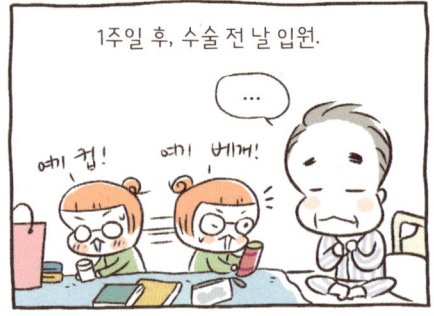
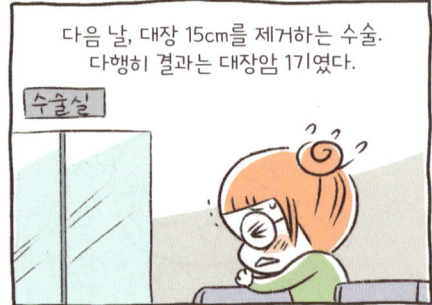
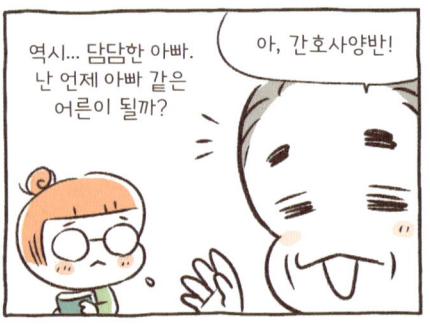
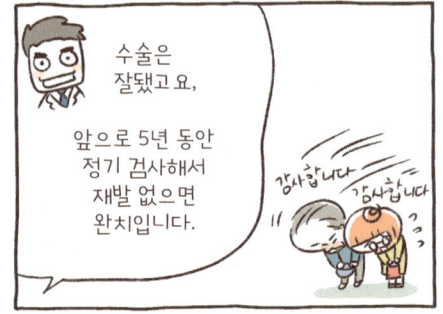
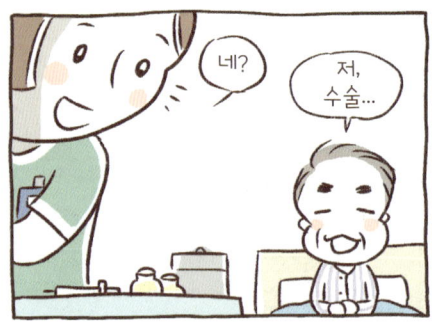
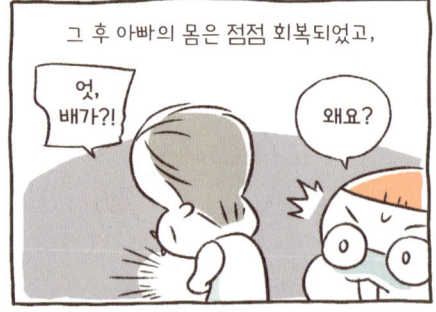
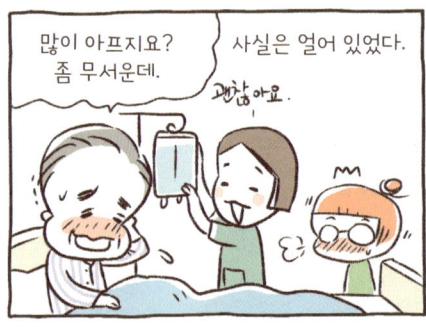
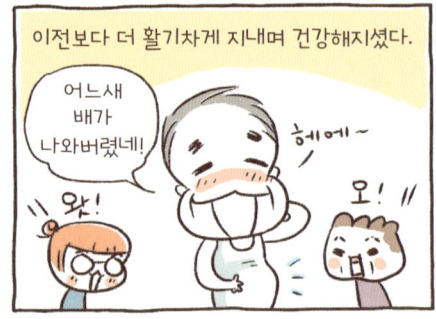

이제 1년만

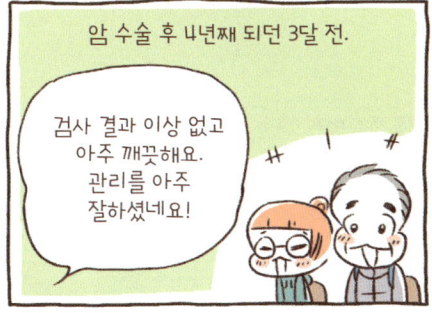

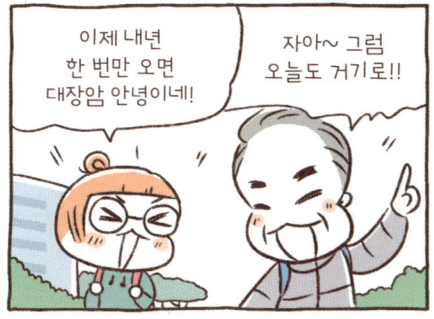

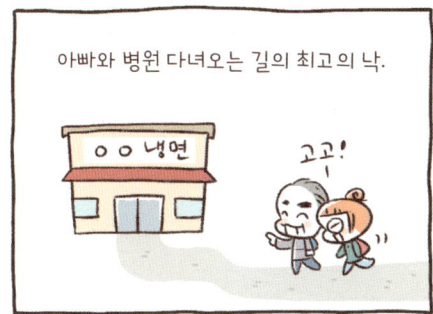

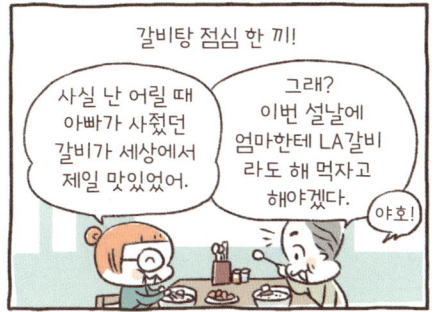

왜

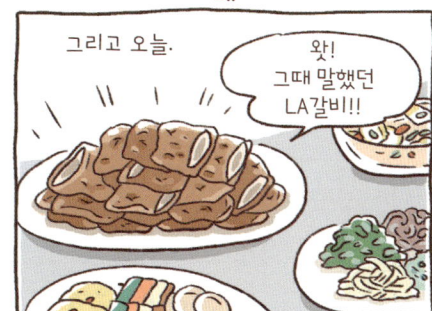

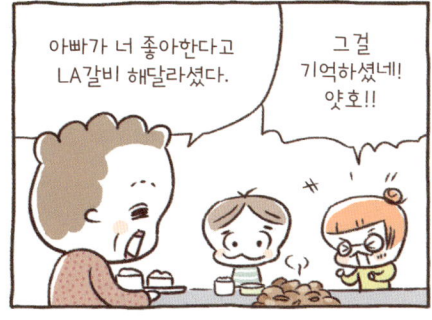

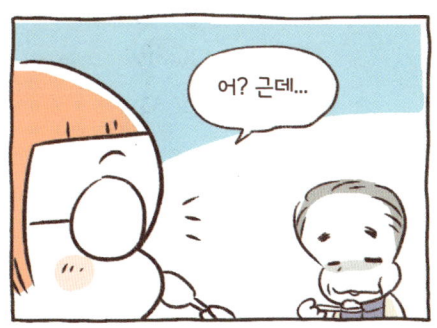

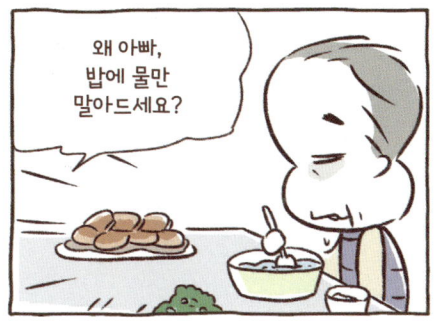

암세포는 이런 세포!

우리 몸은 수많은 세포로 이루어져 있다.

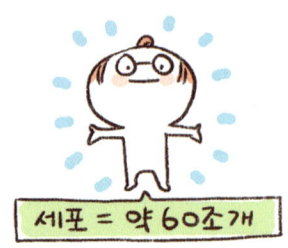

이 세포들은 각각의 자리에서 각각의 기능들을 하는데,

이 기능을 가능하게 하는 것은 세포의 핵 속에 들어 있는 유전자 정보, DNA 때문이다.

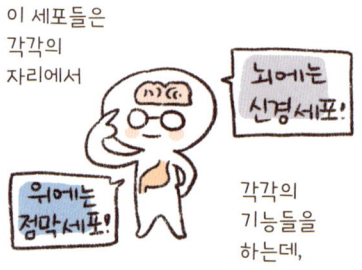
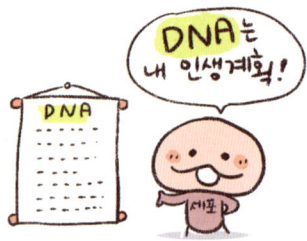

보통 정상세포는 70~80일을 살다가 자신과 같은 세포를 복제하고 죽는다.

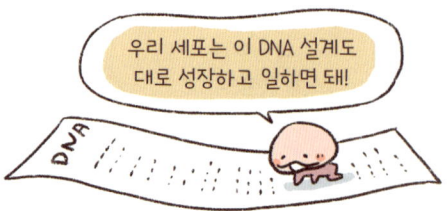
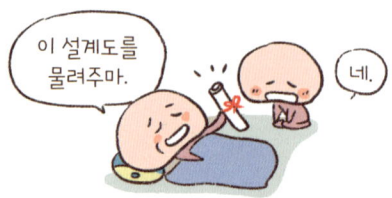

그런데 이 대대로 내려오는 인생 계획,
DNA 설계도를 망가트려 버리는
것이 있으니, 바로 이런 것들!

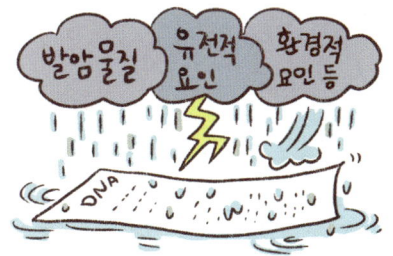

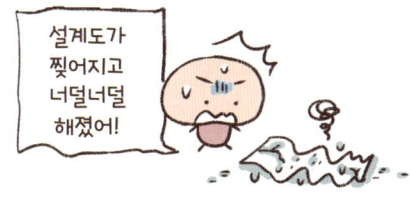

정상세포는 울며 겨자 먹기로
손상된 유전 정보대로 복제되는데,

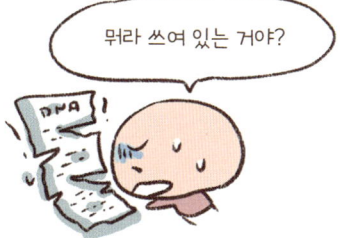

그렇게 비정상적으로 복제된 세포가
암세포다.

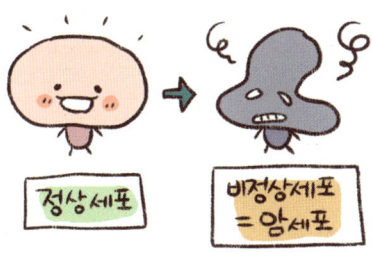

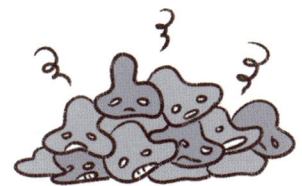

이 여러 종류의 비정상세포는
짧게는 수년, 길게는 수십 년에 걸쳐
쌓이고 쌓여 하나의 암으로
발생하게 된다.

이상 증상

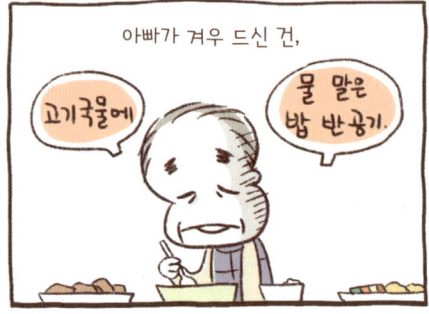

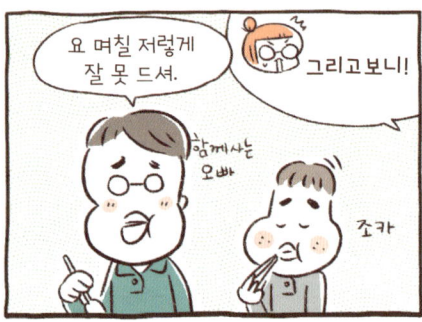

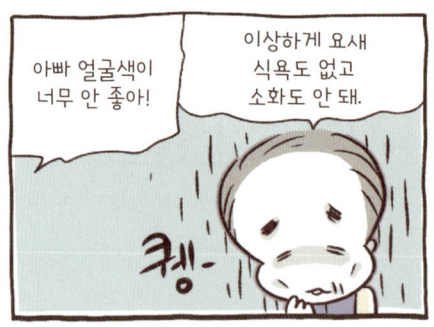

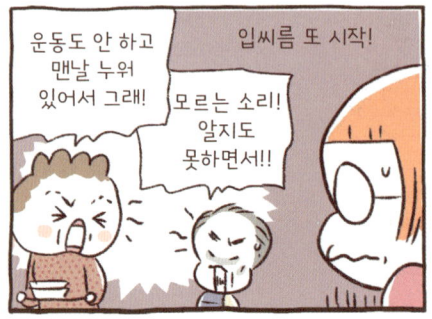

연휴 지나면

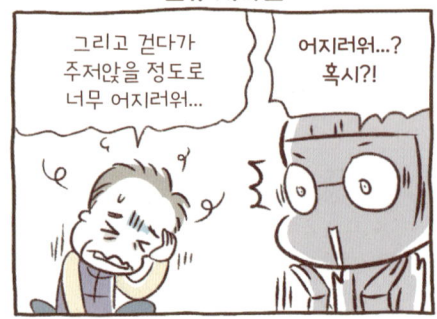

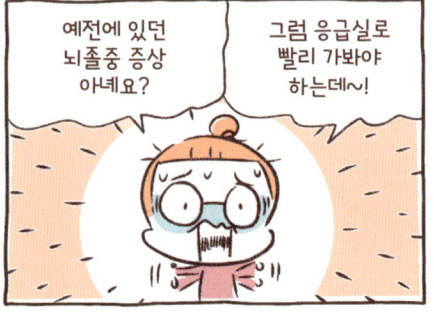

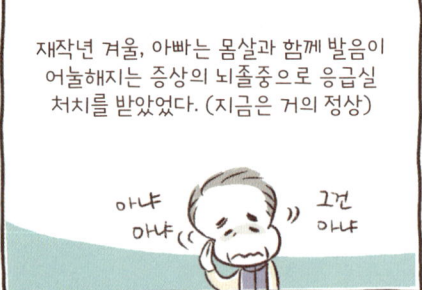

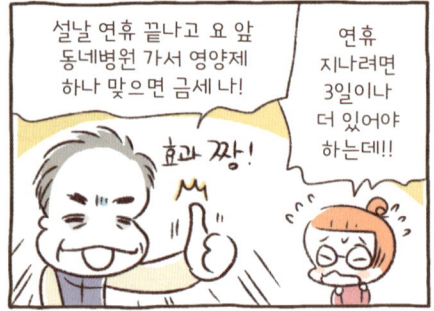

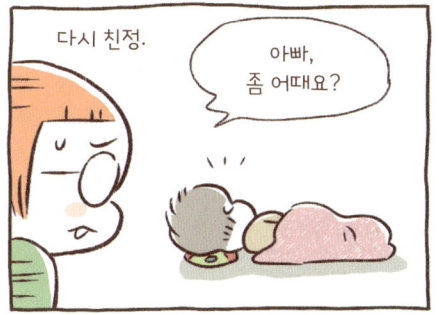
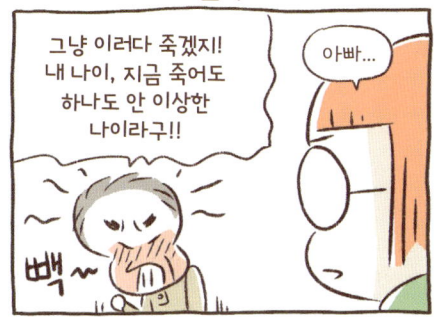
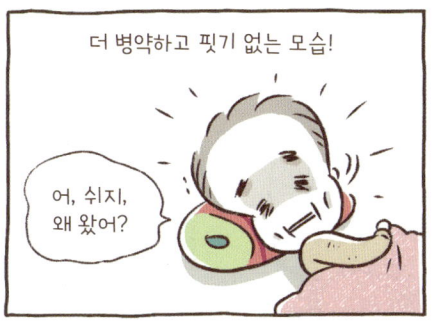
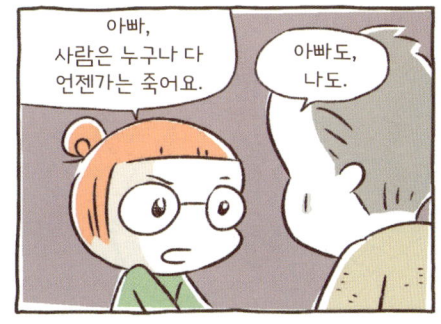
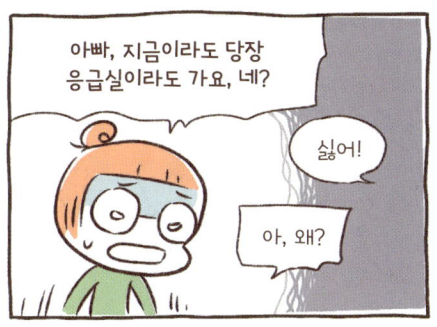
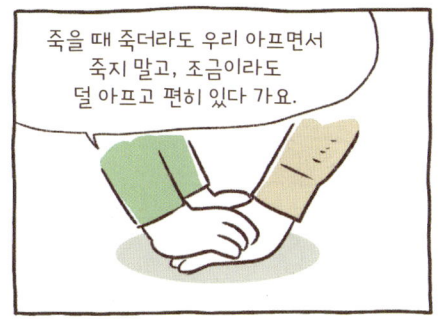
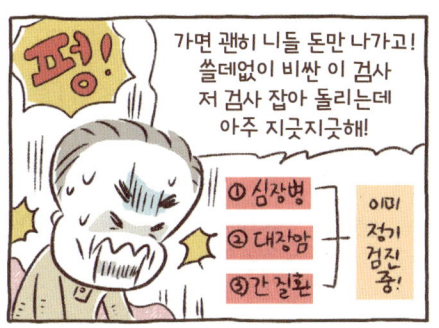
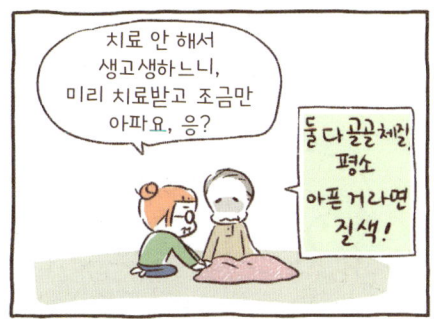

내일 꼭

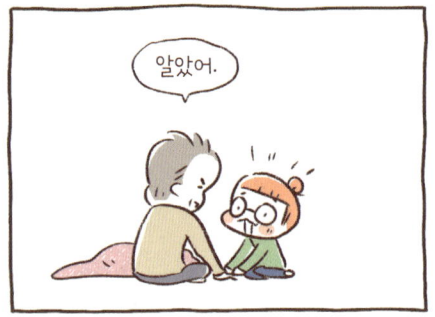

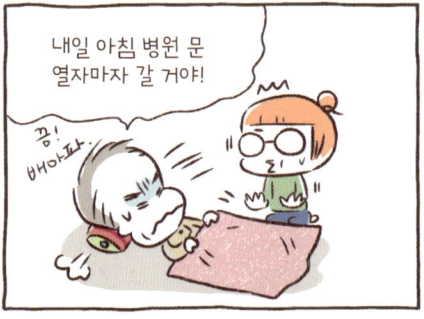

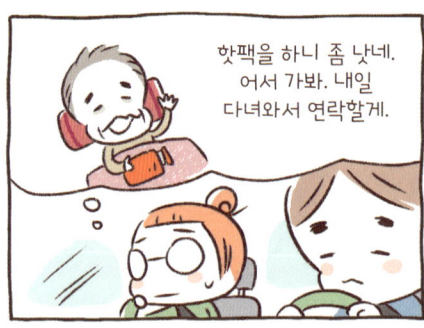

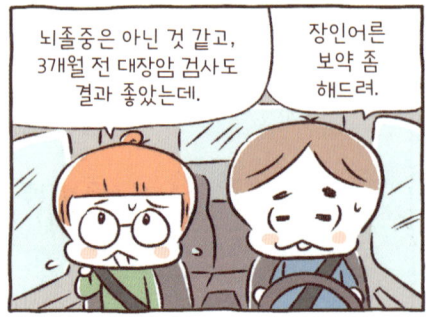

걷지 못할 정도로

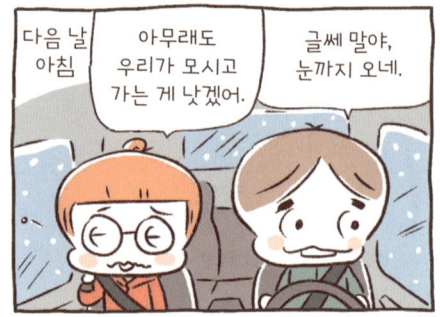

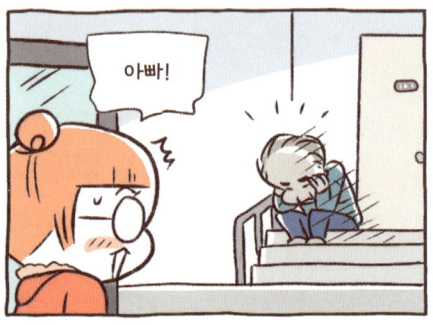

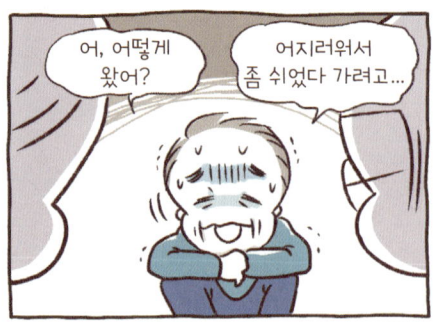

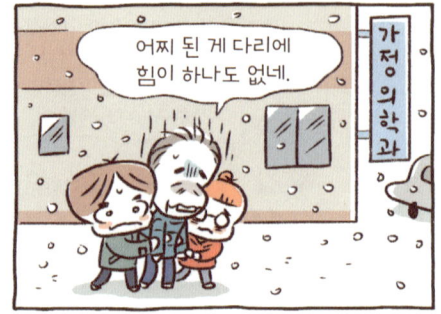

가정의학과 소견

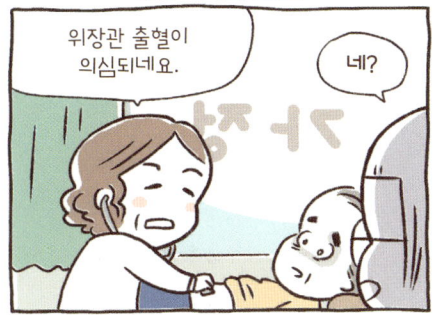

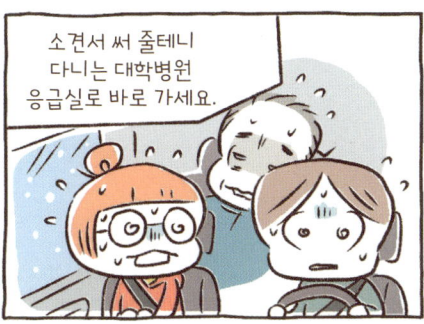

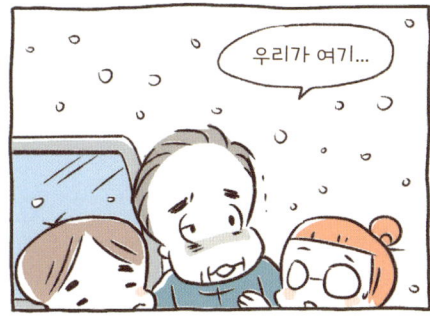

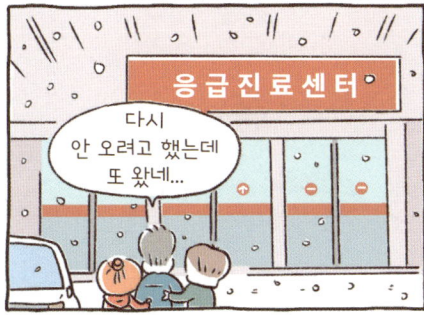

응급실

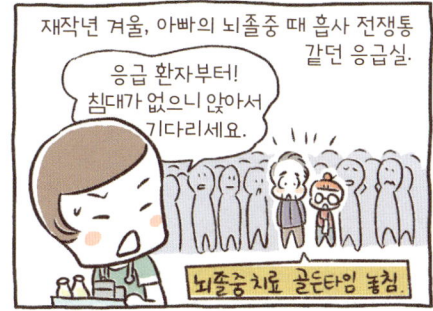

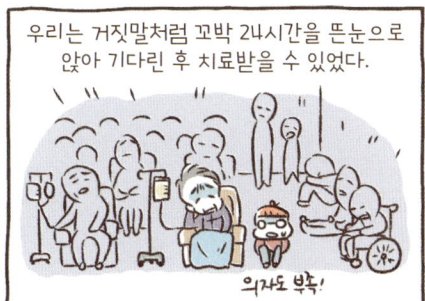

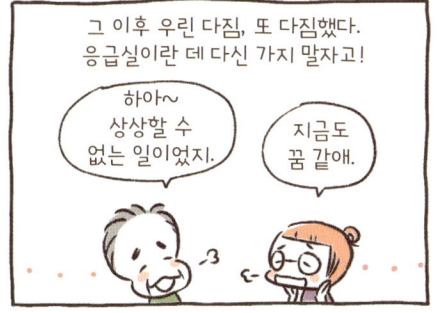

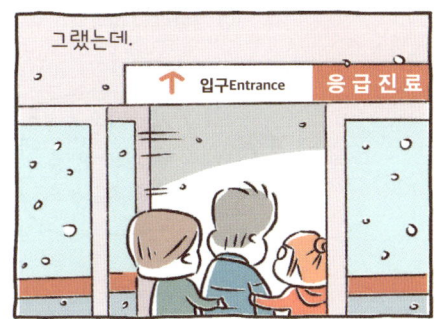

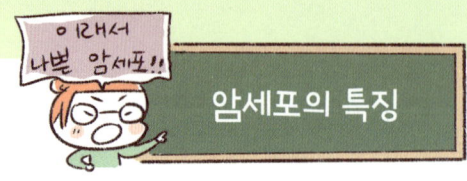

암세포의 특징

하나.

정상세포는 DNA 설계도대로 우리 몸을
유지하기 위해 부지런히 일하지만,

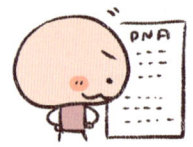

비정상적이고 미성숙한 암세포는
손상된 DNA대로 움직인다.

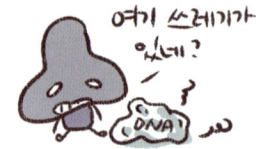

둘.

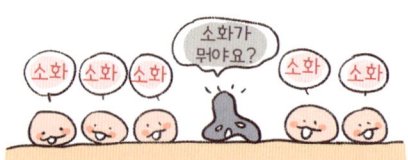

즉, 암세포는 오로지 자신의 생존과 증식을 위해
일하는 아무 쓸모없는 세포 덩어리다.

정상세포는 어느 정도 자라면
일정 수를 유지하며 더 이상 증식하지 않는다.
예를 들어 손가락에 상처가 나면

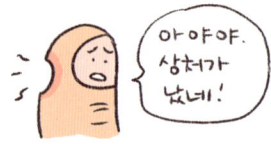

해당 부위를 메워준 후
그 이상 성장하지 않는다.

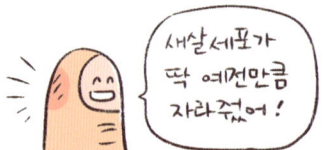

그런 정상세포와 달리 암세포는...

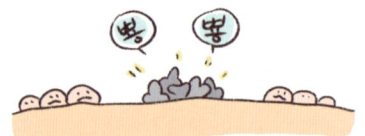

분열, 또 분열!!

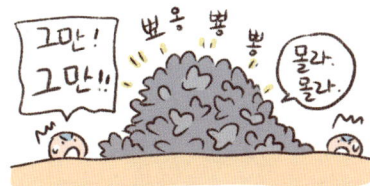

무한정 증식해 점점 커지면서, 주위 조직을 압박하고 정상 부분까지 파괴한다.

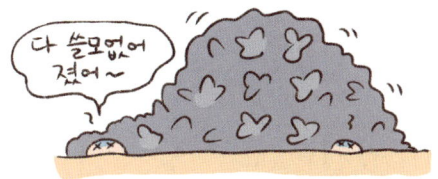

결국 암세포는 성장을 멈추지 않아 인체에 해가 되고 만다.

정상세포는 자기 고유의 자리에서만 성장하고 기능한다.

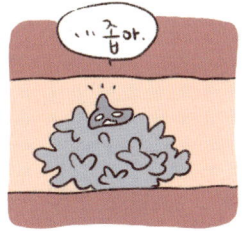

반면 암세포는 결속력이 약한 탓에

자기 위치에서 떨어져 나와 주위 조직을 침범하고,

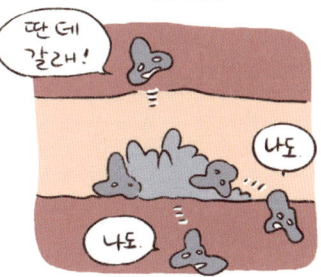

다른 장기로 건너가 전이가 된다.

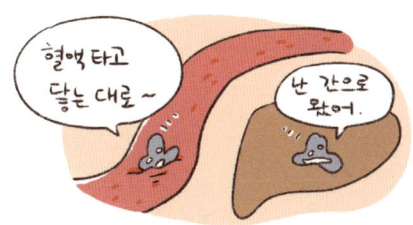

그렇게 암세포는 자기 고유 영역을 지키지 않고 점점 퍼져나가 생명을 위협한다.

수혈 3팩

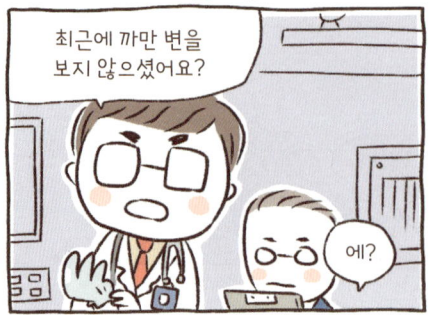

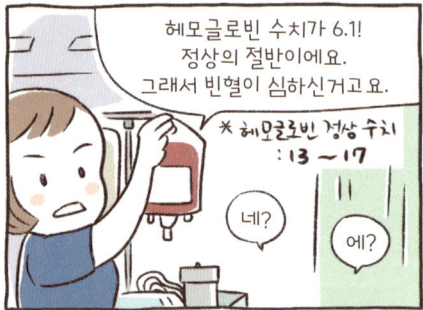

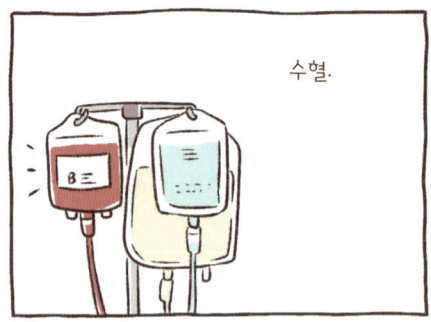

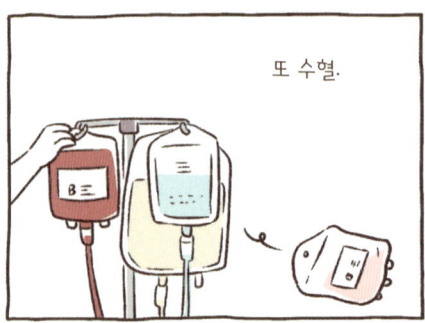

출혈의 이유

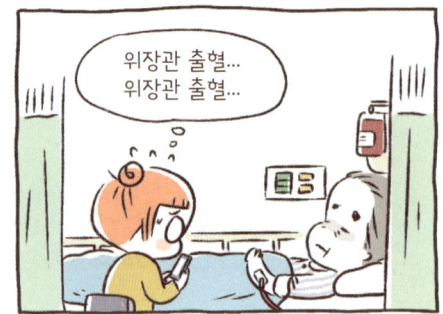

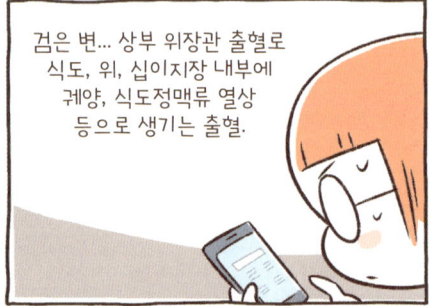

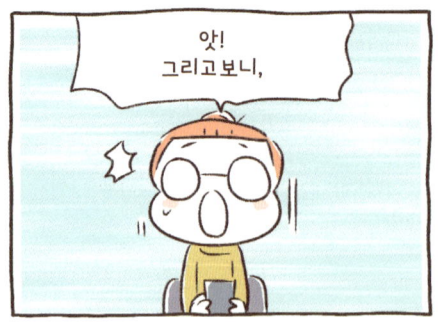

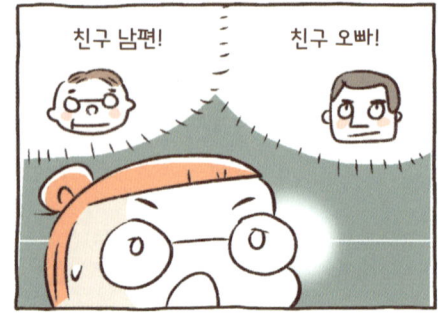

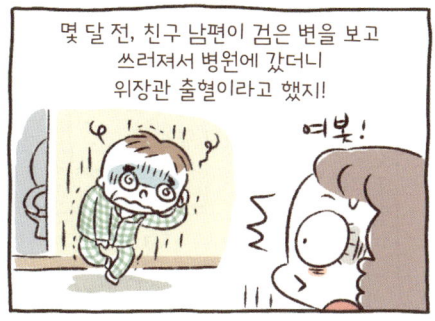
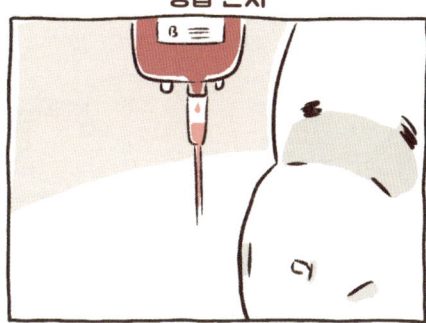
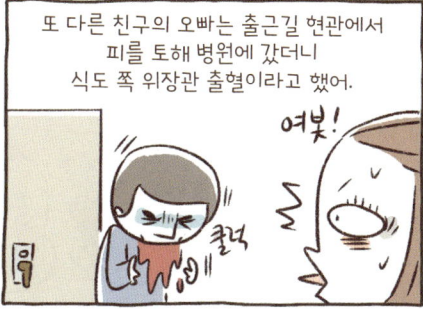
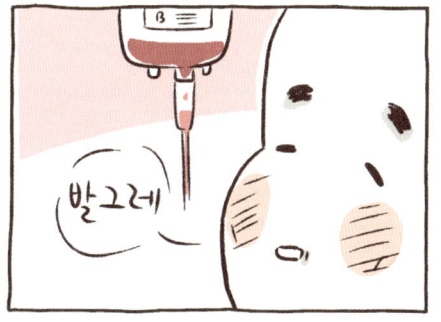
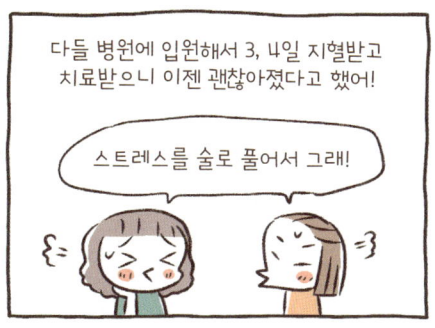
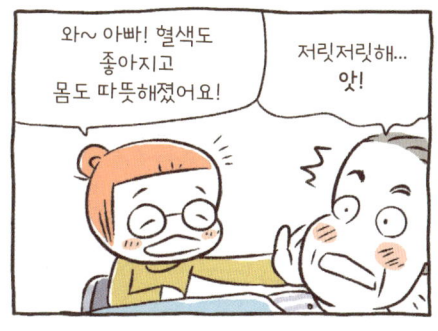
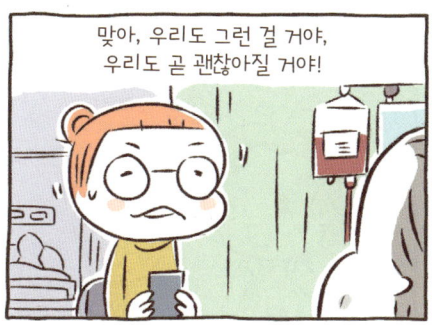
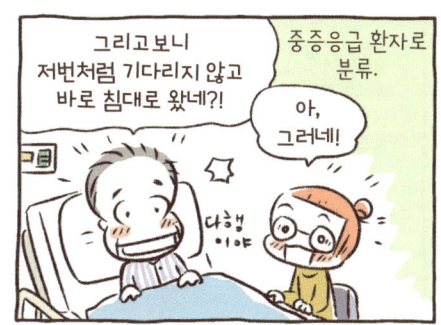

퇴원은 언제

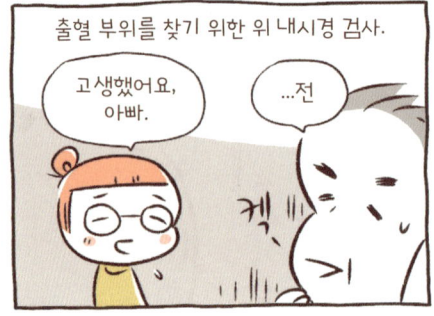

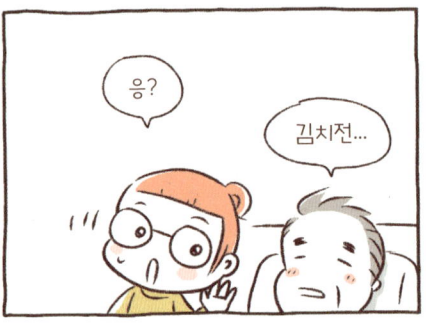

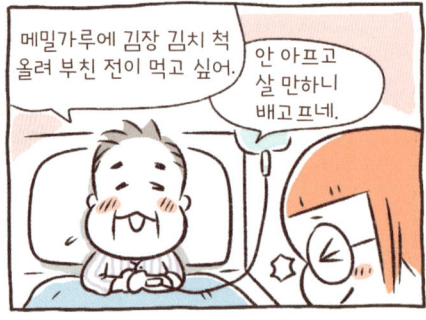

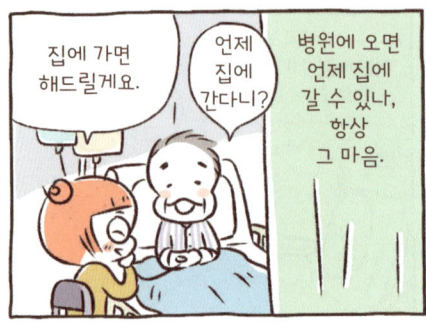

위궤양

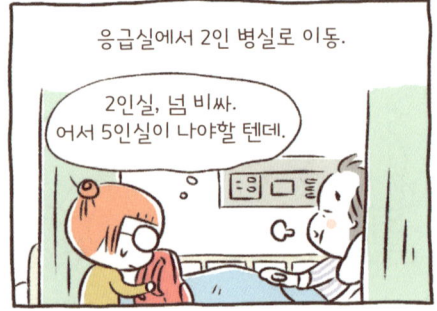

* 당시 1박 입원비: 1인실 40만 원대, 2인실 20만 원대, 5인실 3만 원

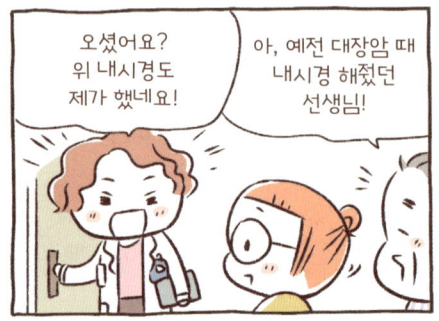

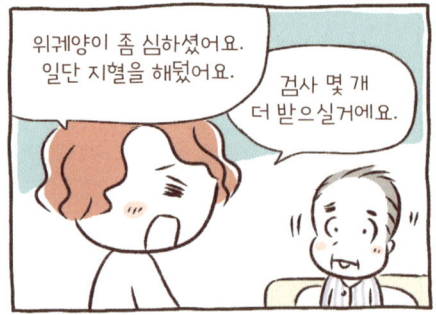

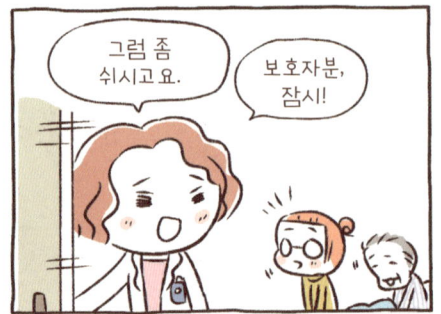

청천벽력 　　　　　무슨 말

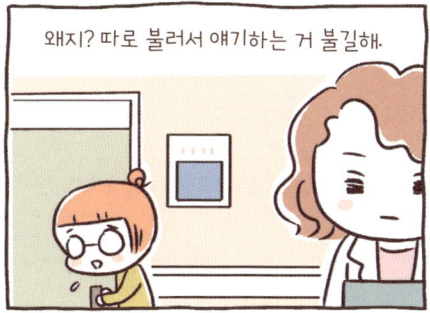

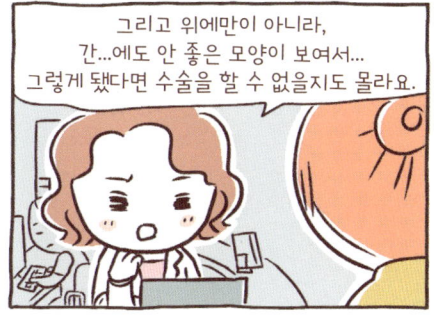

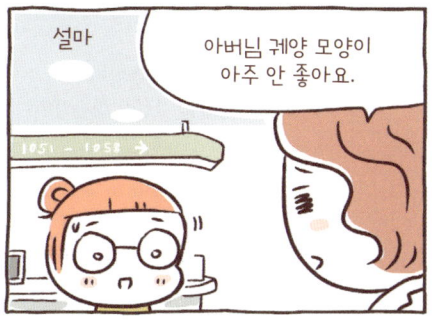

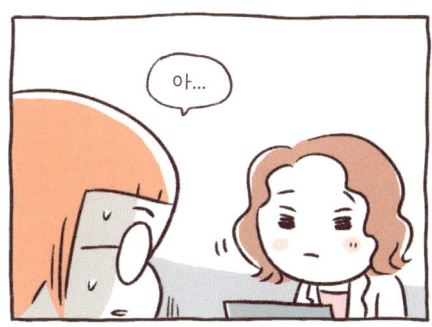

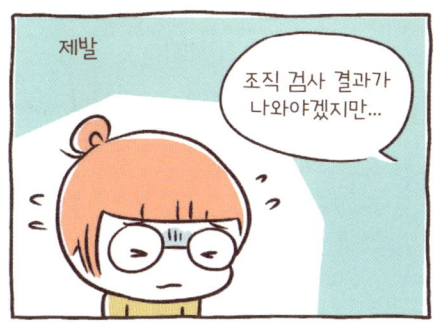

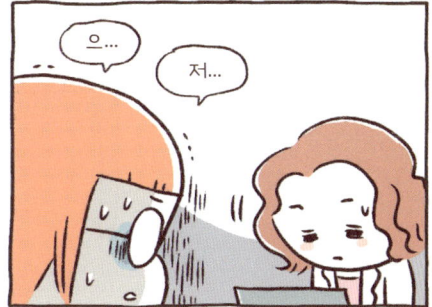

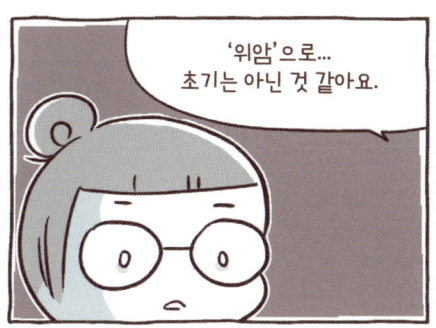

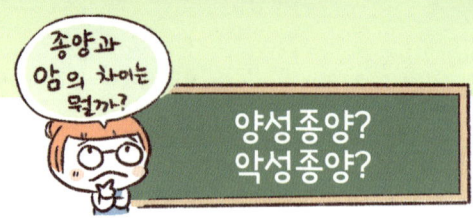

양성종양? 악성종양?

종양은 세포가 비정상적으로 증식하여 만든 덩어리를 뜻한다.

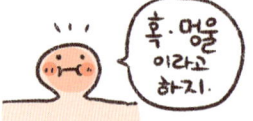

종양은 양성종양과 악성종양으로 나뉘는데,

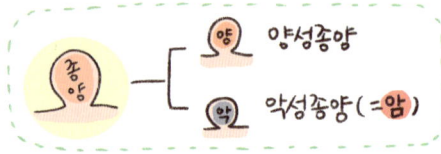

대부분의 종양은 양성종양이며, 극소수만이 암의 성질을 가진 악성종양이다.

양성과 악성은 한자 뜻으로 이해되는 용어로, 양성종양은 '좋은 혹' 악성종양은 '나쁜 혹'을 의미한다.

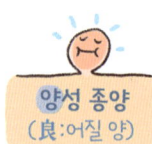

이때 혹의 좋고 나쁨은 혹을 이루고 있는 세포의 근본적인 차이 때문이다!

양성종양이란?

양성종양은 혹, 멍울, 결절이라고도 불리며 누구에게나 흔히 발생하고 그 종류 또한 다양하다.

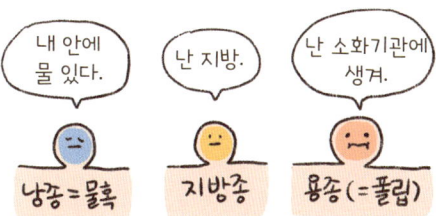

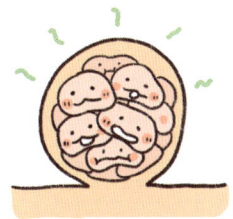

양성종양의 경우 비정상적으로 덩어리져서 자라도 어느 정도 기능을 유지하는 성숙한 세포이다.

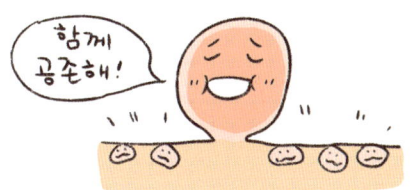

양성종양은 다른 세포들과 공존해 천천히 자라고, 크기가 커 불편할 뿐 인체에는 해가 되지 않는다.

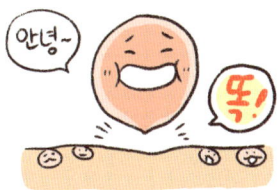

또한 한 장소에서 국한되어 자라기 때문에 그 경계가 뚜렷하여 수술적 절제가 쉽고 거의 재발하지 않는다.

악성종양이란?

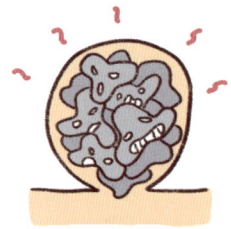

악성종양은 유전자 변이로 망가져
자기 본래의 기능을 못하는 미성숙한 세포,
즉 암세포로 이루어져 있다.

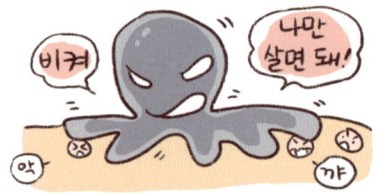

이 아무 쓸모없는 암세포 덩어리는
자기 자리를 지키지 않고 주위 조직을
파고 들어가며 빠르게 성장한다.

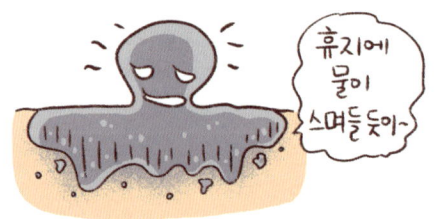

침습하듯 자라는 악성종양은 주위 조직을
파괴하고, 혈관이나 림프관을 타고
다른 장기로 전이된다.

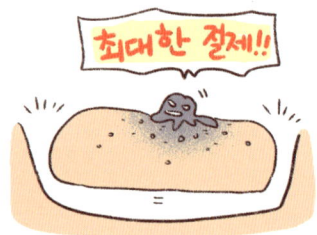

악성종양은 확인된 종양 부위뿐 아니라
혹시 암세포가 퍼져 있을지 모르는
주변부까지 광범위하게 제거해야 하기 때문에
수술이 어렵다.

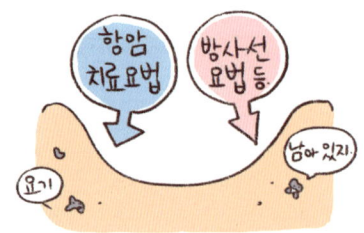

악성종양은 조기에 치료받는 게 가장 좋고,
진행 중인 암은 수술적 절제 외에도
미세하게 남아 있을지 모르는 암세포 제거를 위해
방사선요법, 항암요법 등을 받아야 한다.

> 양성종양 중에는
> 어떤 장기에 생겼는지,
> 종양 모양이 어떠한지 등에 의해
> 더러 악성으로 변할 수도 있으니
> 꼭 의사와 상의해야 해요!

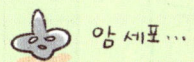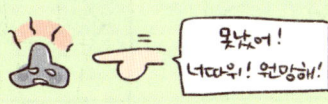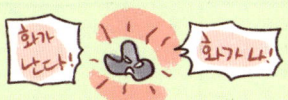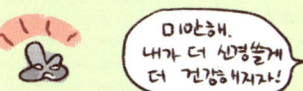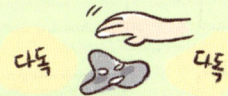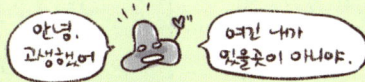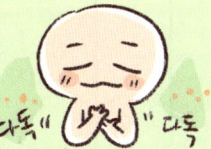

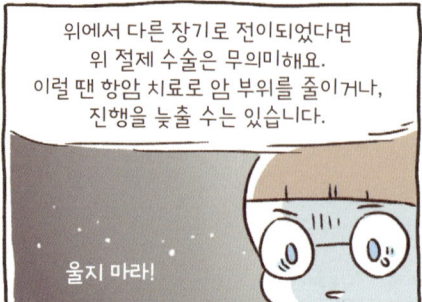
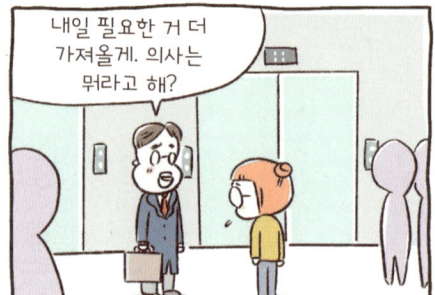
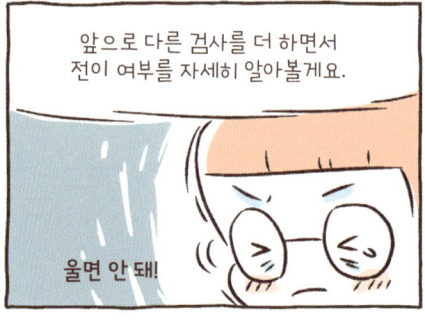
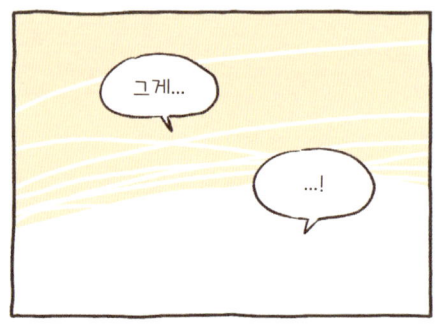
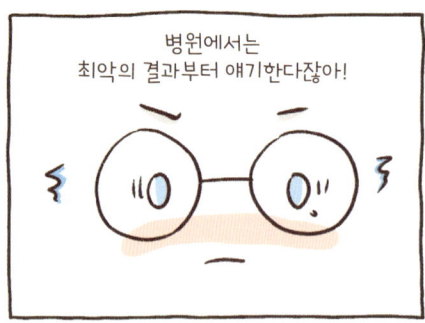
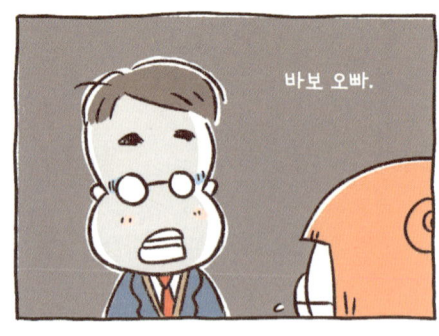
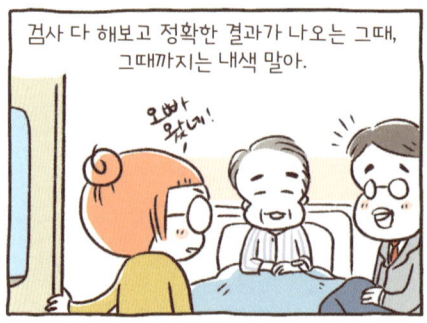
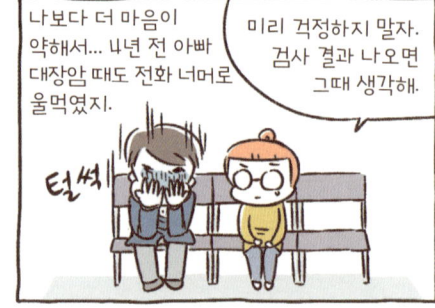

눈치

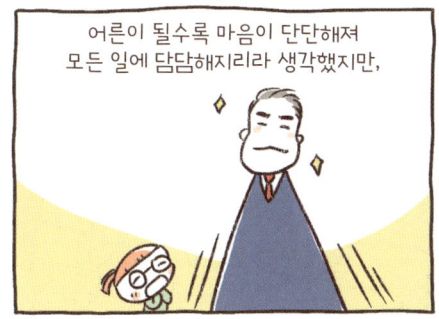
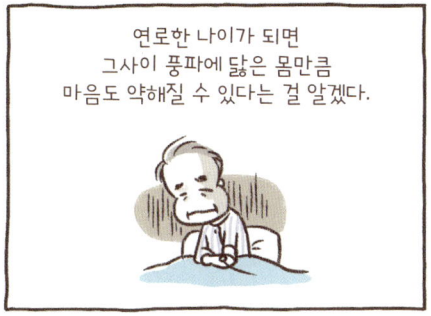
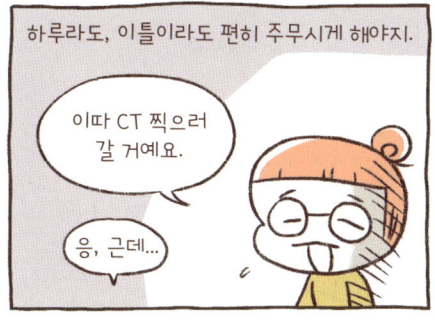
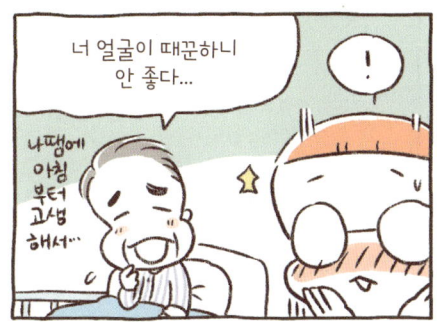

어둠 속에서

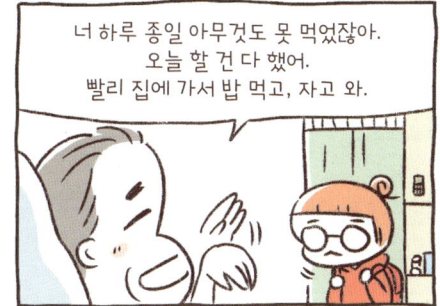
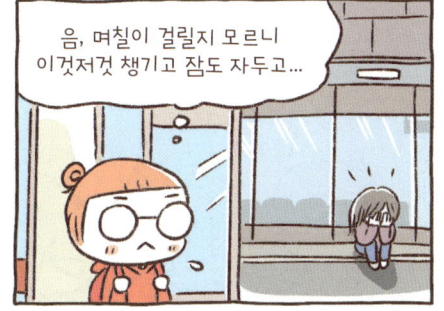
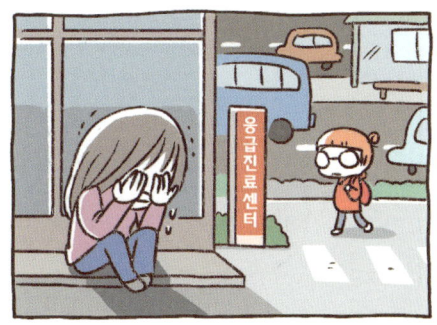
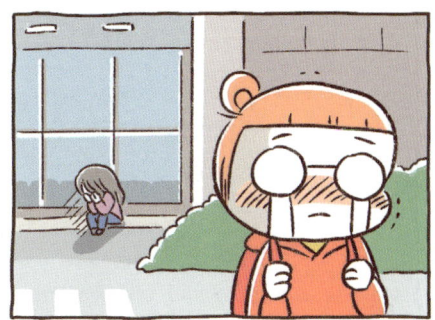

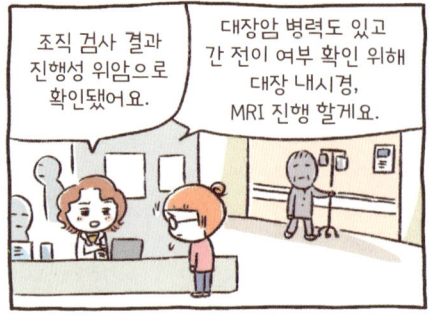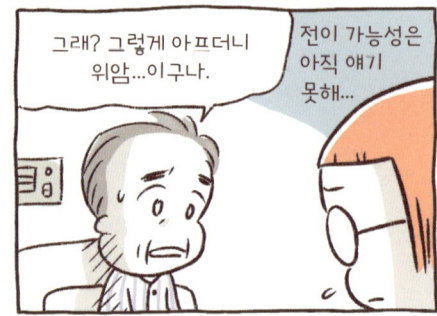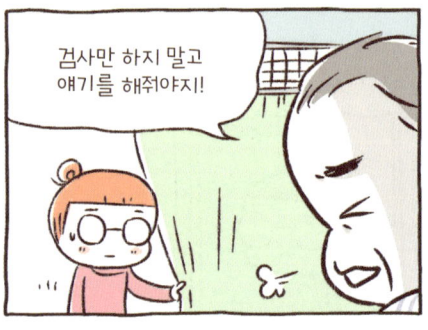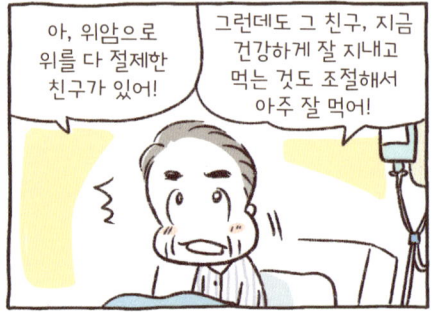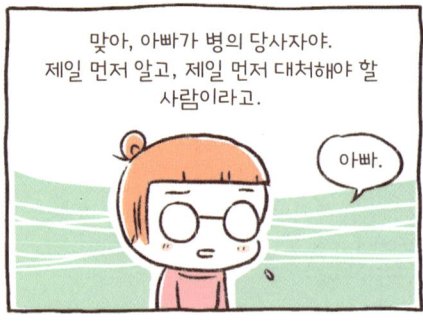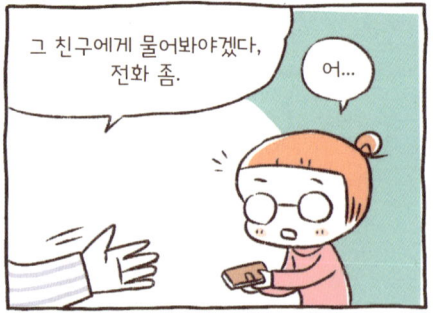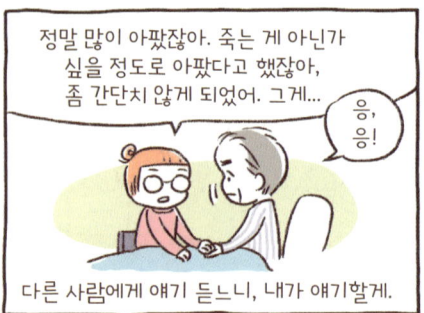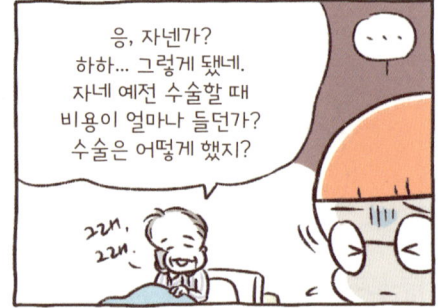

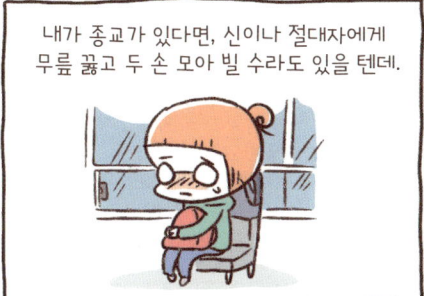
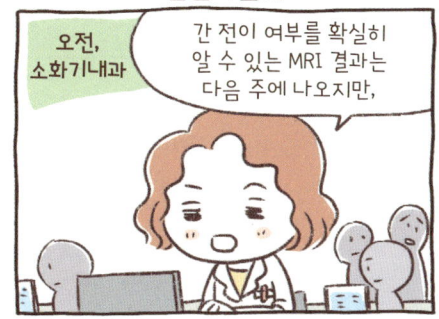
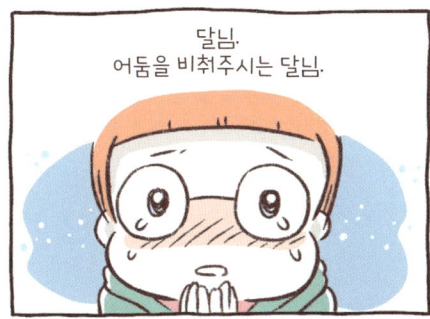
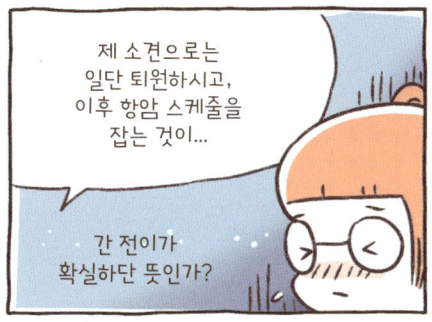
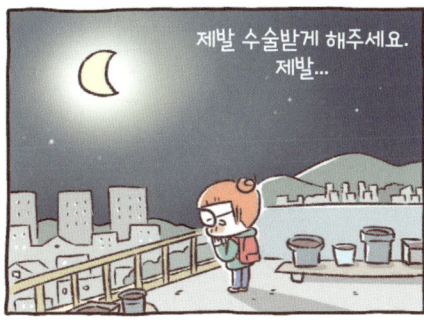
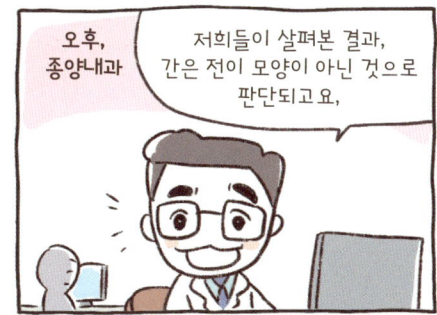
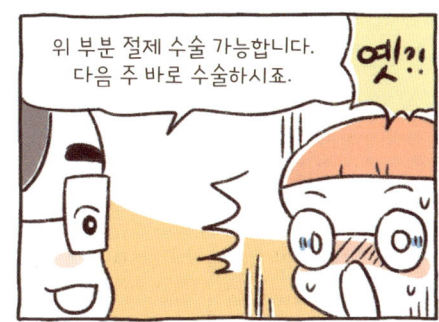

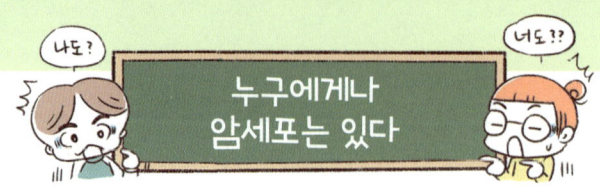

누구에게나 암세포는 있다

어느 누구에게나 암세포가
있다는 사실을 아는지?

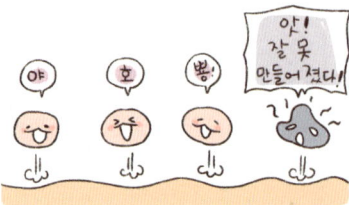

우리 몸에서는 하루에 3000~5000개씩
망가진 유전자를 지닌 암세포가 생긴다.

우리 몸의 세포 속 유전자는
발암물질, 발암 바이러스, 방사선, 음식, 공기 등
여러 가지 방법으로 수시로 공격당해,
유전자 일부가 손상되고
결손된 비정상적인 모습이 된다.

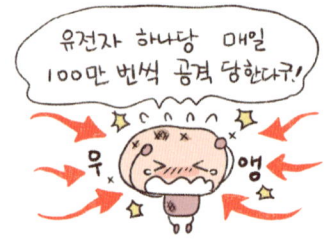

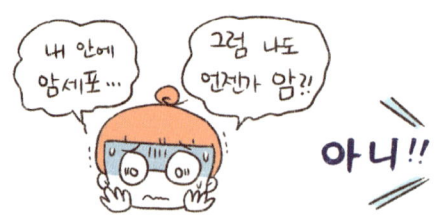

이런 비정상적인 유전자를 지닌 세포들이
모두 암으로 발현되는 건 아니다.

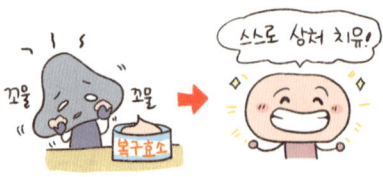

왜냐하면 우리 몸에는 유전자를 복구하는
효소가 있어 비정상적인 유전자를
빠르게 복구할 수 있기 때문이다.

그리고 복구가 불가능할 정도로 망가진 세포는
우리 몸이 세포를 스스로 죽도록
만들어 없애버린다.

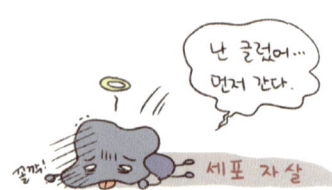

그래도 남아 있는 비정상세포들은,

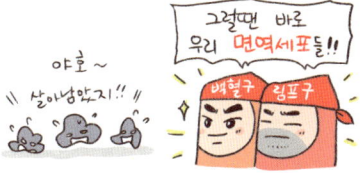
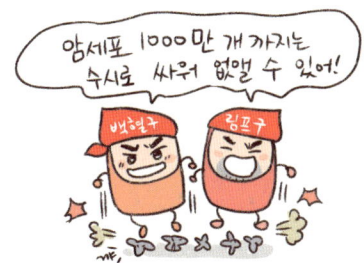

우리 몸 안의 림프구, 백혈구 등의 면역세포가
우리에게 해로운 세균, 바이러스를 공격하며
암세포도 함께 공격, 제거해준다.

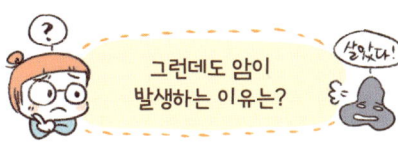

발암물질에 계속 노출되어 유전자를
공격하는 횟수가 현저히 늘고,

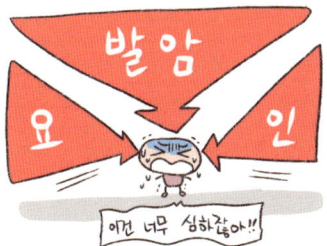

유전자를 복구하는 기능과 세포자살기능,
면역기능이 약해지면서 살아남는
암세포가 생기게 된다.

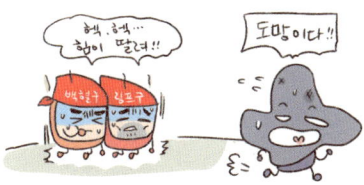

결국 살아남은 암세포는 추가 돌연변이를 일으켜,

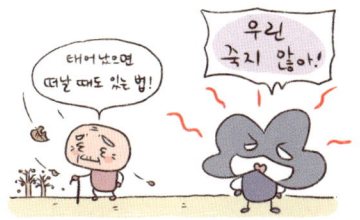
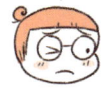
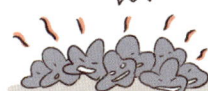

70~80일 살다 죽는 정상세포와 달리,
죽지 않고 무한 분열, 무한 증식을 하게 된다.

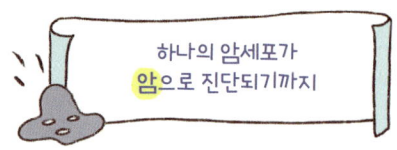

하나의 암세포가
암으로 진단되기까지

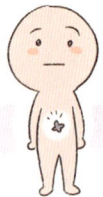

만약에 지금 암세포 하나가 막 생겼다면
언제쯤 암이란 병명으로 진단받게 될까?

암세포 하나가 분열을 시작한다.

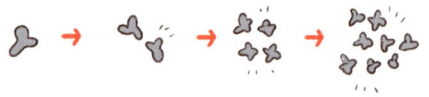

하나에서 둘, 둘에서 넷, 넷에서 여덟….

이렇게 30번을 분열하여 암세포가 10억 개가 되면,

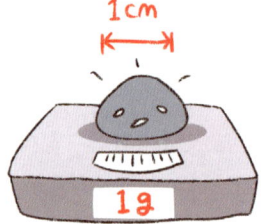

암의 크기는 직경 약 1cm, 무게 약 1g이 된다.

무게 1g이 되려면 평균 약 3000일
즉, 8년 2개월이 걸리는데,
(사람에 따라 5년에서 몇십 년)

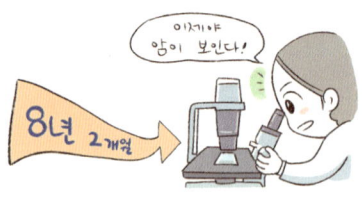

현재로서는 이 정도 크기는 되어야 진단이 가능하다.
결국, 하나의 암세포가 생긴 후 8년 2개월 정도가
지나야 암으로 판정받을 수 있다.

1g이 된 암세포
덩어리들은 이후
성장이 급속히
빨라져 수년 내에
10번 정도
더 분열하게 되는데,

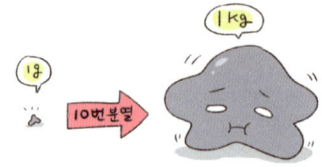

그때의 암세포는 약 1조 개,
약 1kg의 덩어리가 된다.
암의 크기가 이 정도가 되면
온몸으로 암이 퍼진 것으로
사람은 더 이상
생존할 수 없게 된다.

암이 1cm가 될 때까지는 별다른 증상이 없다.

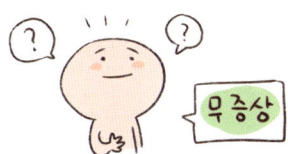

그러나 1cm 이상이 되면 주위 조직과 신경을
침범해 통증이 생기면서 증상이 나타나기 시작한다.

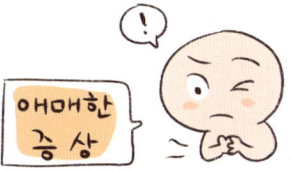

같은 종류의 암이라고 해서 증상이 다 같지는 않고,
개인마다 다양한 증상이 나타날 수 있다.

보통은 다음과 같은 증세를
공통으로 보인다.

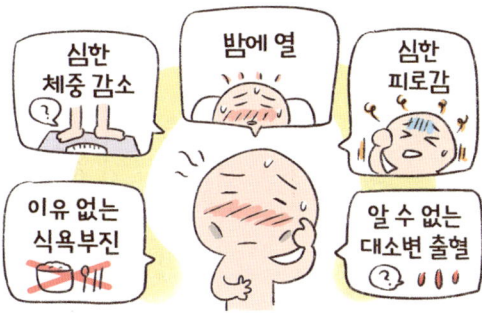

대립

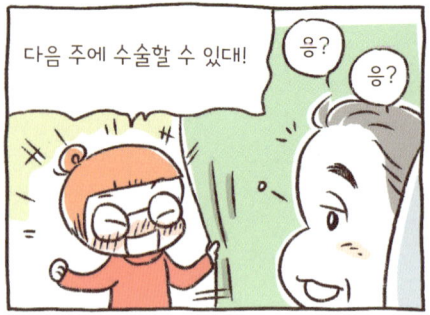
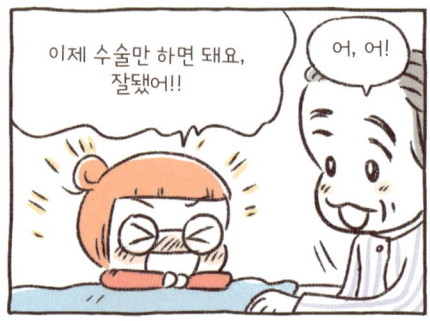
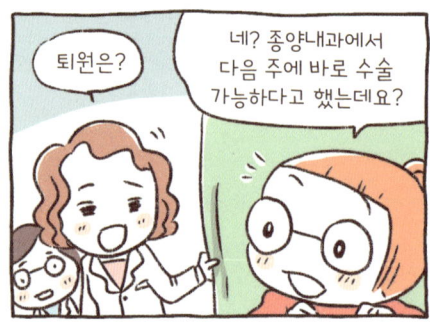
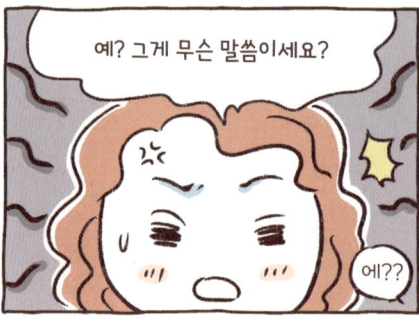

입원 5일째

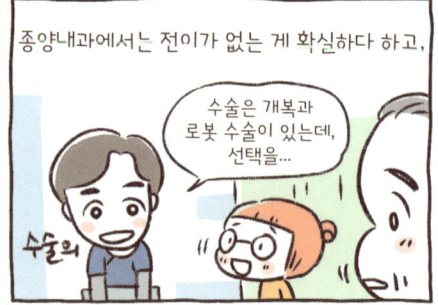
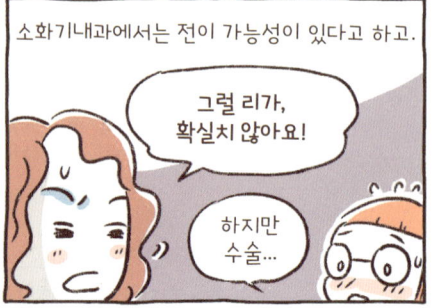
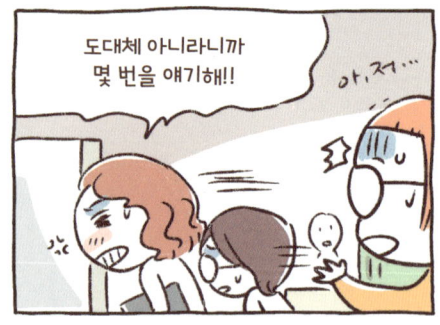
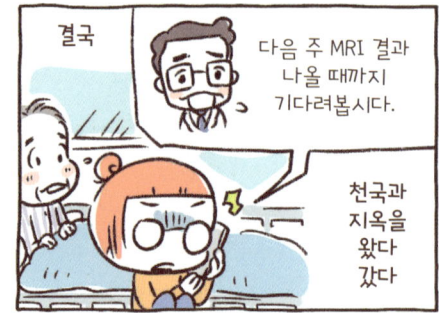

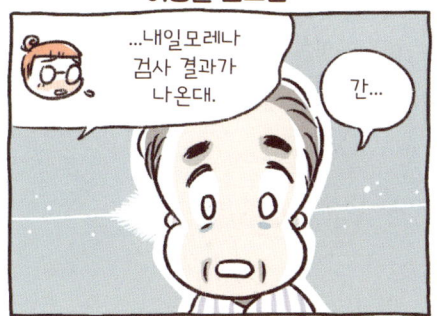
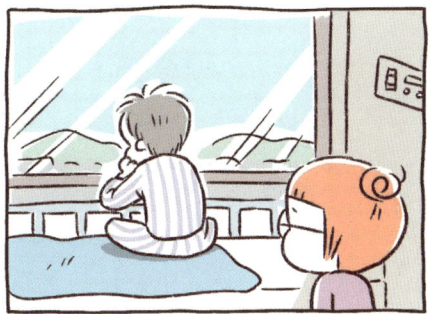
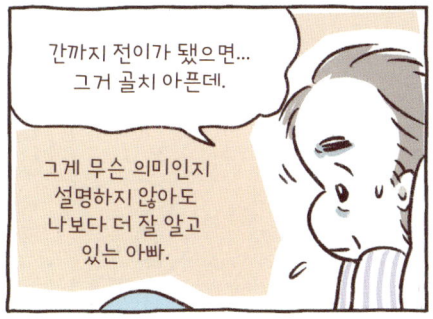
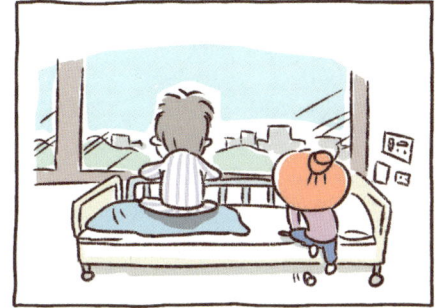
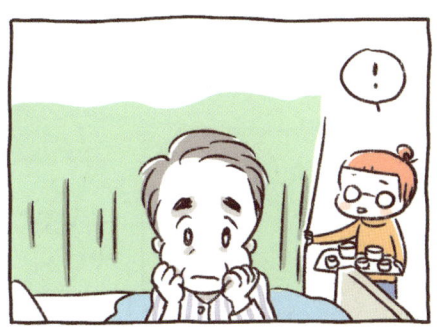
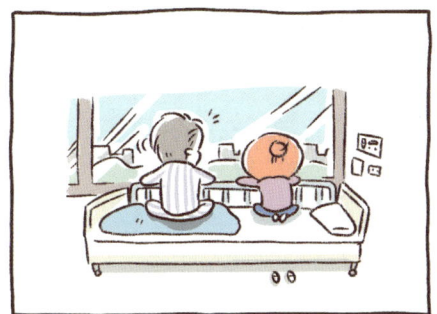
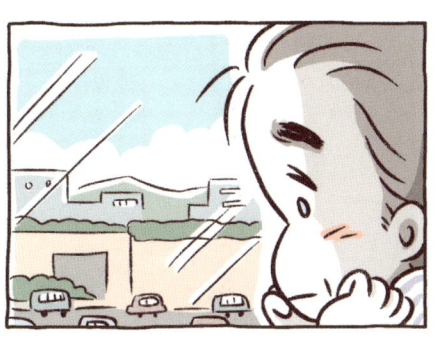
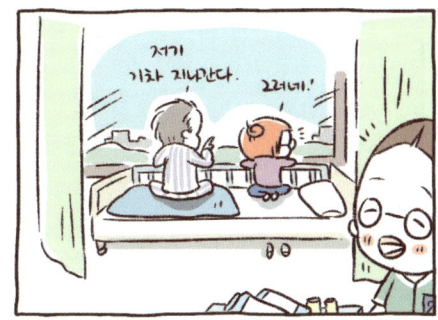

만약에   **결과**

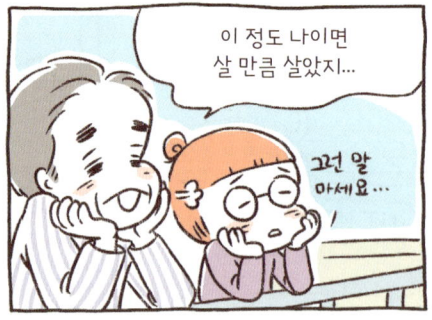
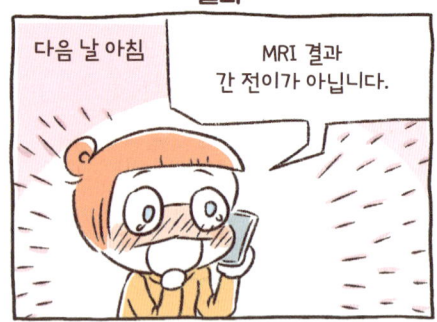
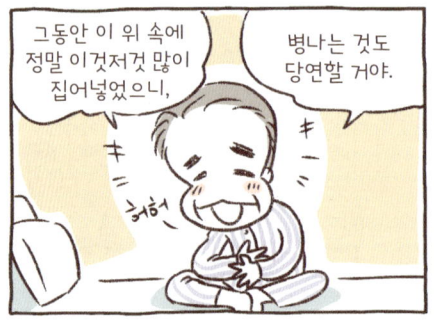
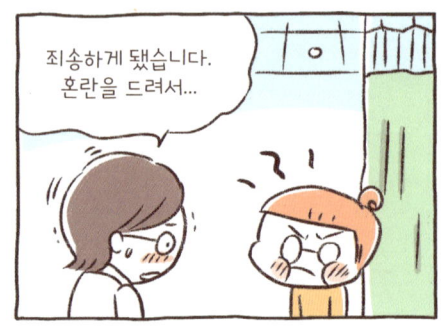
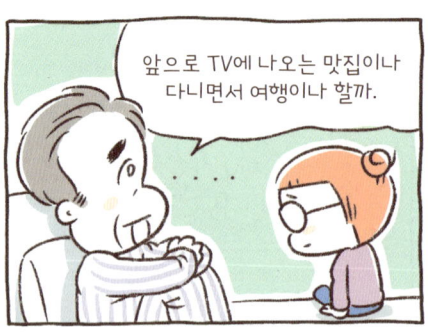
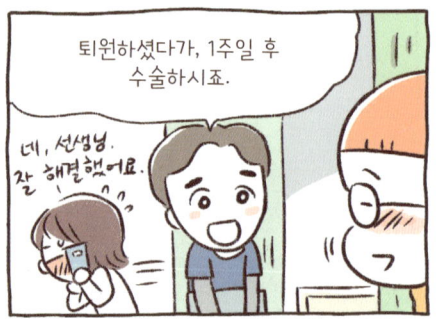
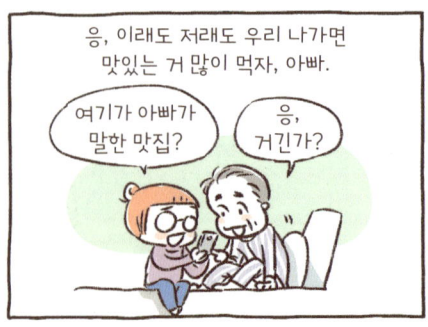
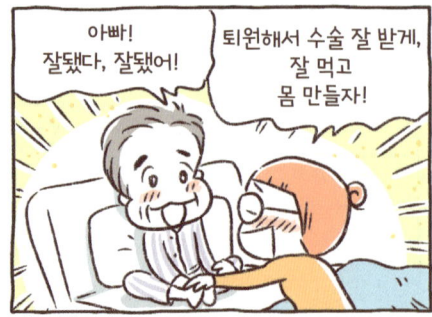

얼마가 들어도

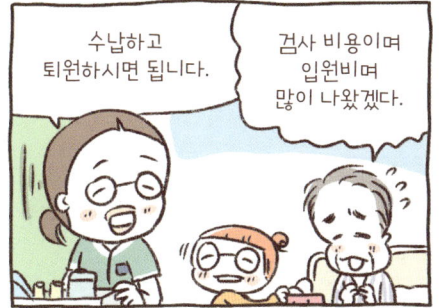

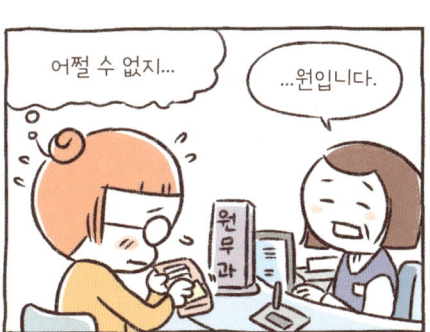

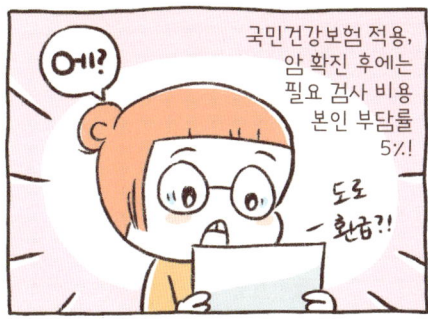

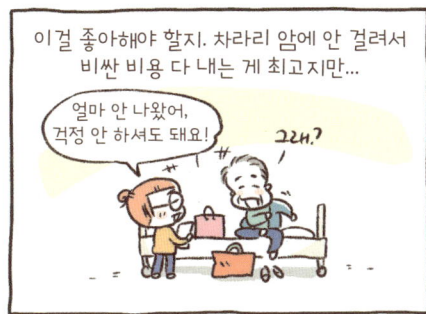

정월 대보름

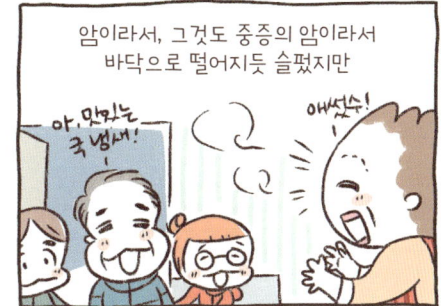

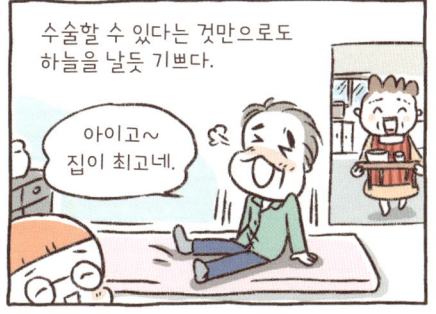

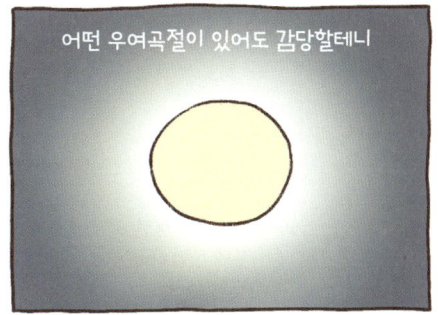

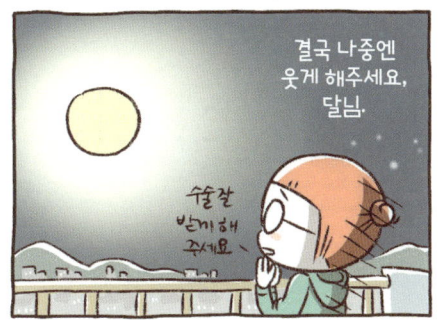

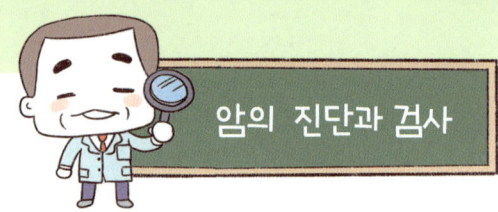

암의 진단과 검사

여러 증상으로 암이 의심된다면, 1차적으로는 영상 검사를 통해 암의 가능성을 판단한다.

영상 검사 후 암 가능성이 높을 때는 그 부위의 조직을 떼어내 조직 검사를 한 후 암 확진을 한다.

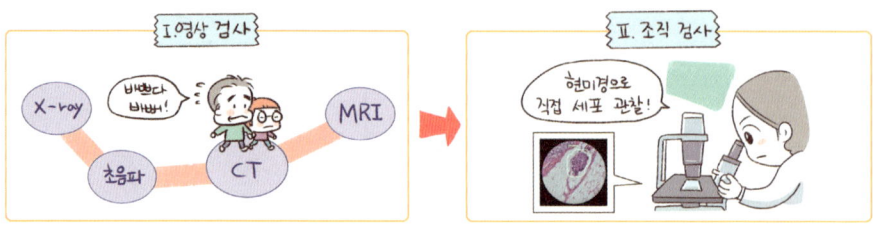

암을 진단하는 대표적인 영상 검사

① X-ray (단순 방사선영상)

투과성이 높은 X선(광선)으로 인체 장기의 윤곽을 간단하게 보는 검사로, 암 자체를 진단하기에는 한계가 있다.

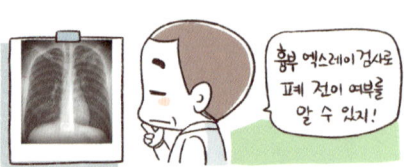

② 내시경 검사

손가락 굵기만 한 비디오카메라가 달린 관을 신체 내 장기로 투입하는 검사로, 육안으로 부위를 관찰한 뒤 의심되는 조직을 생검용 집게로 떼어내 조직 검사를 한다.

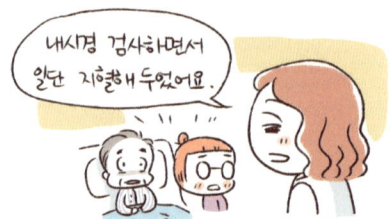

상태에 따라 약물, 기구를 사용해 지혈하는 등 치료도 할 수 있다.

③ 초음파 검사

인체 내부로 초음파를 보내 반사되는 반사파를 수신하여 단면상을 재구성하는 방법의 검사이다.

④ 뼈 스캔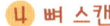

방사성 의약품을 주입, 특수 카메라로 전신의 뼈를 촬영하여 문제 부위를 찾아내는 검사이다.

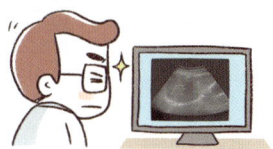

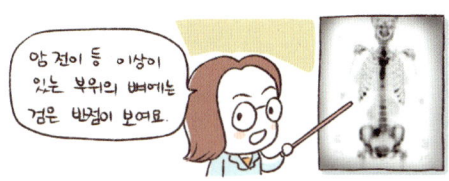

⑤ CT (컴퓨터 단층촬영)

X선을 몸의 직각 방향으로 쬐는 검사로, 몸의 해부학적 3차원 단면 이미지를 얻을 수 있어 문제가 되는 부위의 위치를 정확히 파악할 수 있고 암의 침범, 전이 여부를 알 수 있다.

CT 진단으로 수술 전 병기 결정, 수술 계획, 암의 진행과 치료 효과 등을 판단할 수 있다.

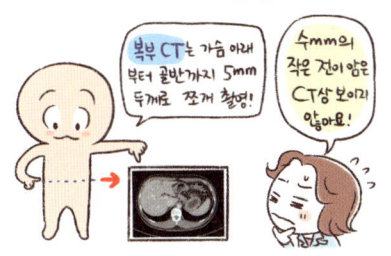

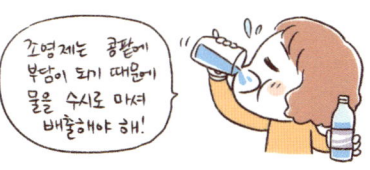

CT 검사를 위해 4~6시간 전부터 금식해야 하며, CT 조영제를 정맥주사로 투여받는다.

⑥ MRI (자기공명 영상)

커다란 자기장 통에 고주파를 쏴서, 인체가 반응하는 신호를 영상화하는 검사이다. CT보다 표현력이 좋아 정상, 비정상 조직 차이가 더 명확하게 보인다.

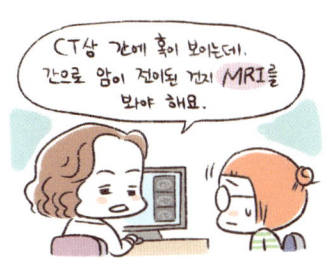

주로 뇌, 척추, 간, 근육 등 몸속 연한 부위의 전이 여부를 확실히 알기 위해 시행된다.

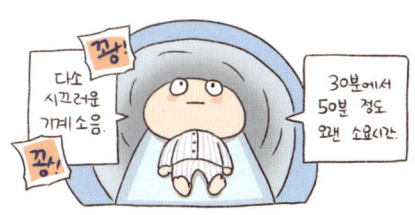

7 PET (양전자방출단층촬영술)

암세포가 포도당을 집중적으로 소모하는 것에 착안해, 포도당 유사물질을 주사했을 때의 변화를 영상 촬영으로 파악하는 검사이다.

이 검사로 전신의 암세포 분포를 알 수 있고, 형태만 봤을 때는 알기 어려운 악성종양과 양성종양의 구별에 도움이 된다.

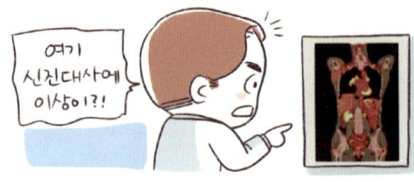

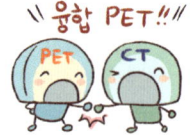

PET-CT는 PET와 CT, 두 가지 방법이 결합된 검사로 CT를 통해 신체 부위의 형태학적 영상을 파악할 수 있고 PET를 통해 기능학적 영상까지 동시에 파악이 가능하다. 현재 우리나라 PET 검사의 95%는 이 PET-CT로 이루어지고 있다.

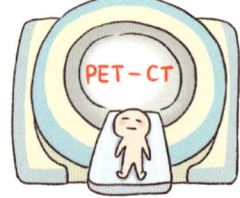

PET는 다른 영상 검사(CT, MRI 등)에 비해 해상도가 낮은 단점이 있는데, PET-CT는 해상도가 높은 CT 영상과 결합해 PET의 단점을 보완해준다.

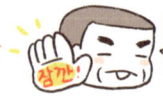

그렇다고 PET-CT가 CT를 대체하진 않아요.

PET-CT의 CT 영상과 일반적인 CT영상은 찍는 방법과 해상도가 달라 그 결과물이 다르게 나온다. 따라서 각 질환에 따라 선택해야 하는 검사가 다르다.

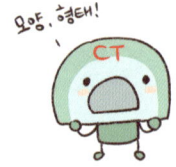

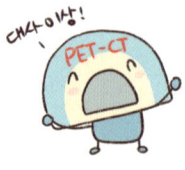

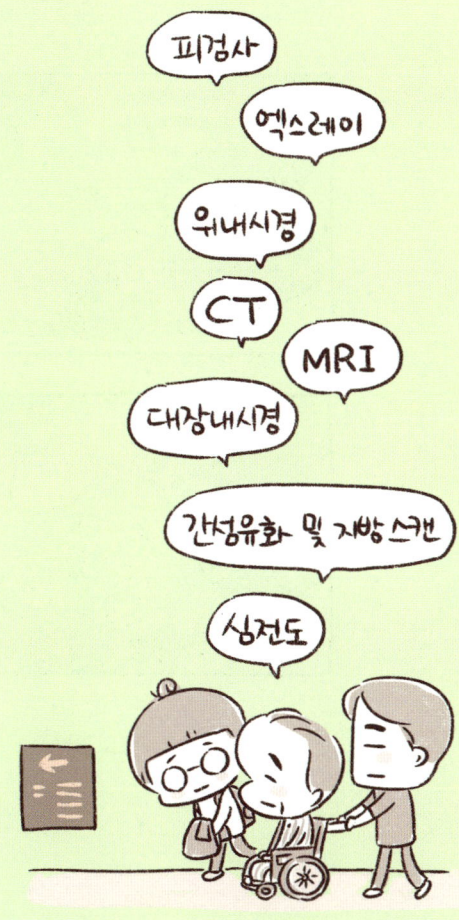

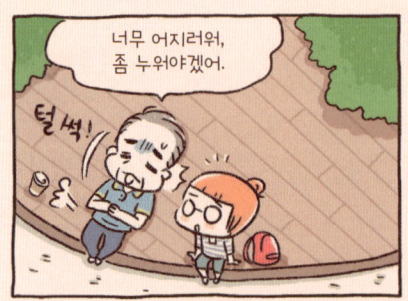
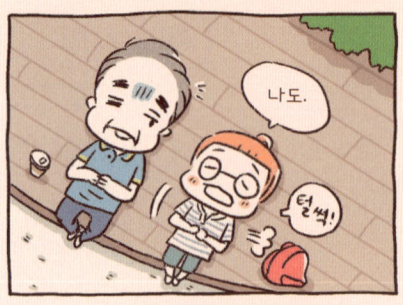

PART 2

수술, 그리고 항암을 시작하다

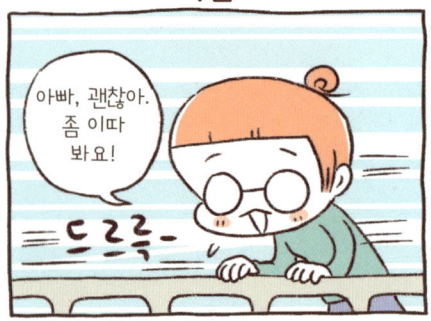
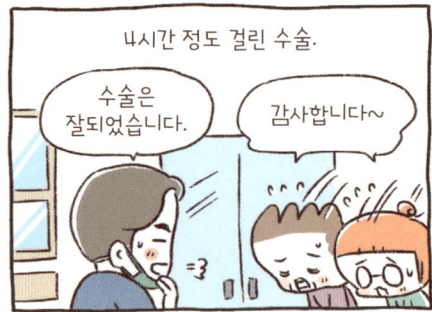
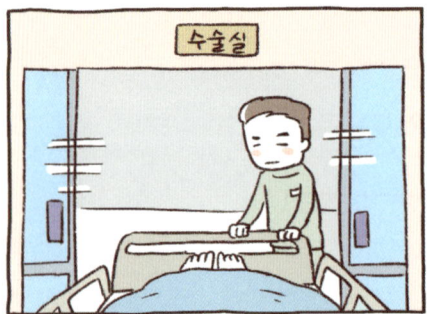
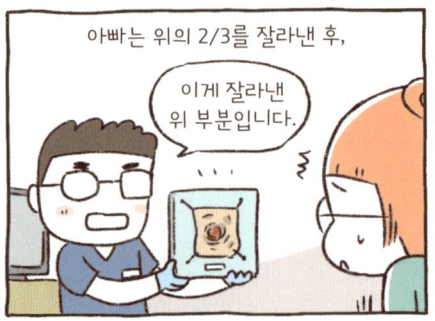
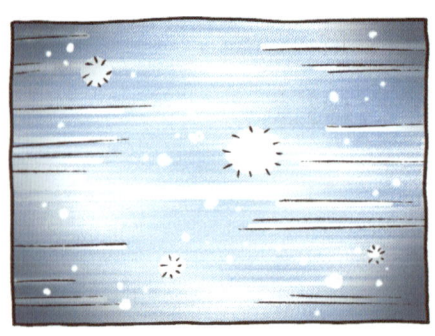
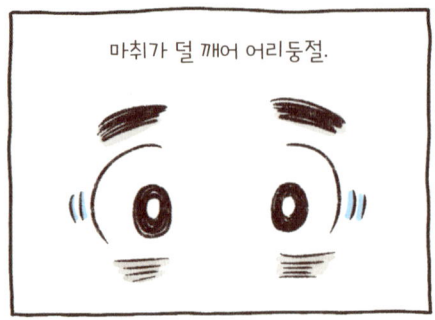
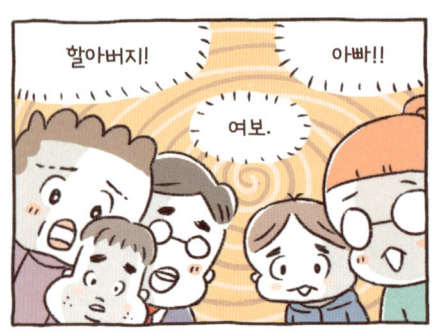
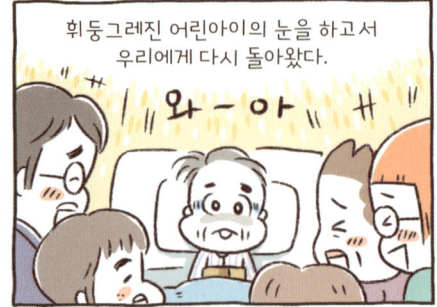

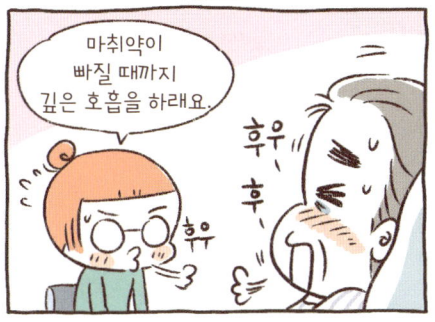
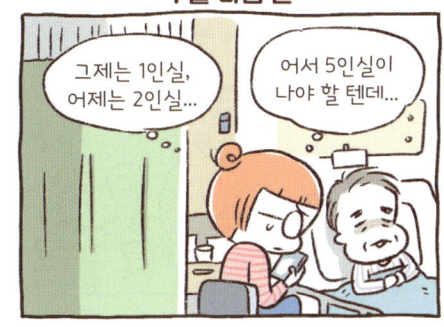
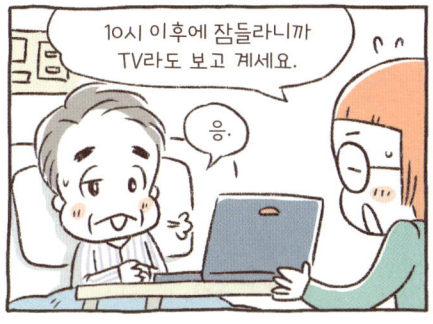
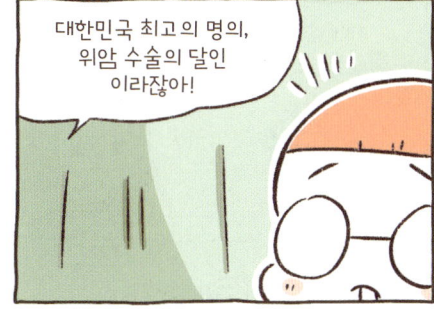
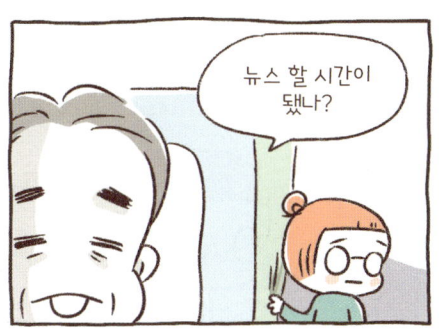
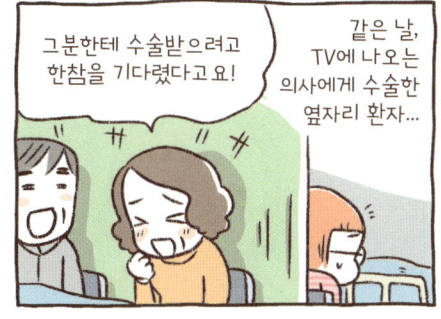
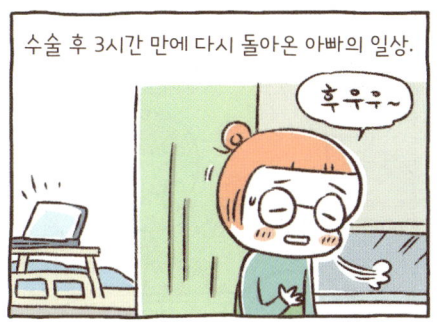
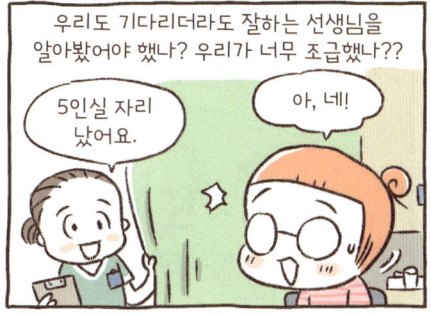

병원 식당에서

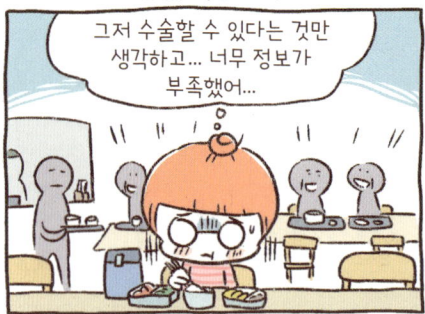

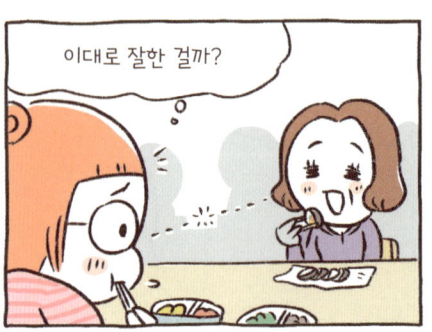

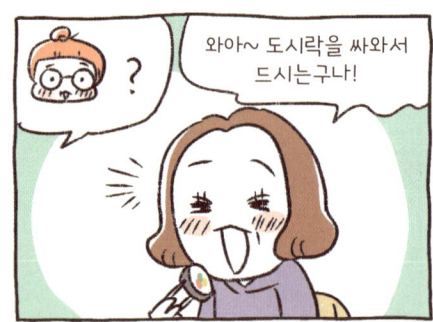

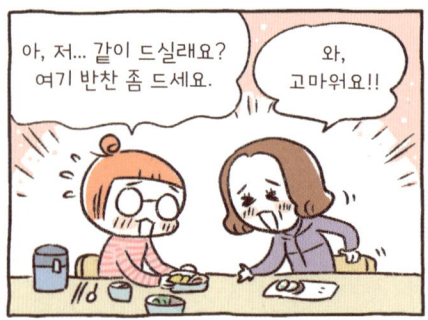

앞을 보자

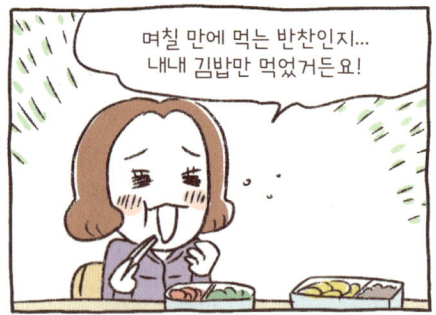

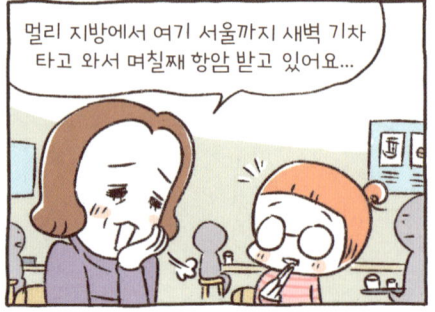

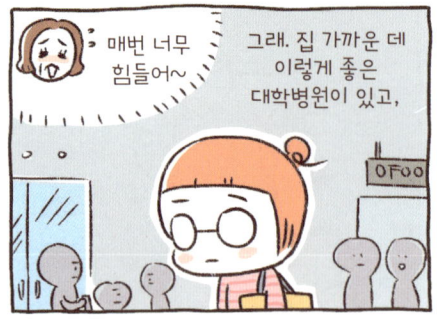

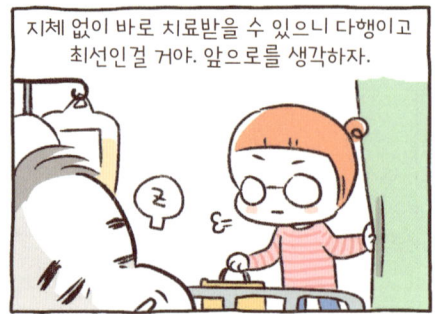

조금만 더

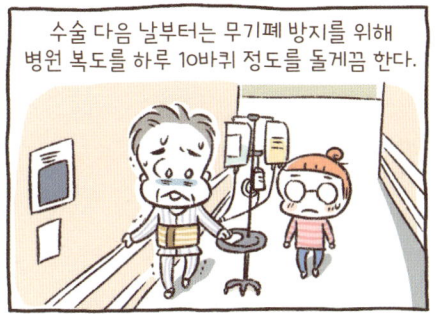

* 무기폐 방지: 수술 후 숨을 크게 쉬게 해, 폐의 이상을 막는 것

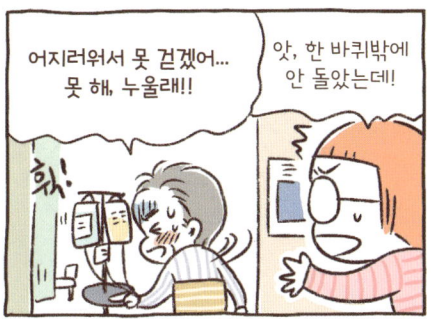

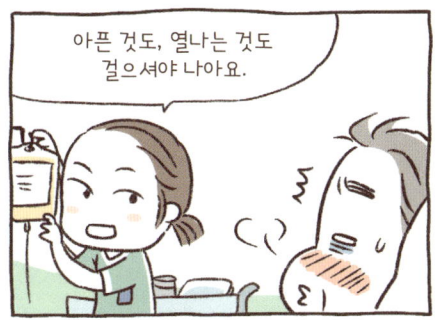

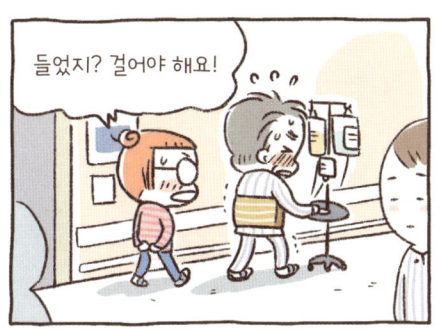

수술 후 2일째

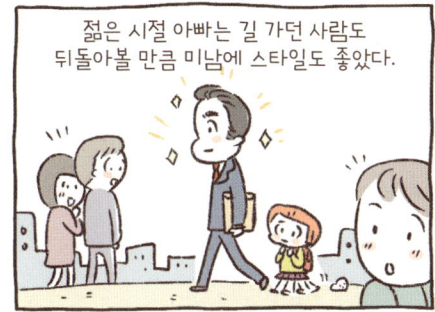

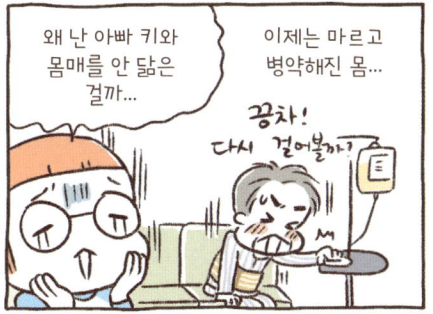

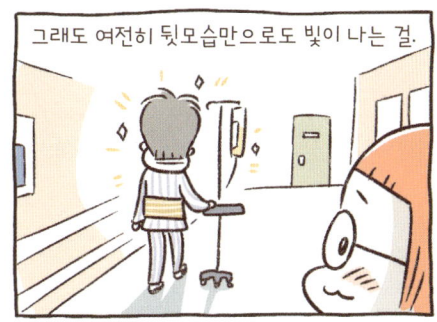

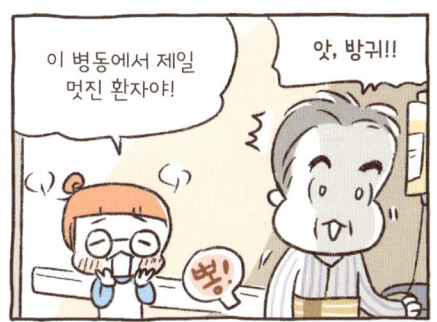

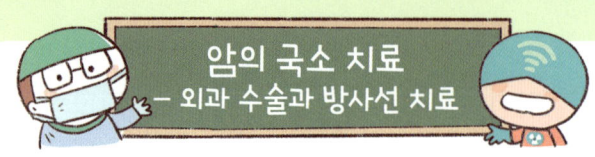
암의 국소 치료
- 외과 수술과 방사선 치료

암으로 판명이 나면 그 치료 방법에는 여러 가지가 있는데,
크게는 국소 치료와 전신 치료로 나눌 수 있다.

국소 치료

국소 치료는 암 덩어리가 있는 바로 그 부위를
제거하거나 줄이는 방법으로,
외과 수술과 방사선 치료가 있다.

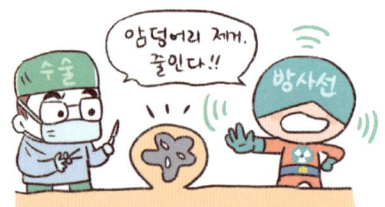

전신 치료

전신 치료는 약물을 투여해 암세포에 손상 혹은
제어를 주어, 암을 자라지 못하게 하거나 줄이는,
전신에 작용하는 치료 방법을 말한다.
항암화학요법이라 한다.

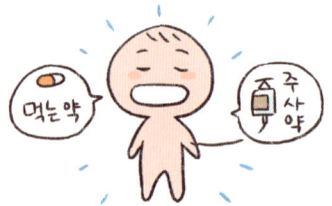

*전신 치료는 82쪽에서!

종양 부위를 절제, 제거하는
암의 외과 수술에는 중요한 원칙이 있다.

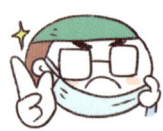

바로 종양뿐 아니라
그 주변 정상 부위까지
충분히 절제하는 것!

이는 주변 부위에 퍼져 있을지 모르는,
보이지 않는 미세한 암세포까지
제거하는 것을 목표로 하기 때문이다.

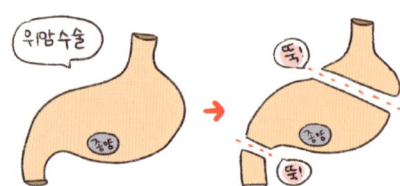

주변 정상 부위뿐 아니라
암세포가 이동했을지 모르는
림프관과 혈관까지 충분히 절제!

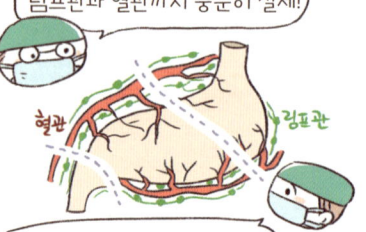

필요에 따라 주변 장기를
절제할 수도 있어요.

외과 수술 방법으로는 전통적인 개복 수술뿐 아니라, 작은 절개창으로 소형화 카메라 장비를 넣어 내부를 보며 수술하는 최소침습 수술이 있다.

최소침습 수술의 종류로는 흉강경, 복강경, 로봇 수술 등이 있다.

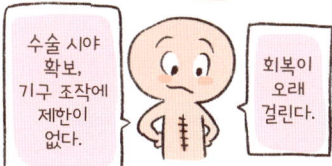
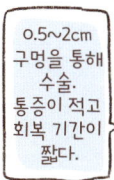
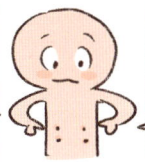

암세포는 에너지가 강한 방사선을 쬐면 정상세포보다 쉽게 죽는 특징이 있다.

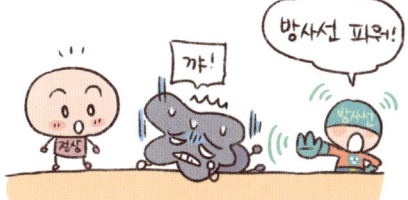

국소적으로 방사선을 쬐여 암 크기를 줄이거나 제거하는 방사선 치료는 단독으로 시행되기도 하고, 수술 및 항암화학요법과 병행될 수도 있다.

위장관은 연동 운동으로 계속 위치가 바뀌므로 같은 위치에 반복적으로 방사선을 쬐기가 쉽지 않아 잘 시행하지 않는다. 식도와 직장은 비교적 위치가 일정해 방사선 치료 가능!

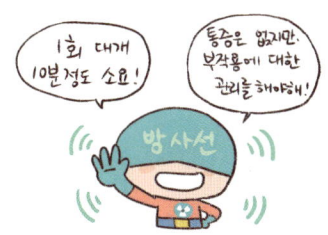
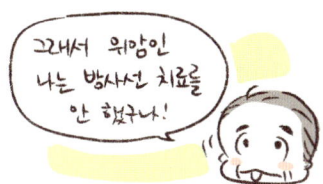

주로 방사선 조사가 용이한 위치에 있는 뇌종양, 구강암, 후두암, 식도암, 자궁암, 피부암, 전립선암, 악성림프종, 초기 폐암 등에 시행된다.

암 수술에서 퇴원까지

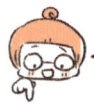
암 수술 과정은 보통 다음과 같아요.

 수술을 잘 견딜 수 있을지 평가

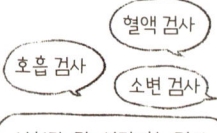
- 혈액 검사
- 호흡 검사
- 소변 검사
- 심혈관, 간, 신장기능 검사

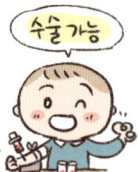 수술 가능

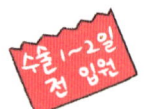
 금식
 관장 / 제모
수술동의서 작성

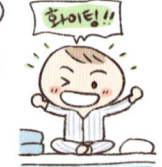 화이팅!!

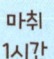 수술날
수술은 대략 4시간!
마취 1시간 | 수술 2시간 | 회복 1시간

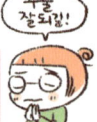 수술 잘되길!

✱ 복강 내 오염된 복강액을 배출하고, 출혈 가능성을 대비해 배액관을 찬다.

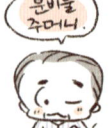 분비물 주머니

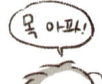 목 아파!
✱ 수술 직후, 전신마취로 기도삽관을 하면서 젖혀진 목, 어깨 통증을 호소할 수 있다.

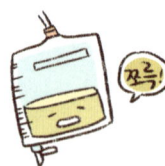 쪼륵!
✱ 수분대사가 적절한지 알기 위해 1~2일 소변줄을 찬다.

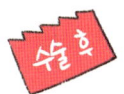

※ 전신마취로 호흡중추기능이 억제되고 수술 통증으로 얕고 빠른 호흡을 하게 된다. 이 상태를 그냥 두면 폐에 공기가 안 들어가는 무기폐 증세가 발생, 열이 나고 심하면 폐렴까지 걸릴 수 있다.

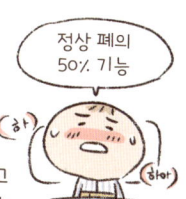

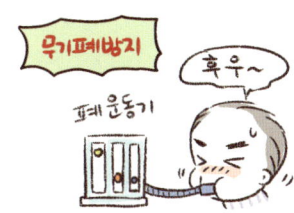

※ 깊은 심호흡, 기침, 보행 운동을 해야 하며, 가래를 계속 뱉어야 한다.

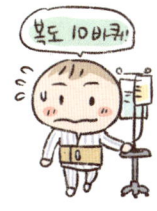

※ 수술 다음 날 점심 이후는 무기폐를 방지하고 장운동을 가능케 하기 위해 보행 운동을 계속해야 한다.

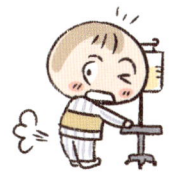

※ 대개 수술 3일 이후, 일시적 마비 상태였던 장운동이 정상화되면서 가스, 방귀가 나오면, 물 한 잔에서 미음-맑은 죽-된죽 순으로 서서히 식사가 가능하다.

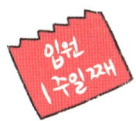

※ 열, 통증이 없고 식사를 잘할 수 있으며 혈액 검사에 이상이 없으면 퇴원할 수 있다.

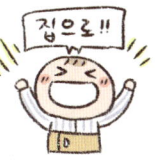

※ 퇴원 7~10일 후 실밥 제거를 한다. 수술로 절제한 조직의 병리 검사 결과가 나오는 시점으로 이때 최종 병기가 결정된다. 병기에 따라 치료 여부 등 앞으로의 방향이 결정된다.

* 아빠의 위암 수술 과정 예시입니다.

수술 후 3일째

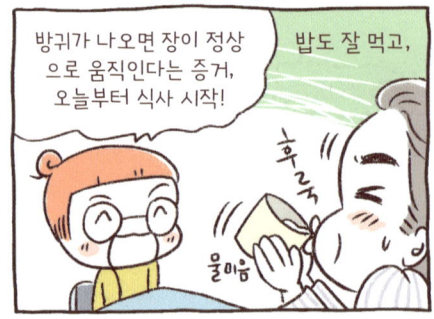

수술 후 4일째

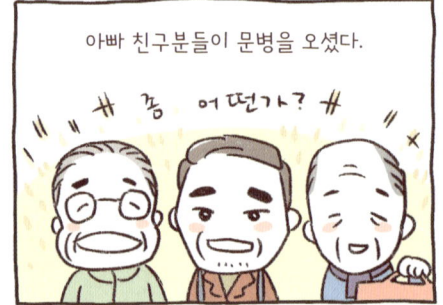

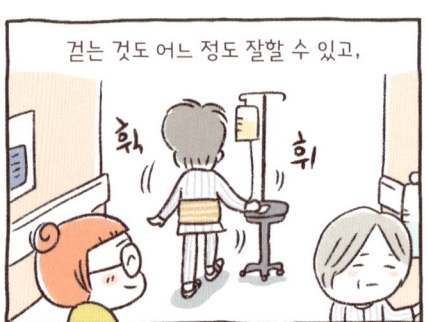

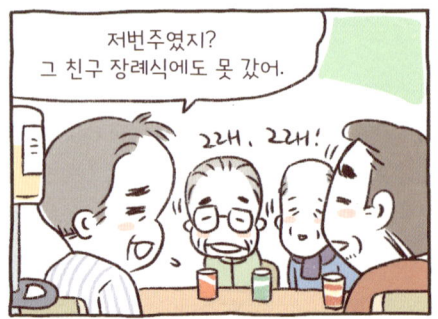

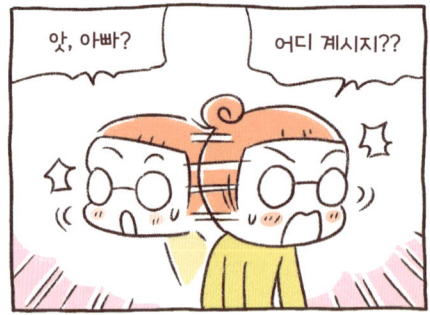

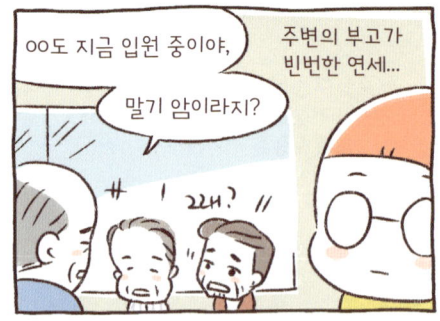

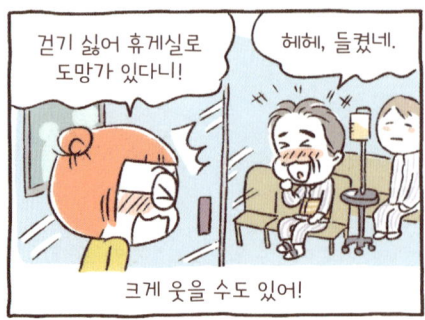

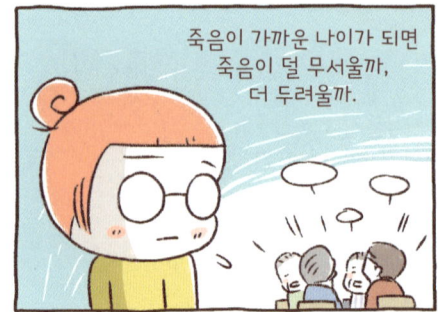

우리도 곧

기다리고 있는 것

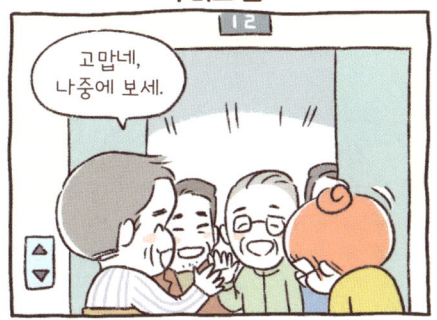
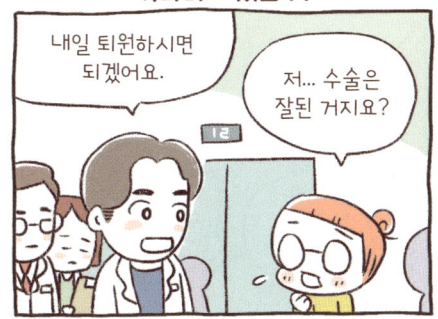
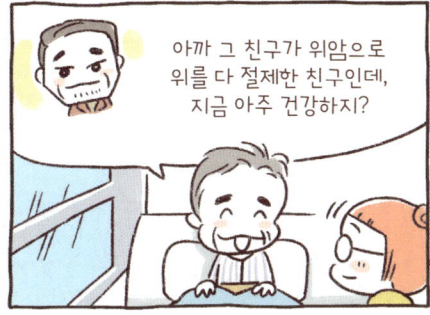
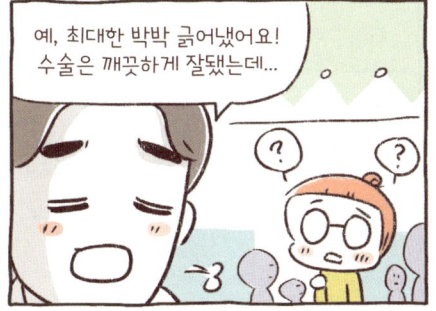
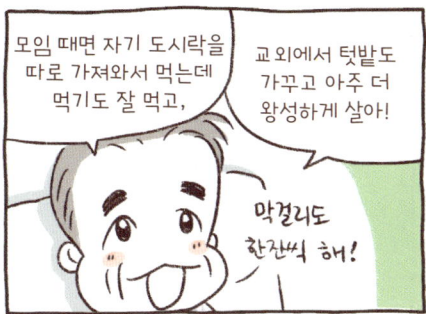
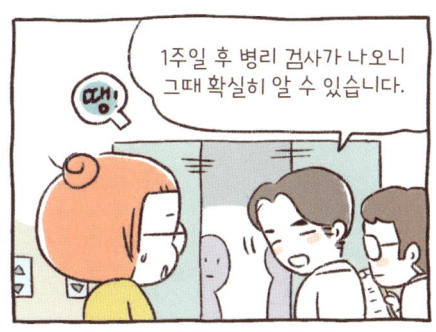
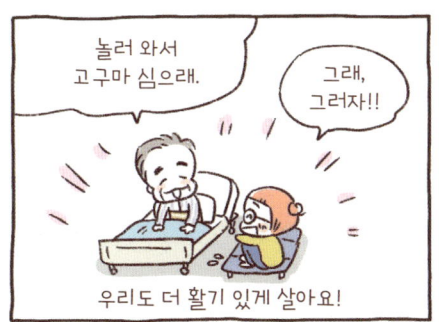
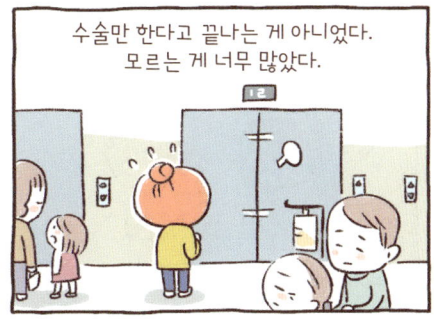

퇴원

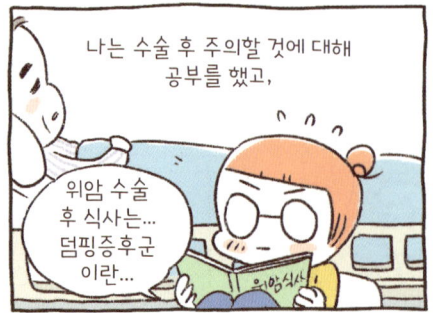

퇴원 1주일 후

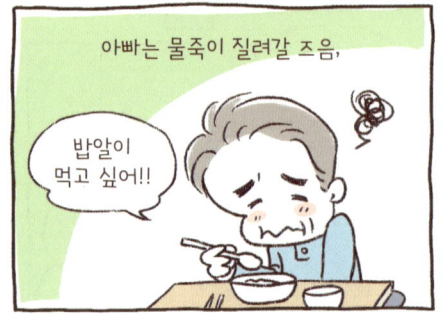

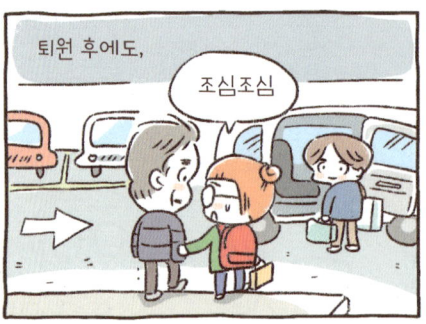

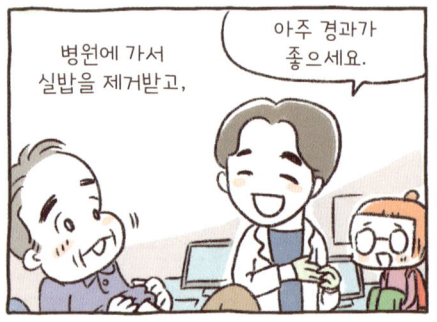

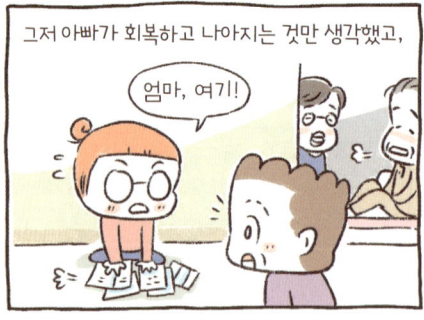

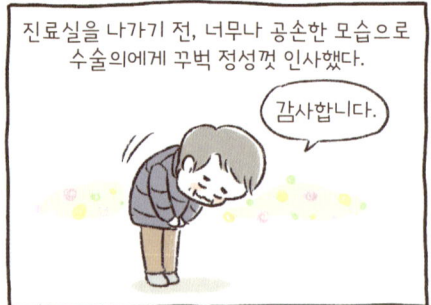

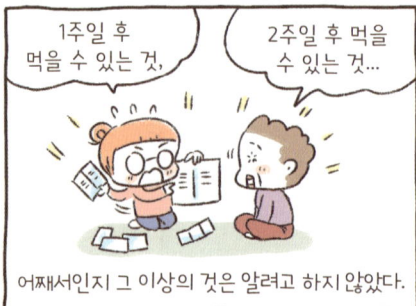

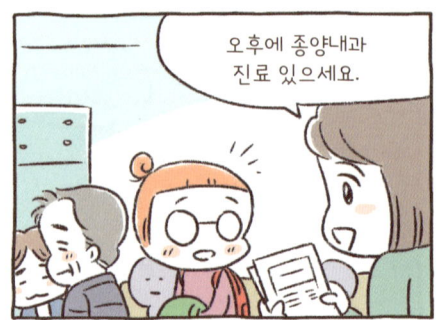

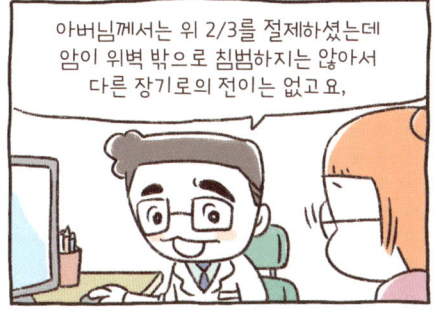
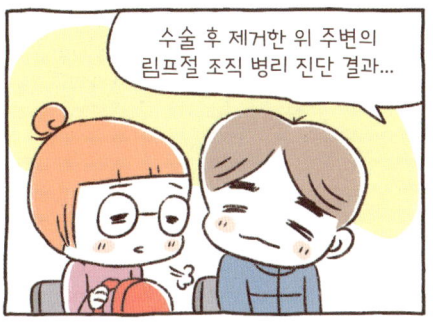
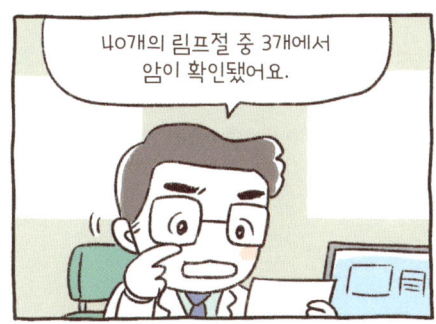
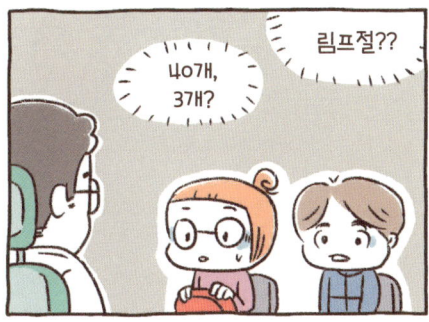
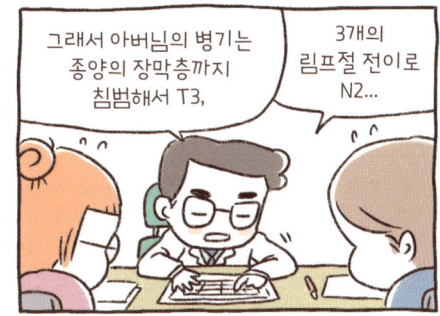
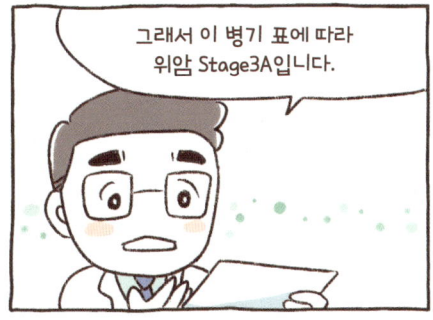
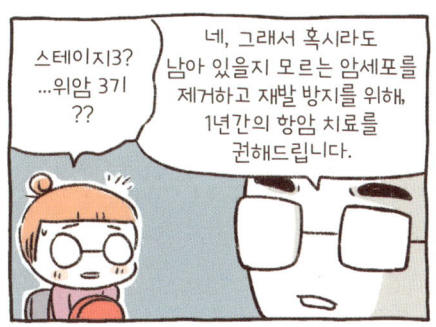
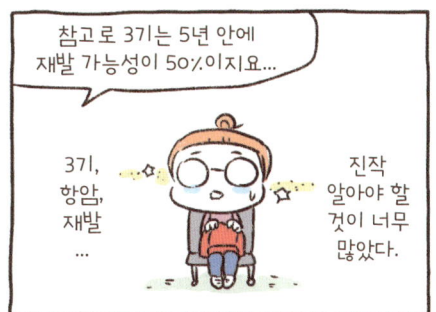

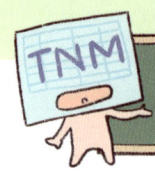

암의 병기
– TNM 분류법

암은 내시경, CT, MRI, PET 등 여러 검사로 확진이 되는데, 그 검사 결과로 암이 어느 정도 주변을 파고 들었는지, 다른 장기로 전이가 되었는지 그 진행 단계(병기)를 알 수 있다. 각종 검사로 확진된 암의 병기는 수술 후 조직 검사로 재평가되기도 한다.

암이 어느 정도 퍼졌는지 그 진행 단계인 병기를 알면, 수술이나 항암 등의 치료 방법을 결정할 수 있다.

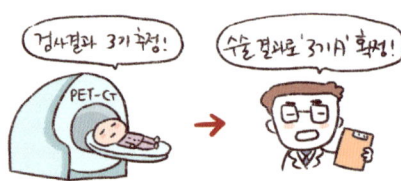

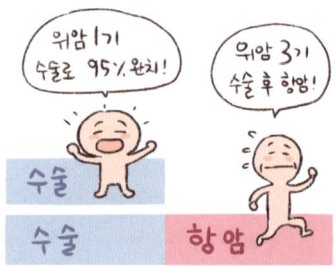

'병기'는 암의 종류에 따라 그 분류가 다르며, 병기를 알면 통계학적으로 5년 생존율을 가늠하여 예후를 예측할 수 있다.

병기 분류는 해가 갈수록 암의 치료 방법이 발달, 달라지면서 5~6년마다 국제적으로 개편된다.

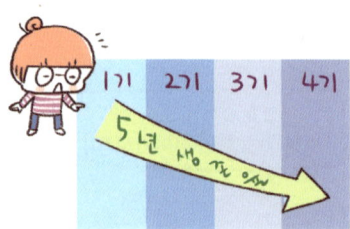

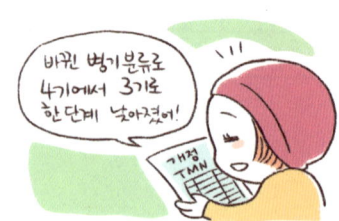

✱ 암의 진행을 알려주는 병기=TNM 분류법

암은 일반적으로 TNM 분류법에 따라 1기에서 4기로 나뉜다.

다음은 위암의 TNM 분류 방법이다.

① T (Tumor=종양)
: 종양의 침범 깊이

종양의 크기에 따른 위벽의 침범 정도를
나타내는 것으로 T1~T4로 나뉜다.

② N (lymph Node=림프절)
: 주변 림프절 전이 정도

장기 주변 림프절로 종양이 얼마나
퍼졌는지에 따라 N1~N4로 나뉜다.

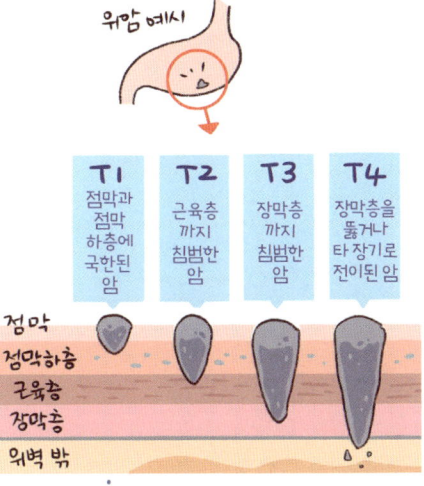

T1 - 점막과 점막하층에 국한된 암
T2 - 근육층까지 침범한 암
T3 - 장막층까지 침범한 암
T4 - 장막층을 뚫거나 타 장기로 전이된 암

T1a - 점막에 국한
T1b - 점막하층까지 침범

T4a - 장막층을 뚫었으나 주변장기 전이 없음
T4b - 장막층을 뚫고 주변 장기 전이

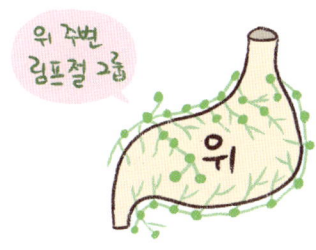

N1	1~2개의 림프절 전이
N2	3~6개의 림프절 전이
N3a	7~15개의 림프절 전이
N3b	16개 이상의 림프절 전이

3 M (Metastasis=전이)
: 타 장기 전이 여부

다른 장기로의 전이 여부에 따라
M0~M1로 나뉜다.

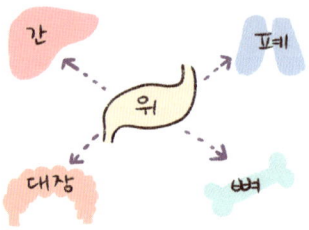

M0	타 장기 전이 없음
M1	타 장기 전이 있음

< 위암 TNM 병기표 >

종양(T)침범	림프절(N)전이	주변장기전이(M)	병기(stage)
T1	N0	M0	ⅠA
T1	N1	M0	ⅠB
T2	N0	M0	ⅠB
T1	N2	M0	ⅡA
T2	N1	M0	ⅡA
T3	N0	M0	ⅡA
T1	N3a	M0	ⅡB
T2	N2	M0	ⅡB
T3	N1	M0	ⅡB
T4a	N0	M0	ⅡB
T2	N3a	M0	ⅢA
T3	N2	M0	ⅢA
T4a	N1	M0	ⅢA
T4a	N2	M0	ⅢA
T4b	N0	M0	ⅢA
T1	N3b	M0	ⅢB
T2	N3b	M0	ⅢB
T3	N3a	M0	ⅢB
T4a	N3a	M0	ⅢB
T4b	N1	M0	ⅢB
T4b	N2	M0	ⅢB
T3	N3b	M0	ⅢC
T4a	N3b	M0	ⅢC
T4b	N3a	M0	ⅢC
T4b	N3b	M0	ⅢC
-	-	M1	Ⅳ

아빠는 종양 침범이 T3, 수술로 떼어낸 림프절 4개 중 3개로 암이 퍼져 N2, 전이는 없으니 M0 = T3N2M0 즉, 위암 3기A! (=stage ⅢA)

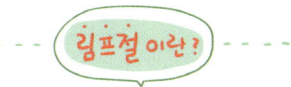

우리 몸에는 혈액이 흐르는 혈관과 같이
림프액이 흐르는 그물망처럼 생긴 림프관이 있다.

림프관에는
혈관이 미처 흡수하지 못한 세포에 필요한 영양소,
세포의 부산물, 몸에 침입한 병원균,
병원균과 맞서 싸우는 림프구 등으로
이루어진 림프액이 흐르고 있다.

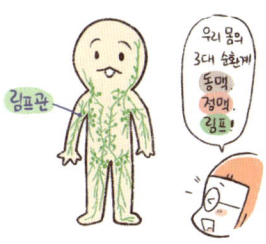
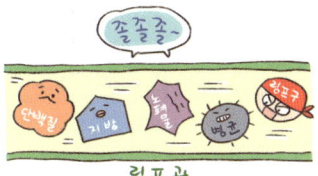

이 림프액은 림프관을 흐르다가
약 500개 정도의
콩 모양의 림프절이란 기관에 잠시 모이는데,

이런 면역의 최전선인 림프절은
겨드랑이, 목, 가슴, 사타구니같이
신체의 접히는 부분에 주로 모여 있고,
나쁜 균들과 싸우게 되면
잠시 흐름이 막혀 부어오른다.

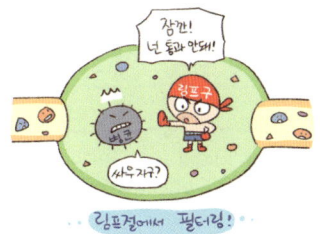

이곳에서 해로운 병원체와 세균 대부분은,
백혈구 면역세포인 림프구에게
붙잡혀 제거된다.

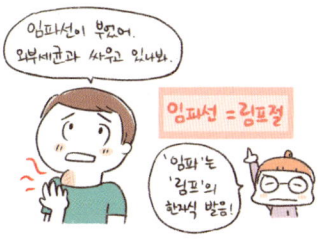

암세포는 장기 주변을 에워싸고 있는 혈관과
림프관으로 침범해 흐를 수 있다.

그러므로 수술 시 장기 주변의 혈관,
림프관과 림프절을 제거한 것 중
몇 개의 림프절에서 암세포가 발견되었느냐에 따라
암세포가 퍼진 정도를 알 수 있다.

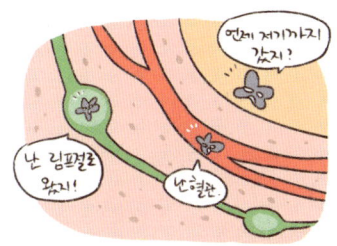
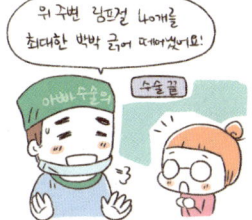

이때 암세포가 확인된 림프절 수에 따라
암의 N 병기가 결정된다.

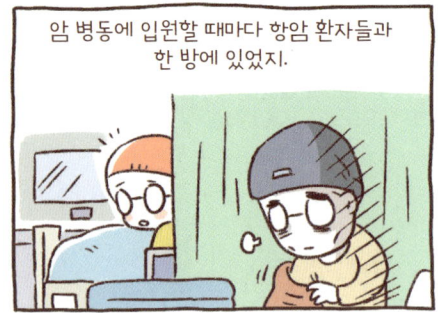
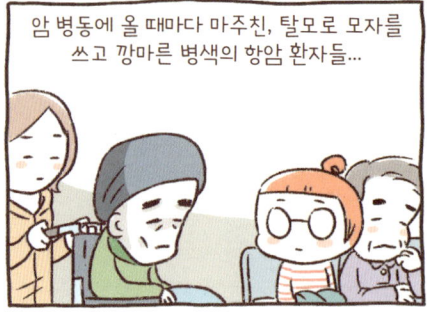
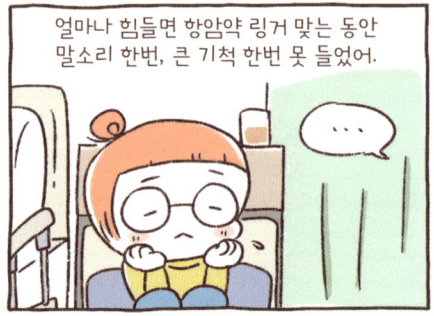
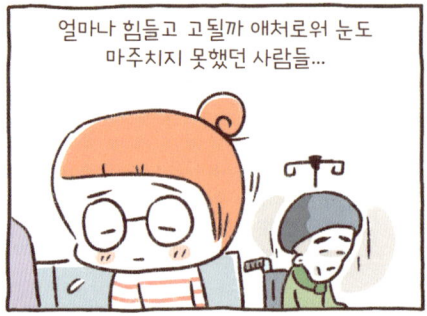
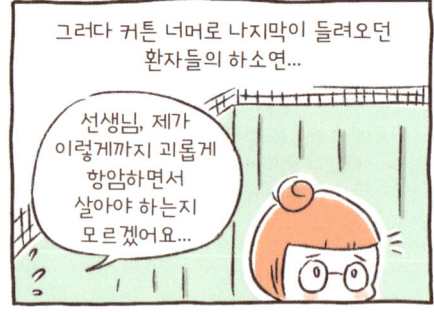
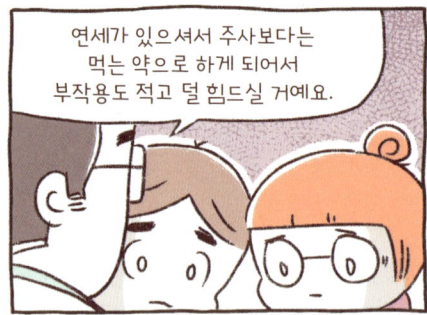
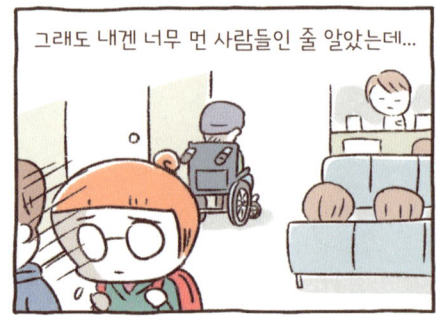
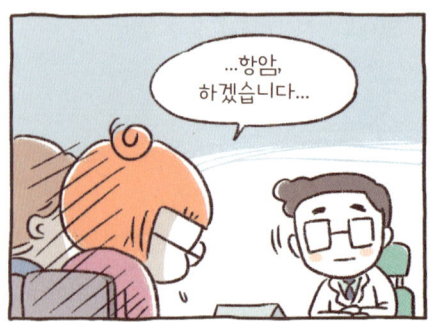

병기는 말하지 못하고

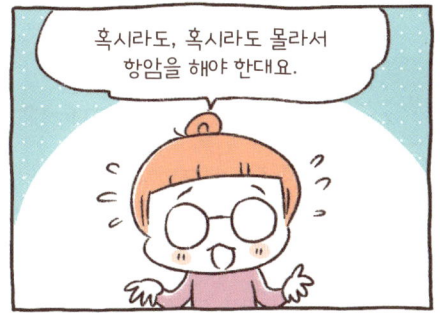

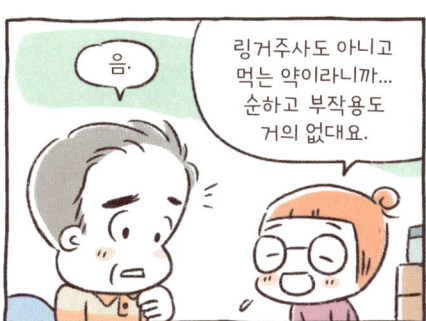

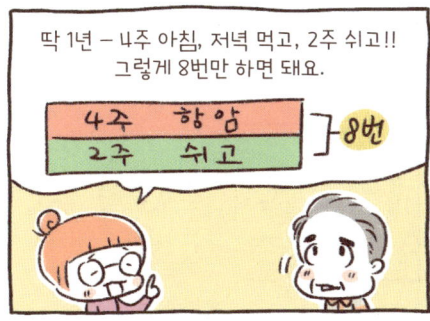

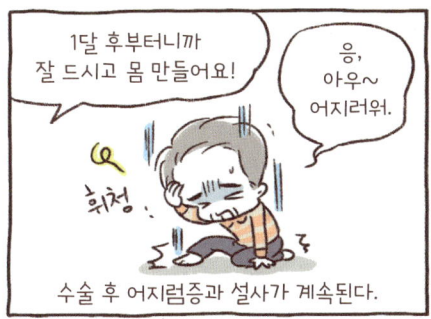

설사약

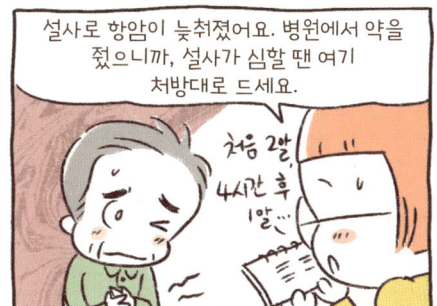

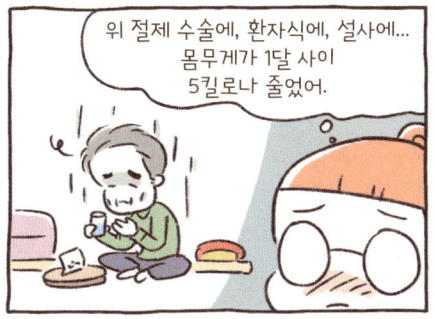

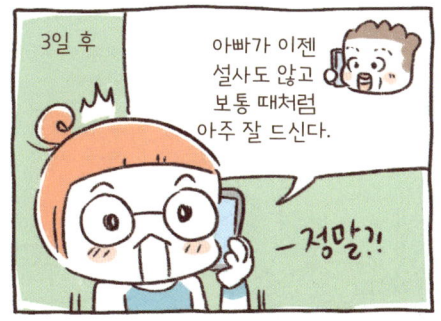

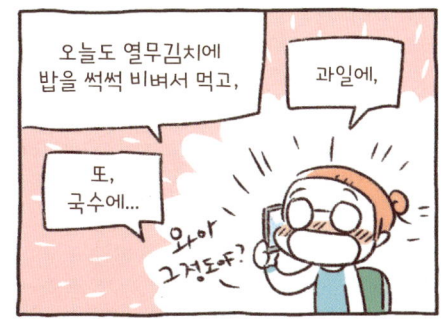

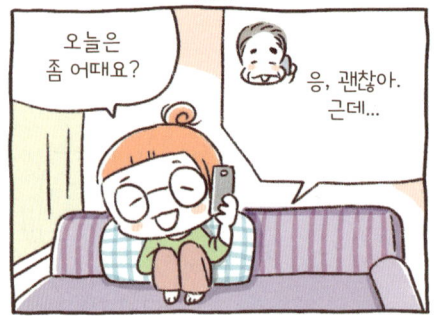
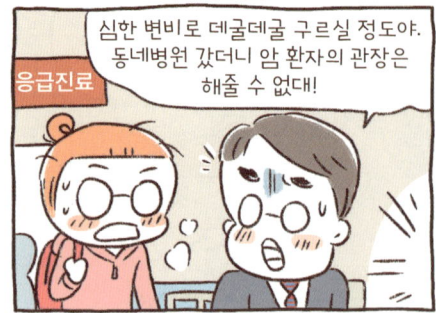
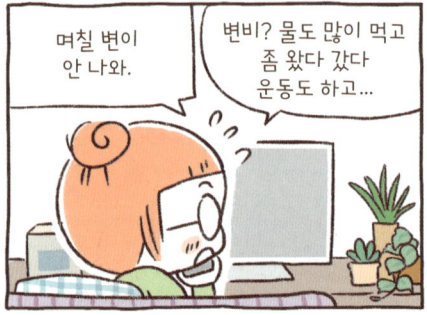
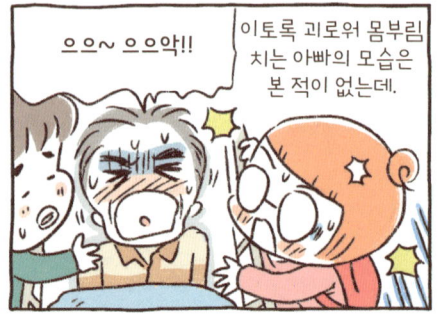
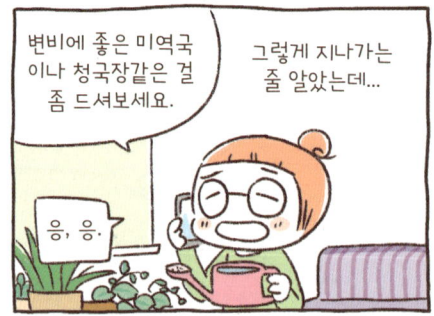
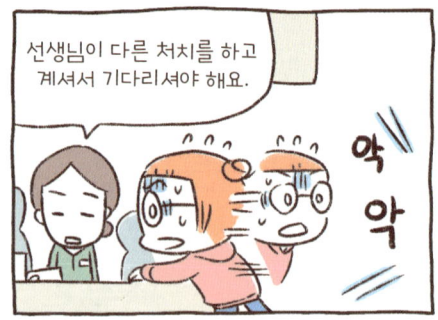
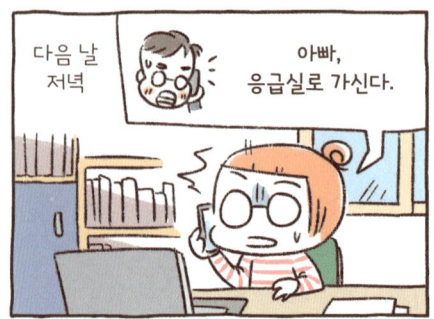
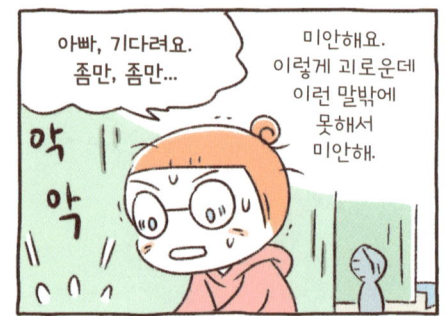

다시 집으로

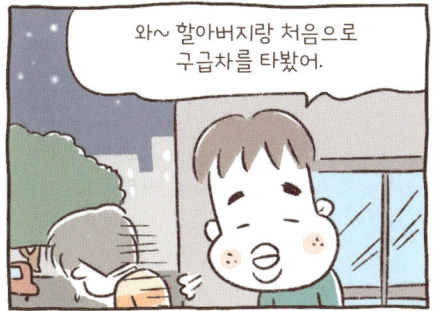

항암의 시작

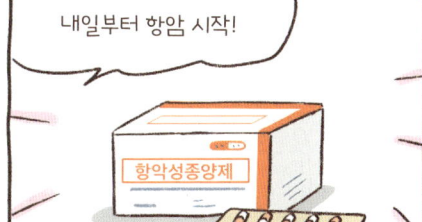

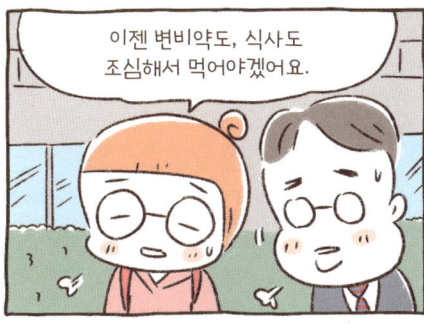

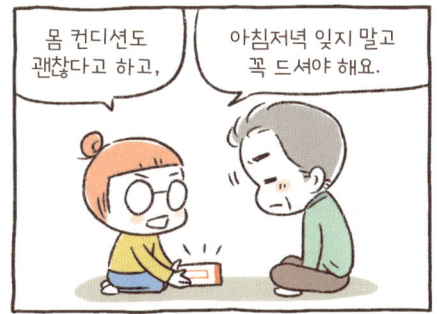

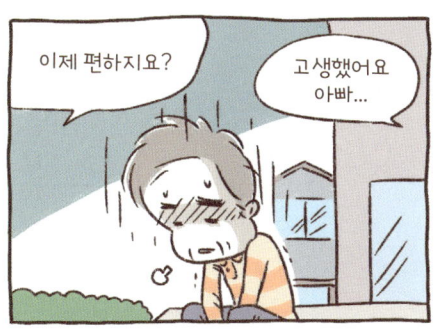

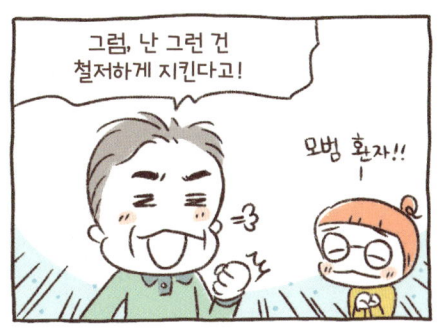

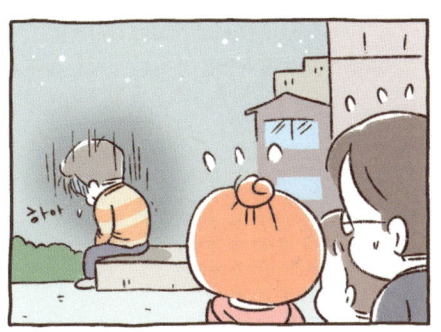

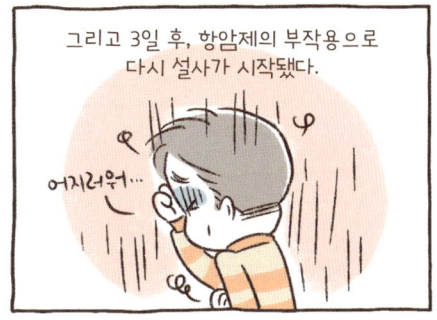

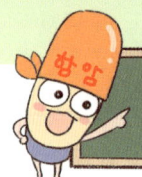

암의 전신 치료
– 항암화학요법

이 중 '항암제'는 현대 의학에서 암을 치료하고 억제하는 데 있어서 가장 표준화된 대표 치료법이다.

항암화학요법은 약을 먹거나 주사하는 등의 방법으로 암을 전신으로 치료하는 약물요법으로 크게 항암제, 표적 치료제, 항호르몬 치료제, 면역 치료제 등이 있다.

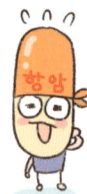

내성도 생기고 부작용도 있지만 아직까지는 치료율이 가장 높아.

항암제

항암제는 정상세포에 비해 수 배에서 수백 배 빨리 자라는 암세포의 특징에 착안해 성장 속도가 빠른 세포에 손상을 주어 자라지 못하게 하거나 그 수를 줄어들게끔 한다.

항암제는 다음 3가지 경우에 시행된다.

· 보조 항암화학요법 ·

수술로 종양을 제거한 후, 미세하게 남아 있을 암세포 제거를 목적으로 할 때.

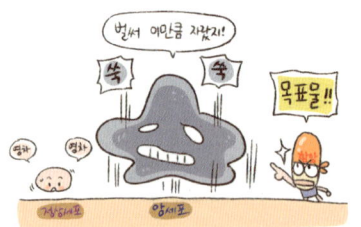

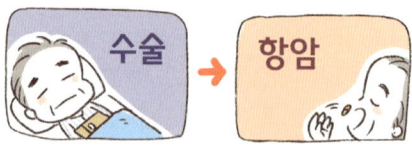

· 선행 항암화학요법 ·

수술 전 암 크기를 줄여 수술 자체를 가능케 하거나, 수술 범위를 줄이는 것을 목적으로 할 때.

· 고식적 항암화학요법 ·

진행성, 4기 이상 전이암 대상으로 수술 치료가 불가능한 경우 암 진행을 늦추고 증상 완화를 목적으로 할 때.

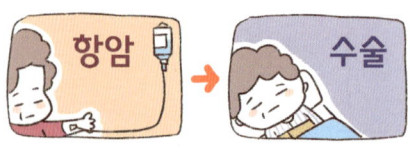

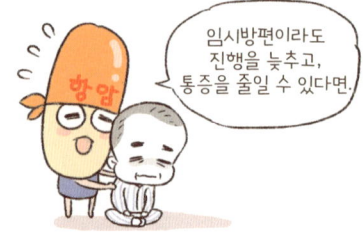

임시방편이라도 진행을 늦추고, 통증을 줄일 수 있다면.

항암제는 종양이 작을수록 효과가 있는데, 특히 혈액이나 골수 등에 작게 흩어져 있는 암에 비교적 강력한 효과가 있다.

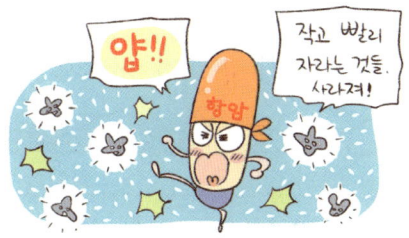

종양이 크고 많을수록 항암제는 효과가 떨어지는데, 이는 암이 어느 정도 자라면 분열, 증식 속도가 떨어지기 때문이다.

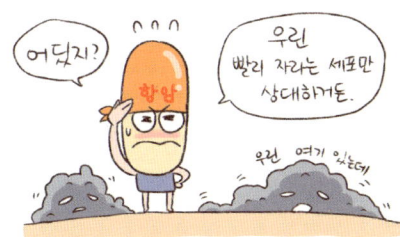

항암제는 환자의 상태(암 종류, 병기, 건강 상태)에 따라 종류, 치료 간격, 횟수, 용량, 투여 방법 등을 달리한다. 항암제는 정맥주사, 근육주사, 알약 복용 등의 투여 방법이 있다.

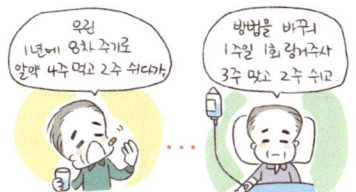

대개 주기를 2~3회 시행한 후 정밀 영상 검사 등을 통해 효과가 있는지 확인, 그 결과에 따라 횟수와 방법을 달리한다.

표적 치료제

표적 치료제는 주로 암세포에 많이 발현되는 단백질을 표적으로 하는 약제이다.

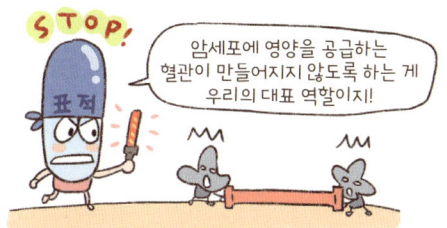

항호르몬 치료제

항호르몬 치료제는 호르몬에 의해 성장하는 일부 암(유방암, 전립선암 등)의 호르몬 생성을 막거나 암세포와 결합하지 못하게 해 암세포 성장을 억제하는 치료 방법이다.

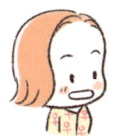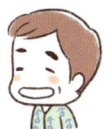

면역 치료제

우리 몸의 면역계가 암세포를 잘 공격하도록 면역체계를 자극하거나, 면역체계 단백질과 같은 구성 요소를 주입하는 방법이다. 대부분 전이된 종양을 줄이는 목적으로 사용된다.

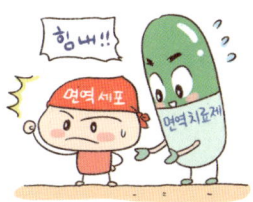

3월, 항암 1주기

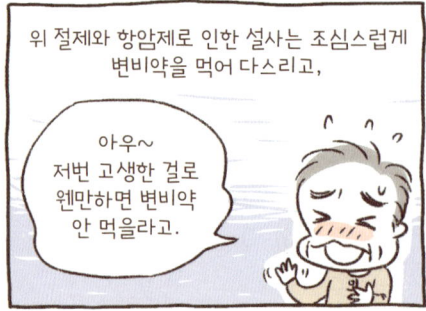
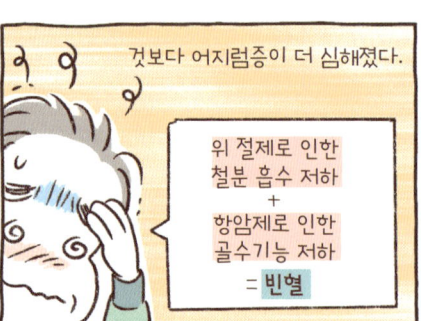
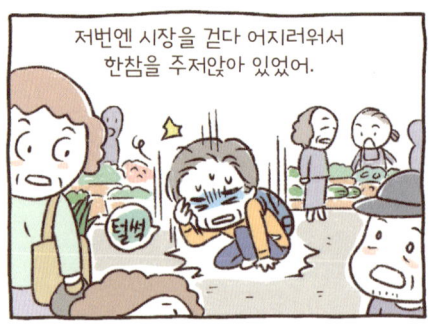
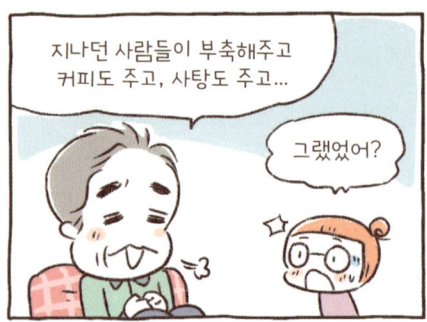

선물

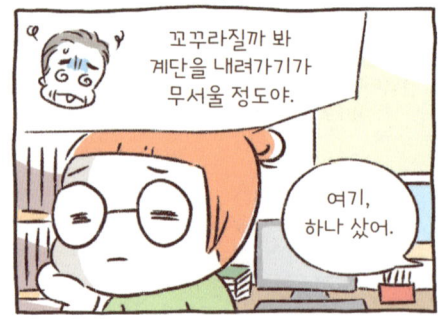
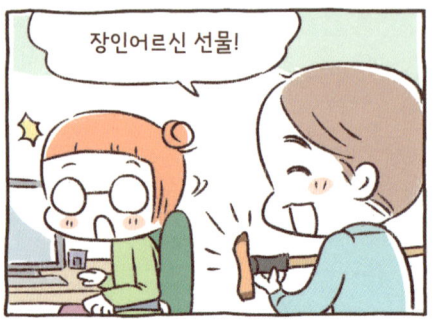
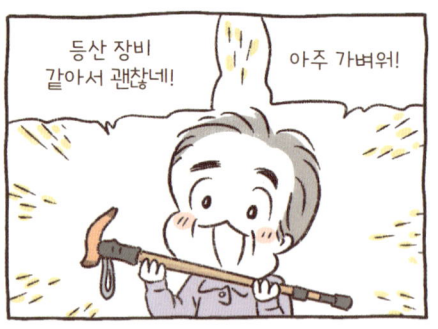
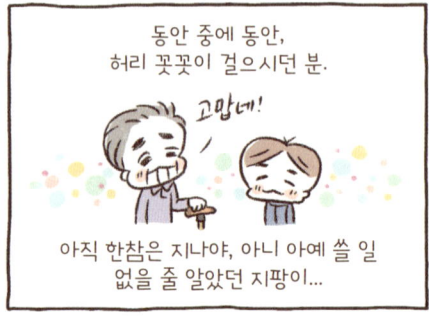

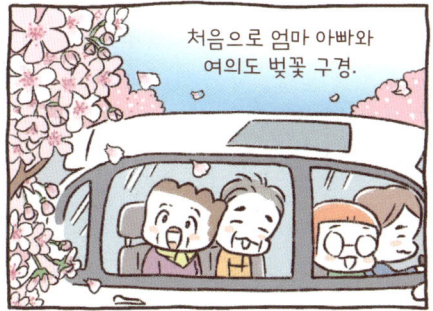
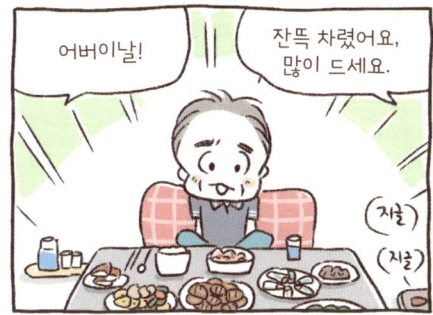
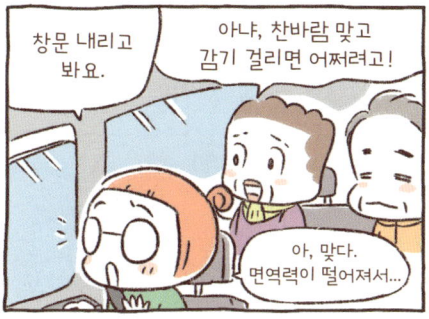
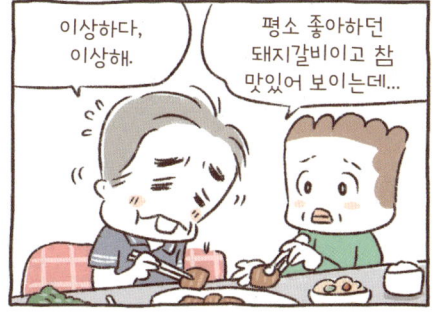
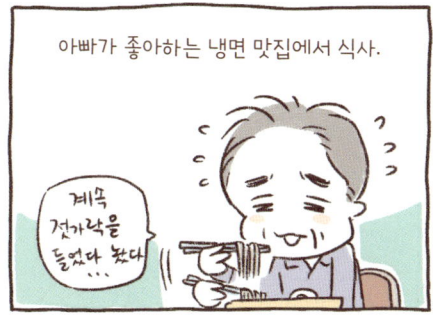
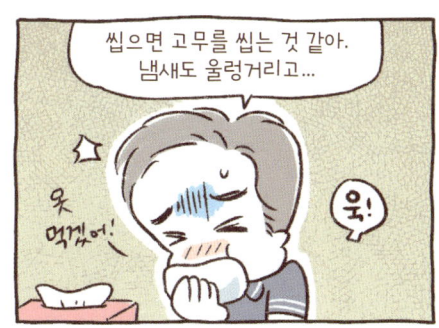
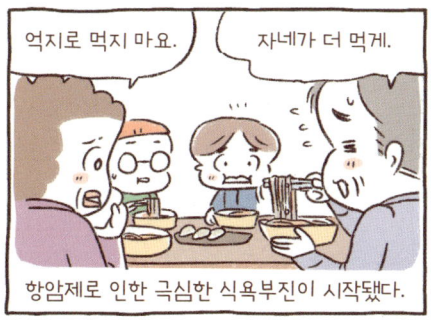
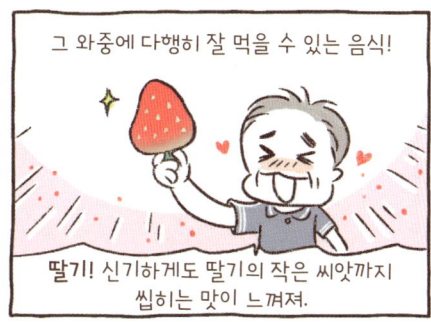

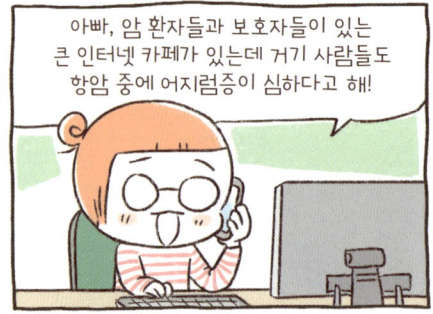
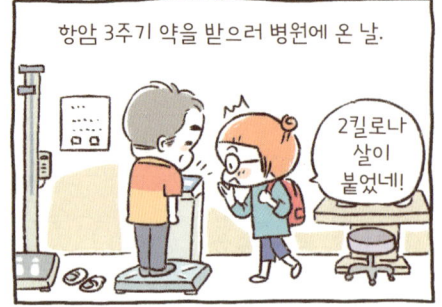
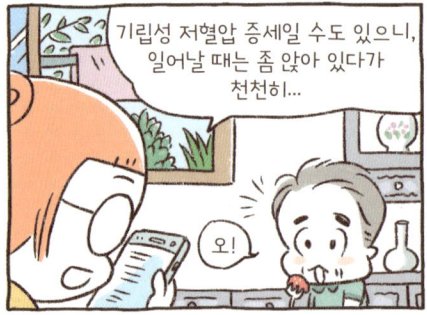
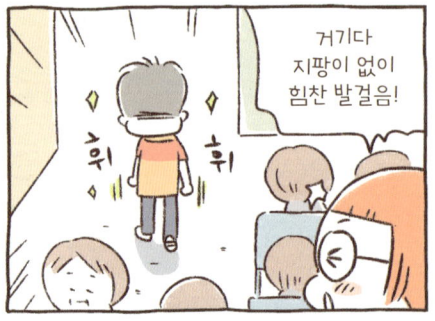
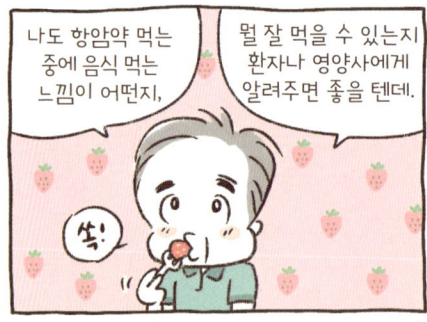
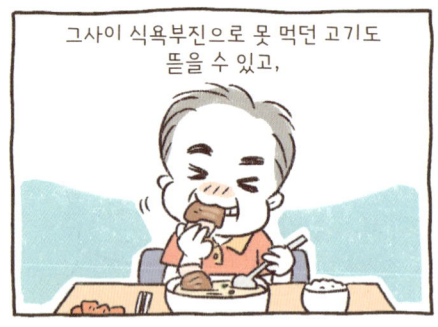
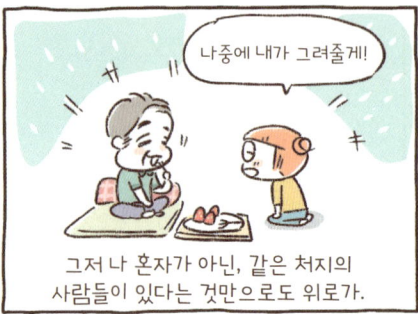
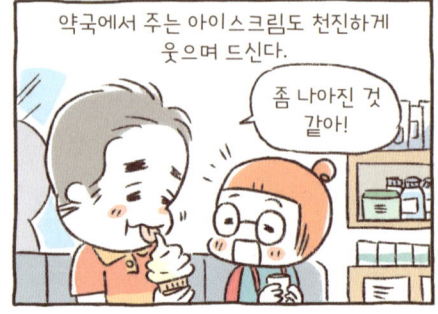

7월, 영상 검사

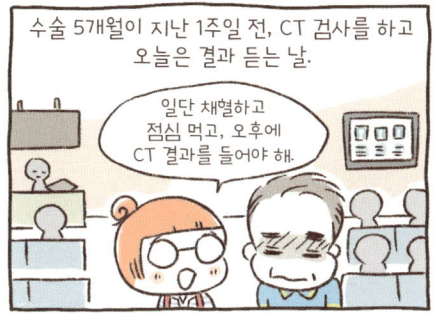

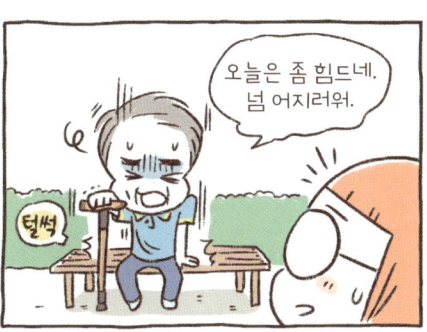

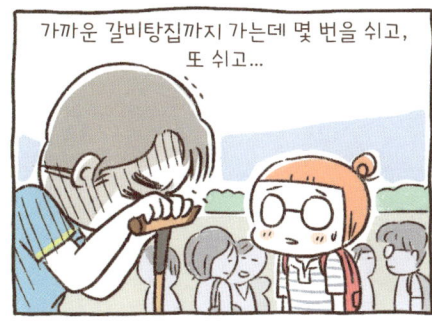

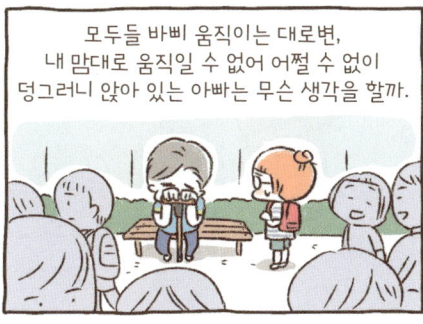

나란히

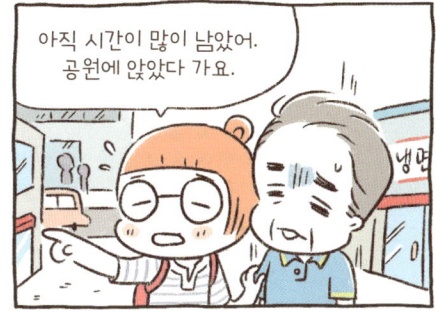

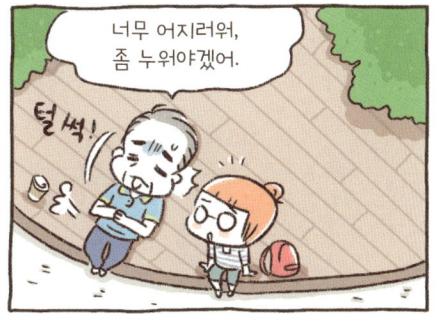

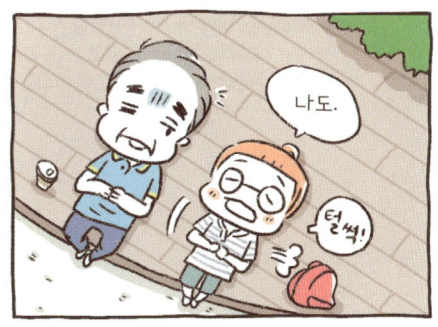

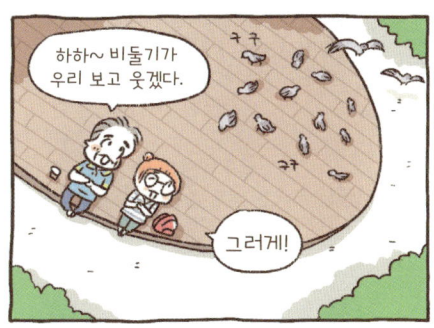

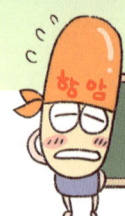

항암제 부작용 관리 1

항암제는 성장이 빠른 암세포를 겨냥해 만든 독성물질인데,

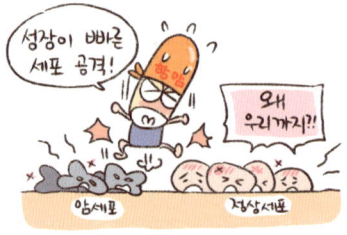

우리 몸 안에서 활발히
세포분열과 증식을 하는 특정 정상세포 또한
무차별 공격을 당해 여러 부작용이 발생한다.

유난히 성장이 빠른 세포로는
혈액을 만드는 골수세포, 입과 위장의 점막세포,
모발세포, 생식세포 등이 있는데,

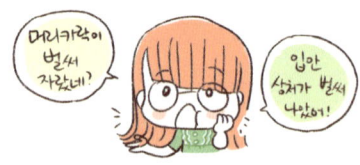

항암제의 영향으로 이 세포들의 성장이 억제되고
그 수가 감소할 수 있다.

항암제 부작용은 개인마다 차이가 있을 수 있는데,
아주 심할 수도 있고
전혀 영향을 받지 않을 수도 있다.

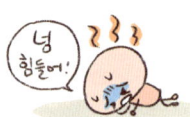 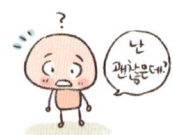

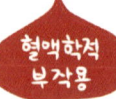

혈액학적 부작용

우리 몸의 골수에서는 끊임없이 혈액세포가
만들어지는데, 항암제 투여 후 1~2주가 되면
이 골수기능이 감소되었다가 3주 후부터
서서히 회복된다.

골수에서 만들어지는
혈액세포로는 백혈구, 적혈구, 혈소판이 있는데
이 세포들의 기능이 줄면 다음과 같은
증세가 나타난다.

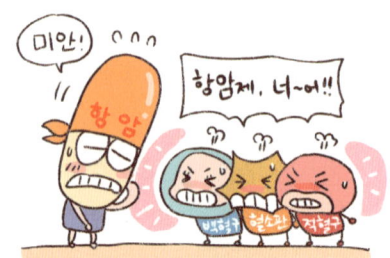

· 백혈구 감소 ·

백혈구는 우리 몸의 해로운 세균 등을 사냥하여 제거해주는 면역체계이다.

감염 예방을 위해 개인위생(손 씻기, 양치질 등), 감기 예방(보온, 마스크 쓰기)에 신경 써야 하며, 고기, 생선 등은 반드시 익혀 먹어야 한다.

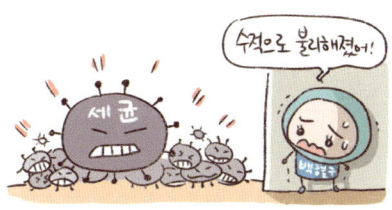

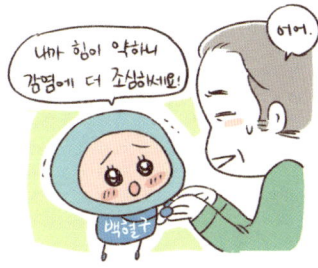

이런 백혈구 수가 줄면 면역력이 떨어져, 쉽게 세균에 감염될 수 있다.

상처에 주의해야 해서 면도날보다는 전기면도기를 사용해야 하며, 발치 등의 치과 치료는 의사와 상의해야 한다.

만약 37.5도 이상의 고열이 지속된다면, 감염 증상으로 패혈증까지 진행될 수 있으므로 바로 응급실로 가야 한다.

응급실 검사 시 백혈구 수치가 떨어졌다면, 항생제와 백혈구 촉진제를 맞아야 한다.

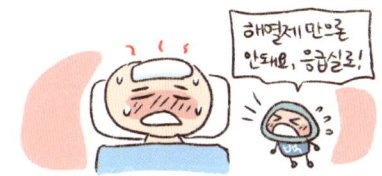

· 적혈구 감소 ·

적혈구는 빨간색 혈색소인 헤모글로빈(Hb)이라는 단백질을 타고 이동하는데,

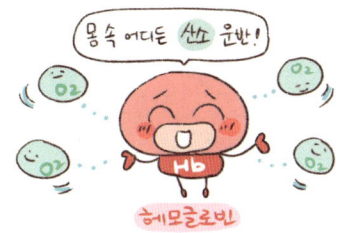

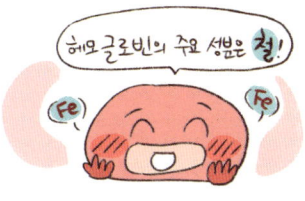

헤모글로빈은 우리 몸에 산소를 운반해주고 필요 없는 이산화탄소를 제거해준다.

이러한 산소 공급의 역할을 하는 적혈구 수가 감소하면 철 결핍성 빈혈이 생길 수 있다.

· 혈소판 감소 ·

혈소판은 몸에 상처가 났을 때 피를 응고시키는 역할을 하는데, 그 수가 줄면 쉽게 멍이 들고 쉽게 출혈이 나며 지혈이 안 될 수 있다.

이러한 부작용을 줄이기 위해, 항암 매 주기마다 혈액 검사로 혈액세포 수의 감소 정도를 확인한다.

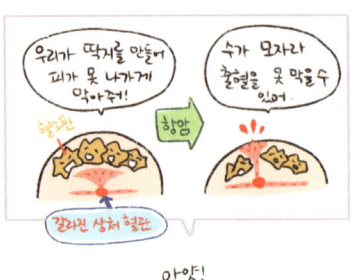

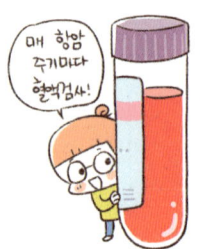

- 백혈구, 헤모글로빈, 혈소판 수치 검사
- 간, 신장기능 검사
- 전해질, 단백질, 알부민 검사
- 뼈 전이, 황달, 염증 검사 등

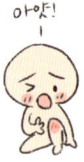

감소가 심하면 수혈을 하거나 백혈구 생성촉진제가 투여될 수 있다. 또, 항암 계획을 변경하여 항암제 용량을 줄이거나 휴식 기간을 조절할 수 있다.

소화계 부작용

· 메스꺼움과 구토 ·

메스꺼움과 구토는 가장 흔한 항암제 부작용으로, 이는 항암제가 뇌의 구토중추를 자극하고 위 점막에 영향을 주기 때문이다.

평상시 메스꺼움과 구토를 완화하기 위해서는 집 안 음식 냄새를 자주 환기하고,

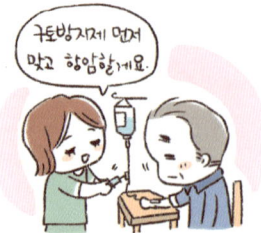

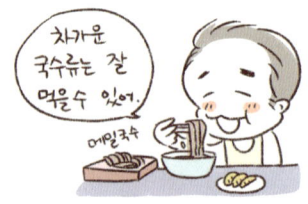

구토가 심할 경우, 미리 구토 방지제나 스테로이드제, 안정제를 맞고 항암제를 투여받기도 한다.

차가운 음식을 먹거나 얼음 조각 물고 있기, 복식호흡, 양치질 등이 도움이 되며 구토 방지제를 처방받아 복용할 수도 있다.

· 식욕부진과 체중 감소 ·

항암 중에는 식욕이 크게 떨어지고 입맛이 변하며 냄새에 민감해진다.

이로 인해 식사량이 감소하고, 암세포 증식으로 영양소를 빼앗기며 체중이 줄어든다.

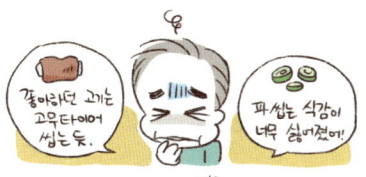

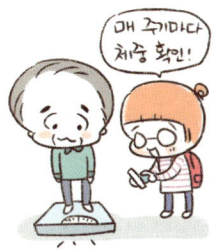

식욕부진은 항암제의 부작용일 뿐 아니라, 종양에서 만들어지는 독성물질의 작용, 심리적 요인 등으로 나타난다.

영양 상태가 좋지 않아 체중이 감소하면 면역력과 회복력이 떨어지므로, 적정 체중이 되도록 잘 관리해야 한다.

소량이라도 수시로 평소 먹고 싶은 것으로 식사 및 간식을 즐기고, 혼자보다는 여럿이서 즐거운 분위기 속에서 식사하는 게 도움이 된다.

병원에서 식욕촉진제를 처방받거나, 특수영양식을 구입해 먹을 수도 있다.

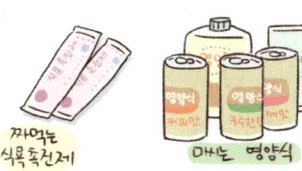

· 설사와 변비 ·

항암제는 장의 정상세포에 영향을 주어 변비와 설사를 반복하게 할 수 있다.

변비와 설사를 할 때는 물, 이온음료로 수분을 충분히 섭취하는 것이 좋으며,

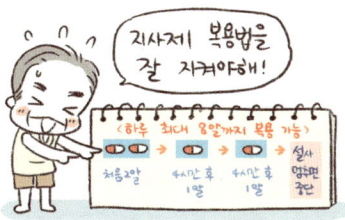

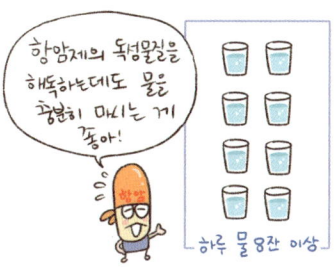

설사일 때는 지사제, 변비에는 변 완화제를 처방받아 복용할 수 있다.

약을 먹었는데도 설사와 변비가 3일 이상 지속된다면 의료진과 상의해야 한다.

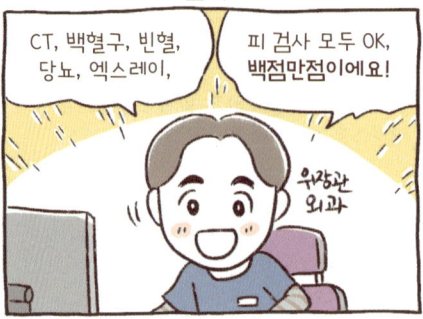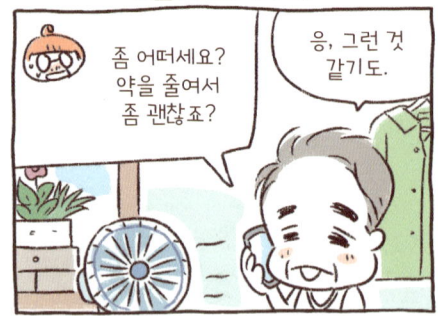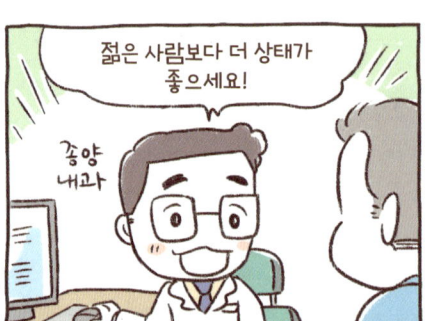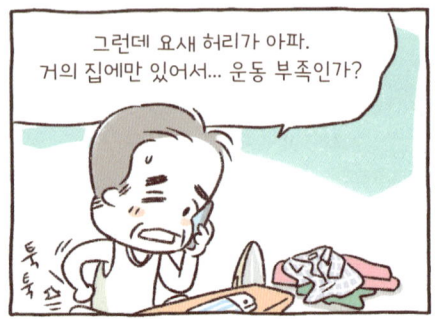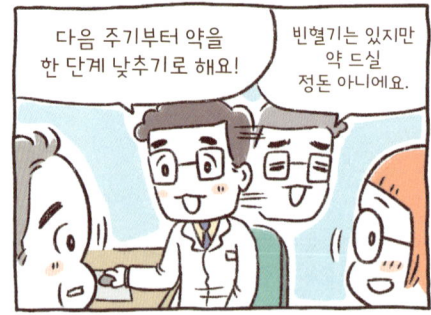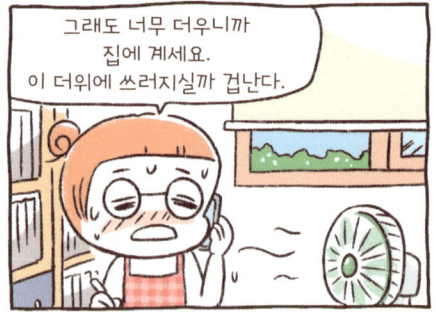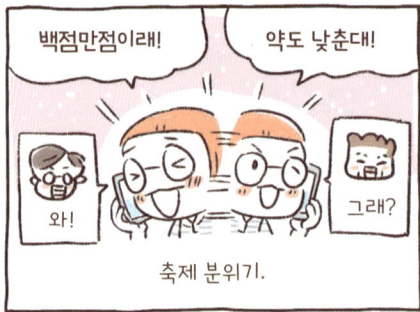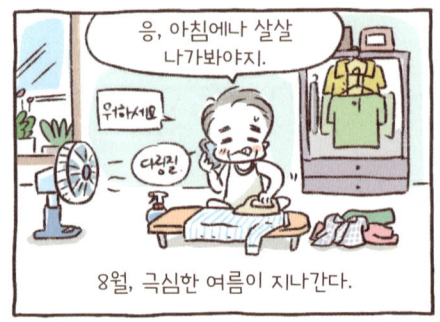

9월, 항암 5주기

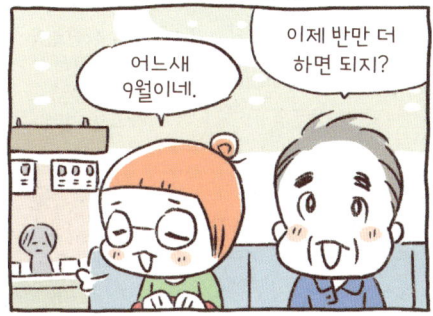

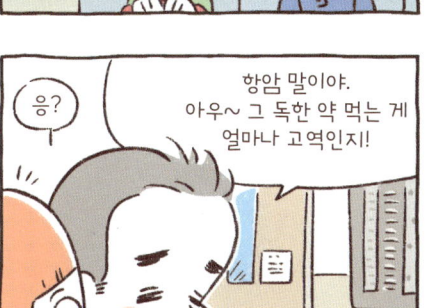

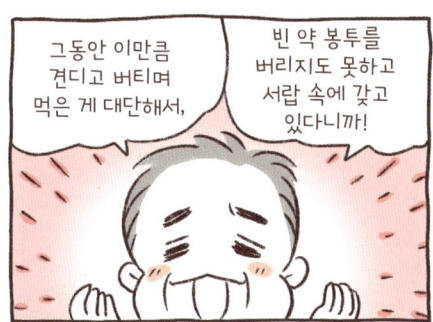

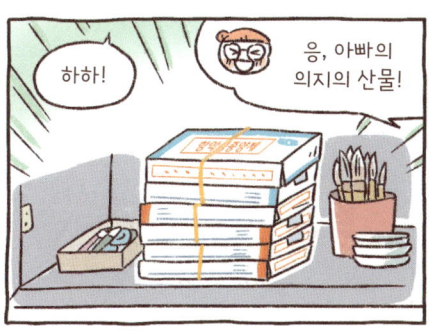

10월, 추석

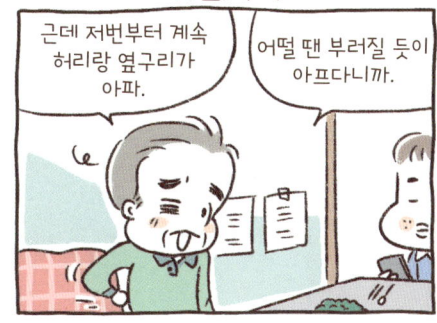

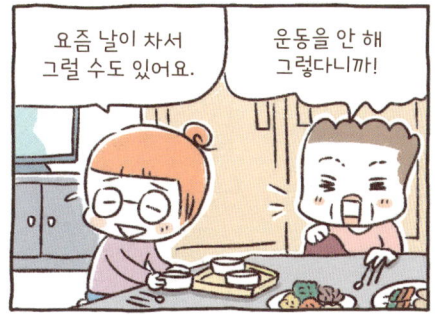

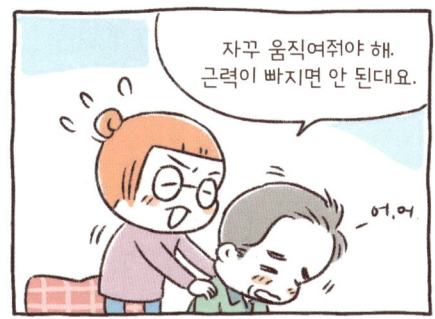

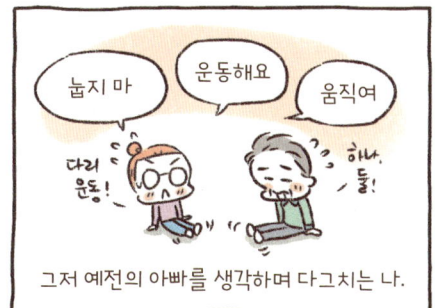

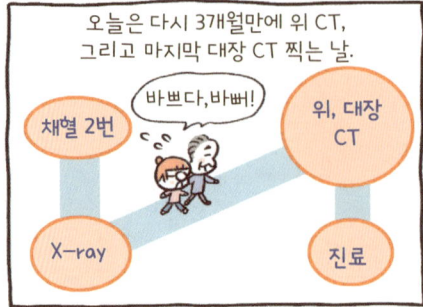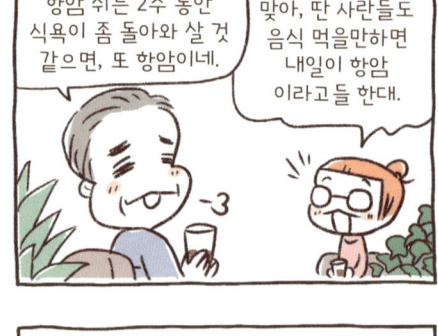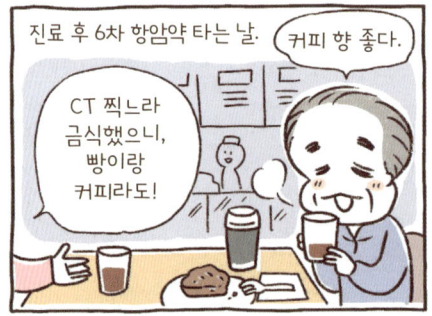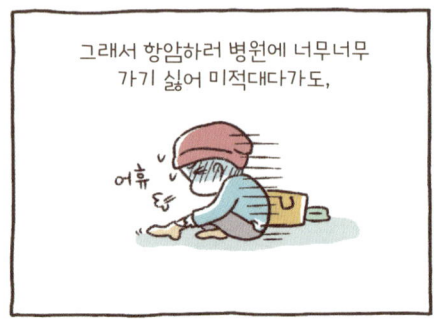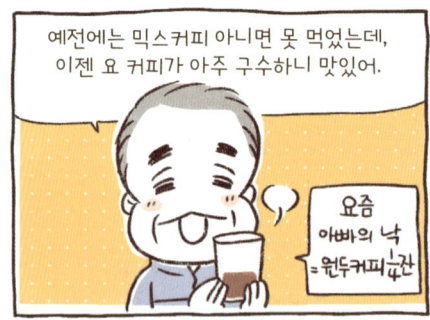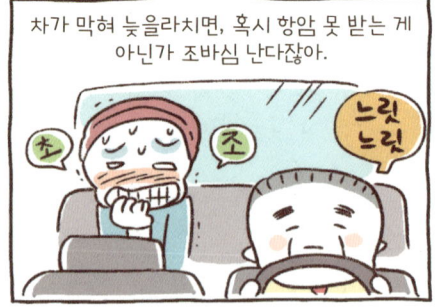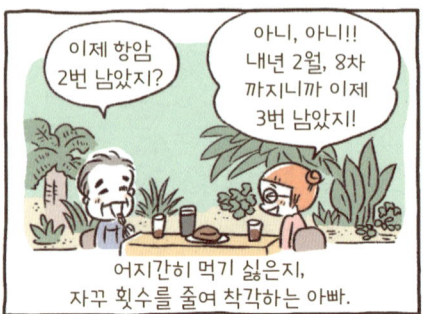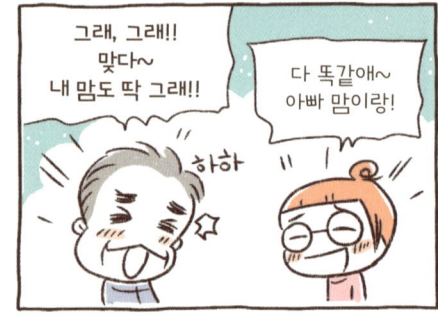

최고의 컨디션

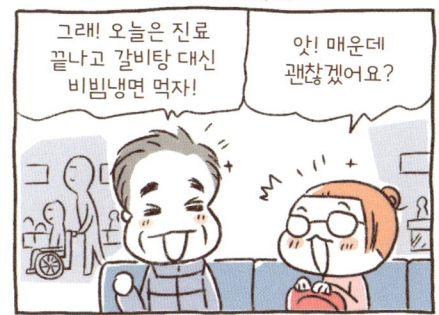
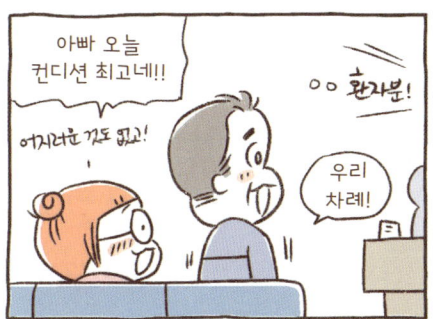
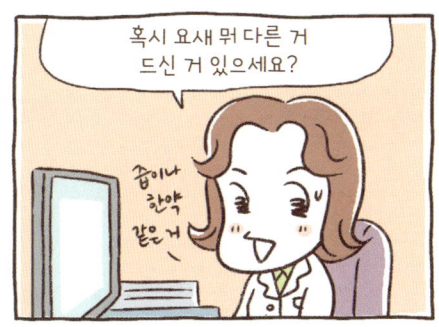
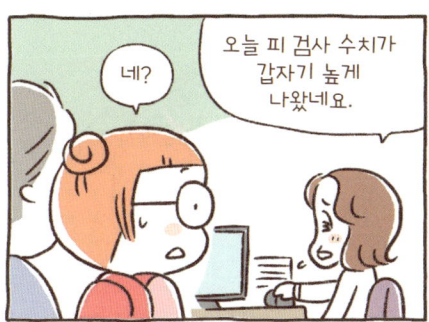

암 수치

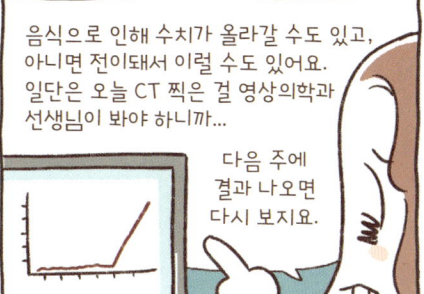
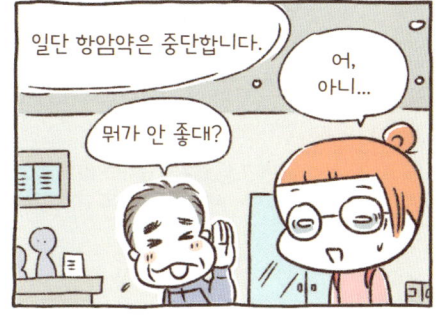
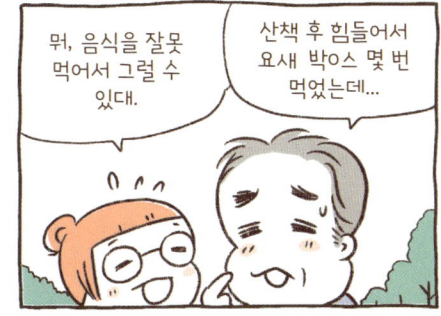
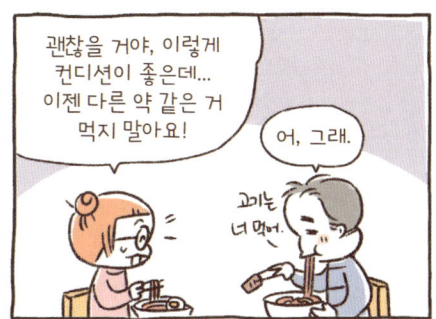

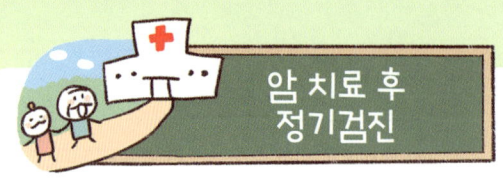

암 치료 후 정기검진

암 치료 후 재발 가능성이 있는지 주기적으로 검사를 받아야 하는데

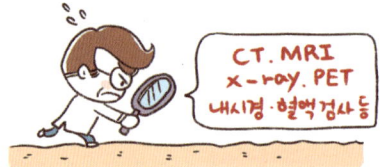

이런 주기적 정기검진을 5년 동안 받은 후 별다른 이상이 없으면 완치로 간주하는데, 이는 5년 이후에는 재발할 가능성이 매우 낮기 때문이다.

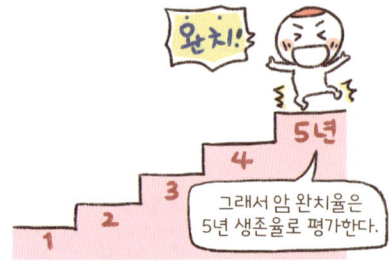

첫 2~3년간은 3~6개월마다 하게 되고, 이후에는 6개월~1년으로 검진 주기가 길어진다.

(5년 후 1년에 한 번씩 정기검진을 하기도 한다)

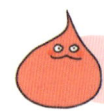

혈액 검사로 암 수치를?

암이 생기면 신체의 정상 상태에서는 없던 특이한 물질이 증가할 수 있다.

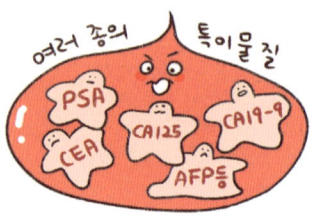

이 특정 물질의 검사는 암의 유무와 정도를 간접적으로 반영해주어, 이를 '종양표지자', '암 수치'라고도 부른다.

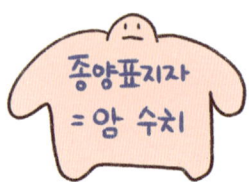

이는 종양에 의해, 또는 종양에 대한 인체 반응으로 생성된 물질로 대부분 혈액 검사로 측정할 수 있다.

> 그런데 이 암 수치 혈액 검사는
> 암 진단의 보조적 역할만 한다!
> 그 이유는,

1. 종양표지자는 암 이외의 질병, 고령, 흡연, 염증 등에 의해서도 증가할 수 있고,

2. 암이 어느 정도 진행되어야 수치가 증가하기 때문에 암 조기 진단에는 한계가 있다.

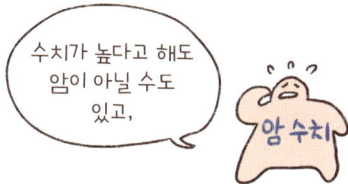

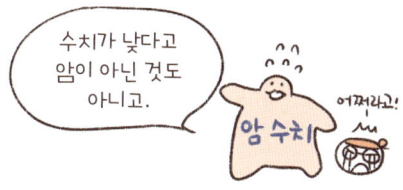

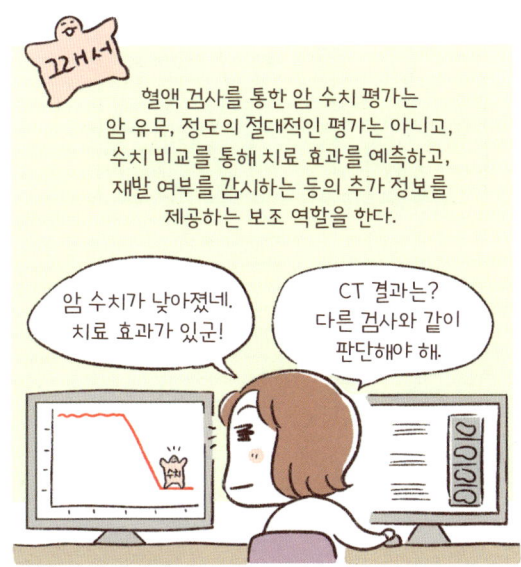

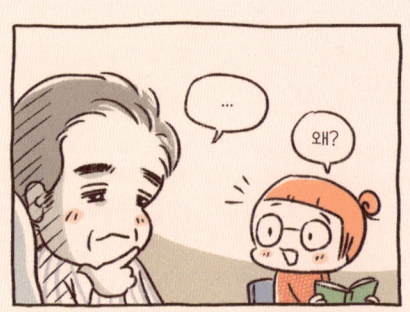
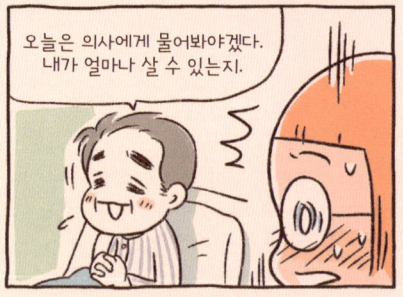

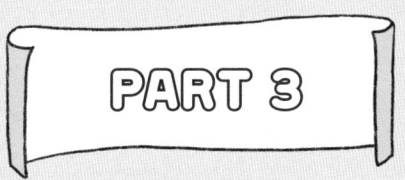

PART 3

"...암이 전이됐다고요?"

설마 / 급변

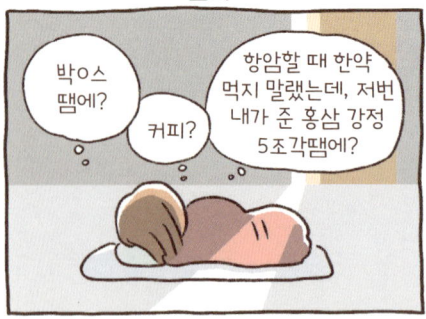
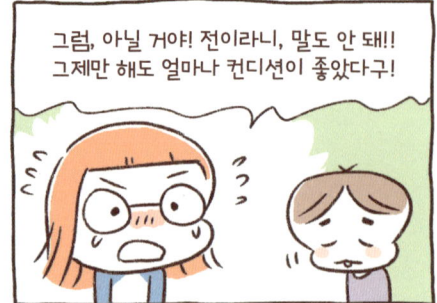
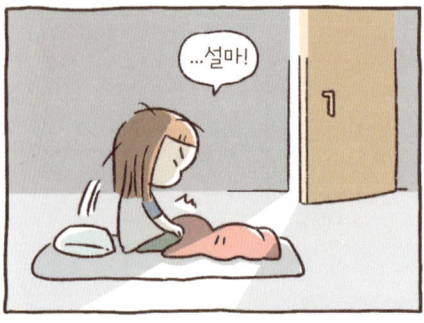
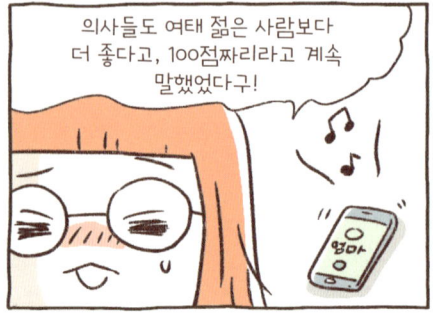
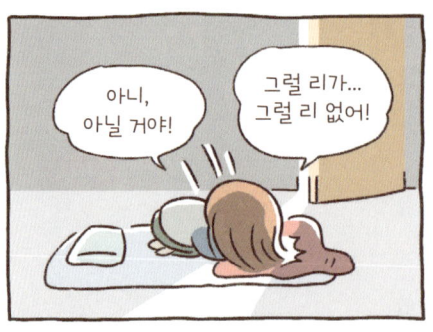
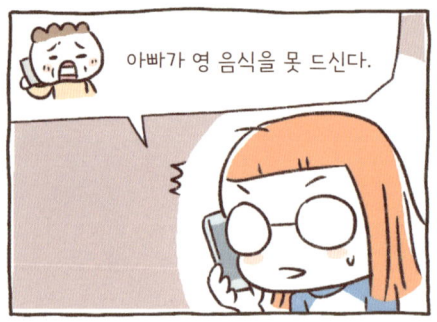
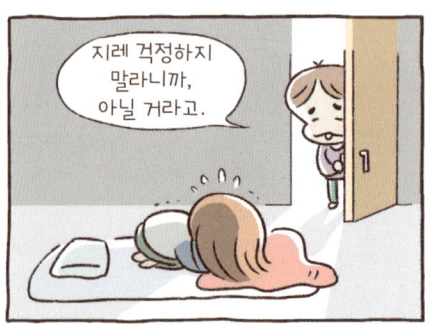
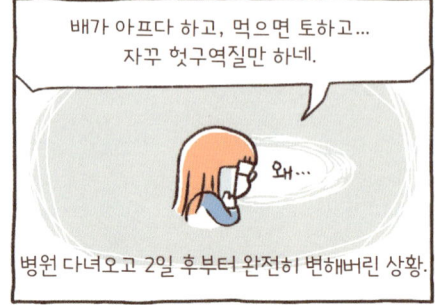

갈 수조차 없는

대장암 완치

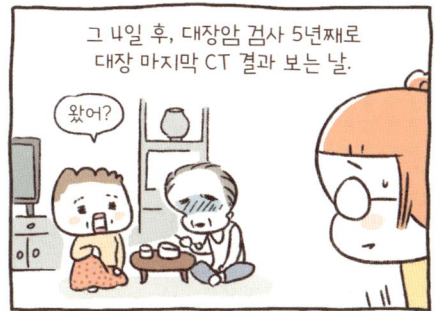
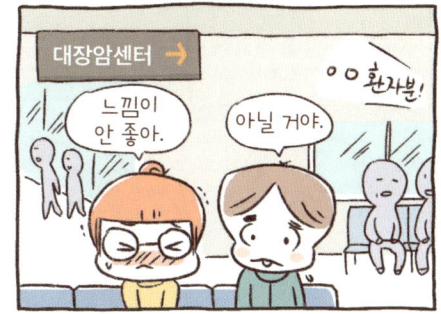
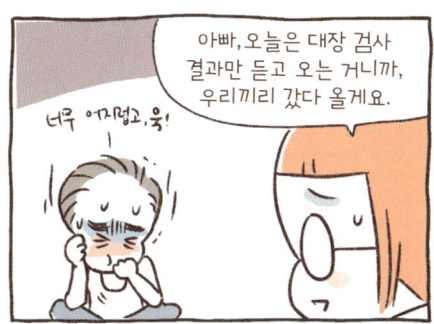
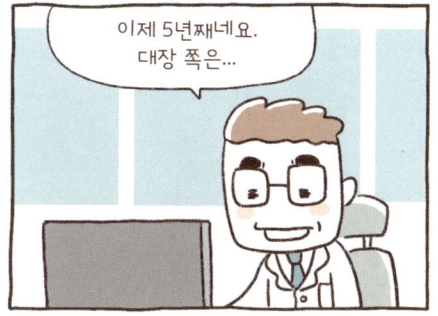
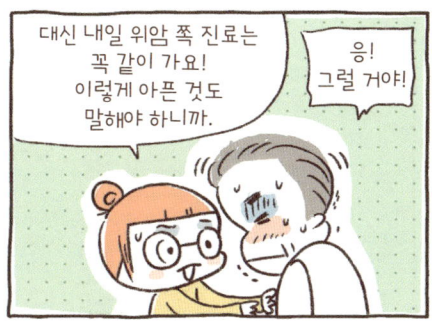
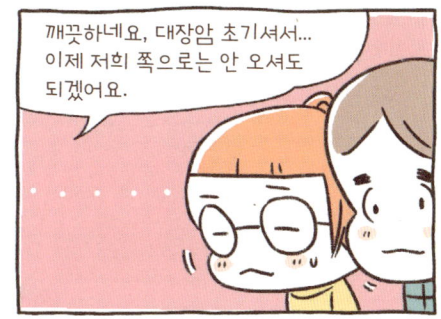
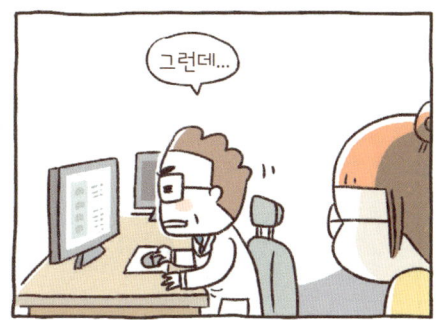

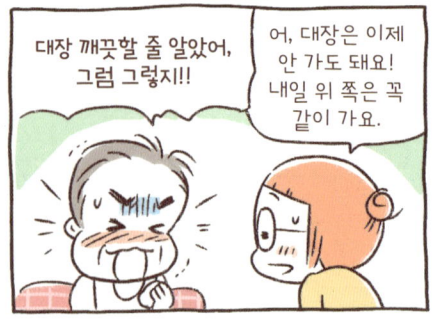
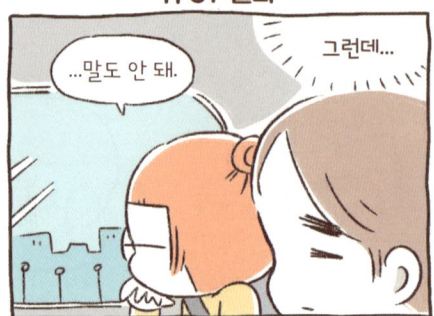
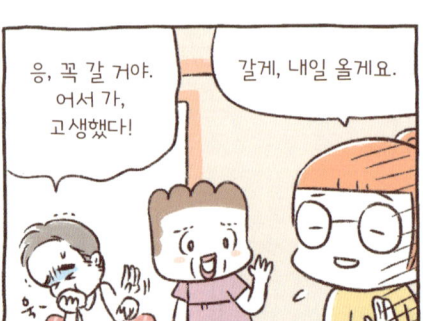
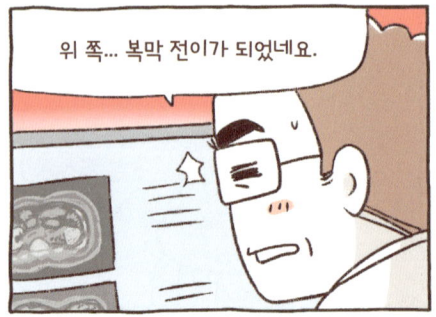
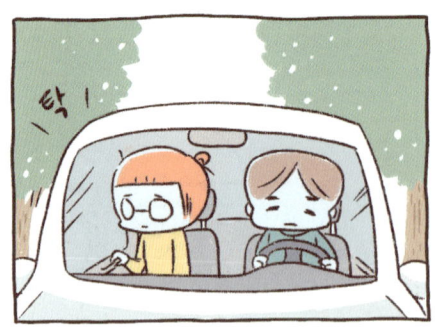
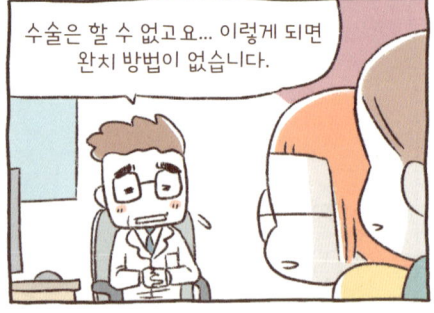
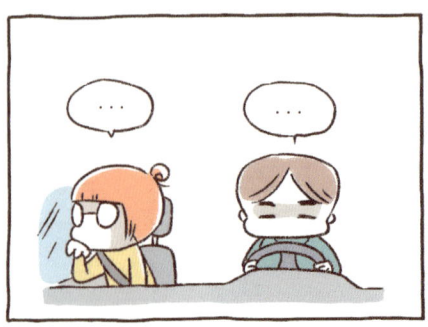
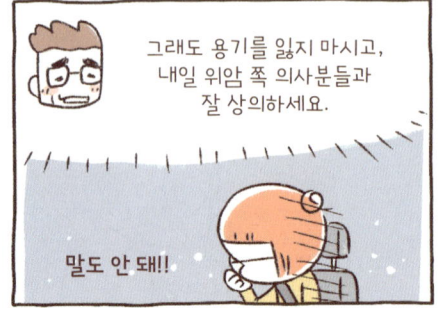

지독한

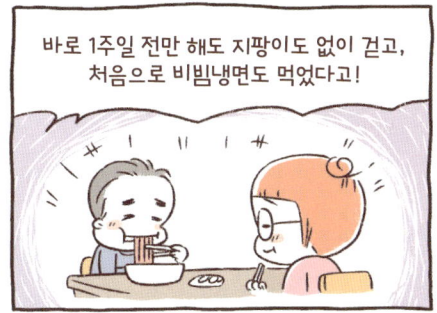

어떻게 해야

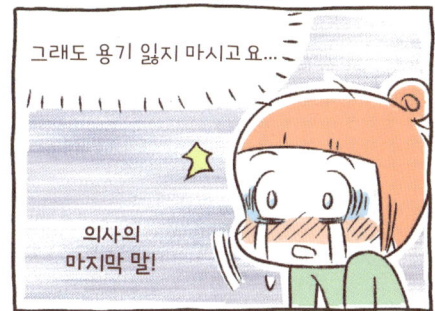

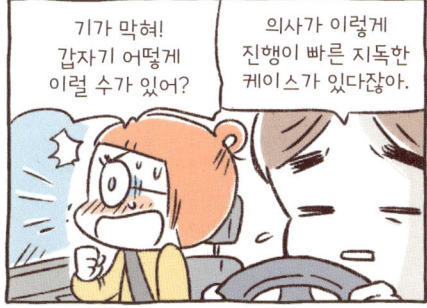

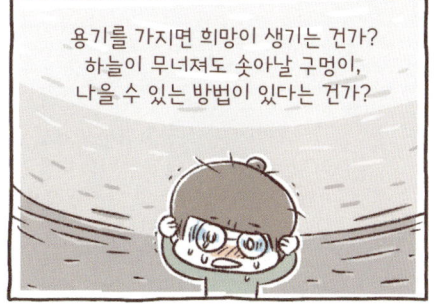

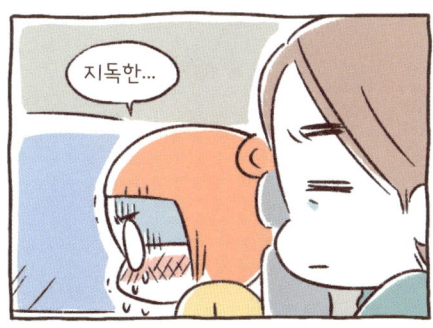

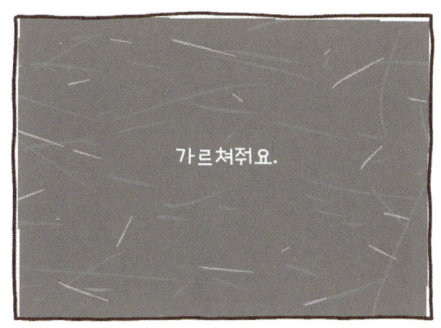

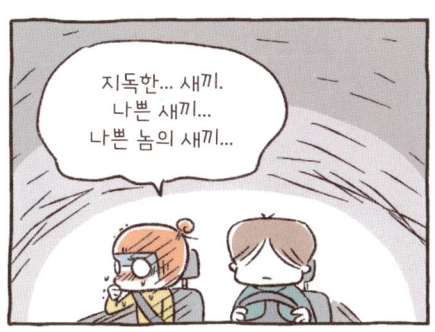

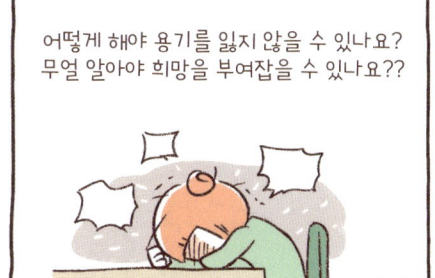

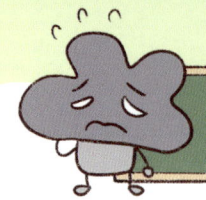

전이와 암 4기

수술 후 혹은 항암 치료 중에도
원래 있던 곳이나
다른 장기에서 암이 재발할 수 있는데,
그 재발률은 병기가 높을수록 확률이 높다.

예) 위암의 재발률
1기 : 5 ~ 10 %
2기 : 30 ~ 40 %
3기 : 50 ~ 70 %
4기 : 80 ~ 90 %

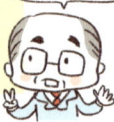

위암의 경우 재발의 50% 이상은 2년 이내에, 30%는 3~5년 안에 발생합니다.

결속력이 약한 특징을 가진 암세포는
원래의 자리를 지키지 않고 장기의 벽을 뚫거나,
혈관과 림프액을 타고 다른 곳으로
자리를 옮겨간다.

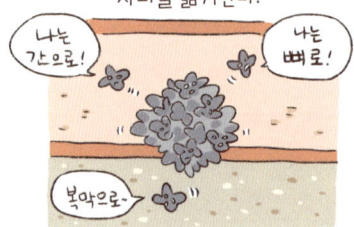

이렇게 암세포가 다른 장기로 옮겨가
재발하는 것을 '전이'라고 하는데,
다른 장기로 전이되었다면
암의 병기상 4기로 판정한다.

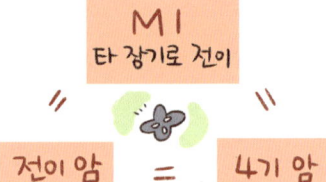

M1
타 장기로 전이
=
전이 암 = 4기 암

 예) 위암의 대표적 전이 양상

복막 전이

위암 전이의 40~50%는 복막 전이다.
암세포가 위벽을 뚫고, 장기들을 감싸고 있는
배 속의 빈 공간, 복막으로 씨앗처럼 퍼진다. 이후,
복막의 암세포는 복강 내 다른 장기로 또 이동한다.

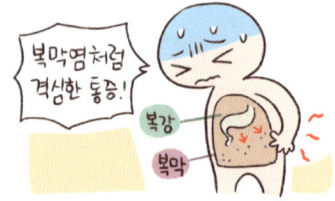

혈관을 타고 전이

위암 전이의 20~30%는 간, 폐, 뼈, 뇌 등으로
암세포가 혈관을 타고 전이된다.
주로 간 전이가 많다.

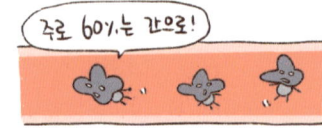

4기 암이라고 해도 암 종류와 상황에 따라 절제 수술, 방사선 치료 등 적극적인 치료를 할 수 있고, 그에 따른 높은 효과도 기대할 수 있다.

4기 암은 주로 약물화학요법(고식적 항암)으로 암의 크기를 줄이거나 성장을 늦추어 암성 통증을 완화시킨다.

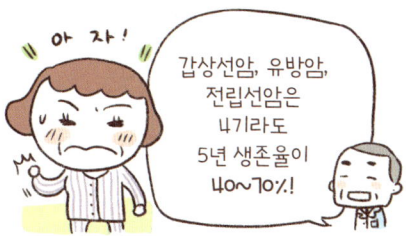

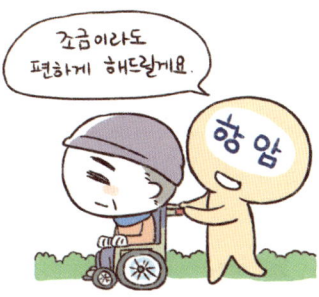

최근에는 여러 효과적인 치료 방법이 개발되어, 여명 기간을 연장하고 삶의 질을 높이고 있다.

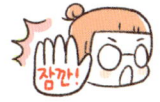

4기 암은 말기 암이 아니다!

4기 암은 암 종류에 따라 병기 설정 시스템이 조금씩 다르나, 대부분은 전이가 있는 상태를 뜻한다.

말기 암은 암이 전신으로 악화되어 침대와 휠체어에 의지할 수밖에 없는 3~6개월 미만의 여명 상태를 말한다.

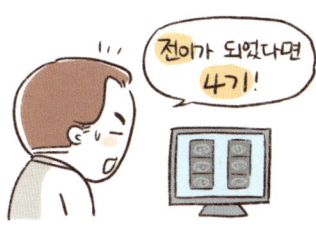

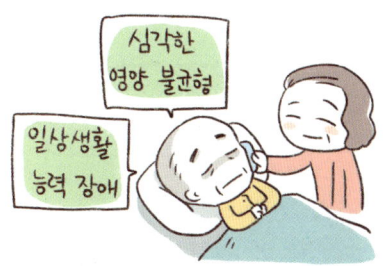

완치는 어려우나 항암 치료 등으로 병 진행을 억제할 수는 있는 상태.

통증 완화, 호스피스 치료 등으로 삶의 질을 높이며 웰다잉을 위해 노력해야 하는 상태.

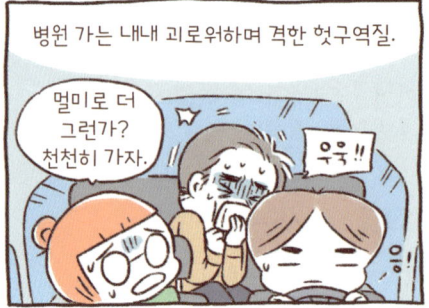
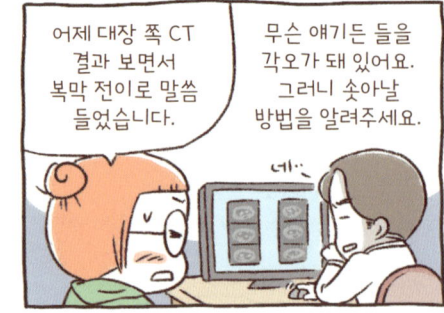
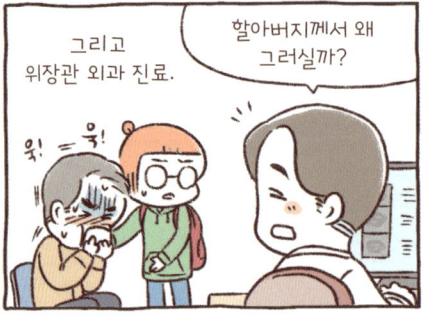
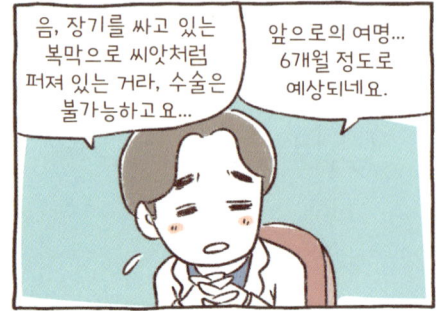
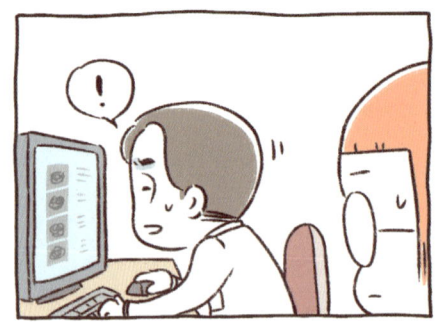
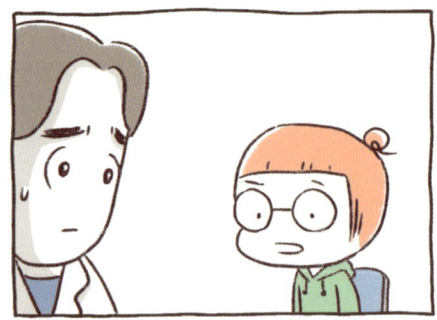
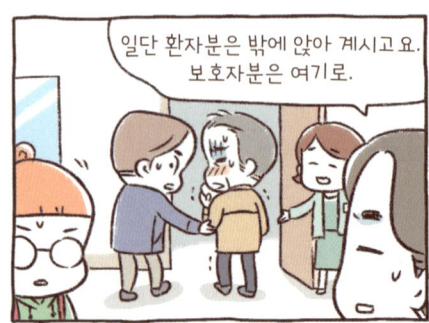
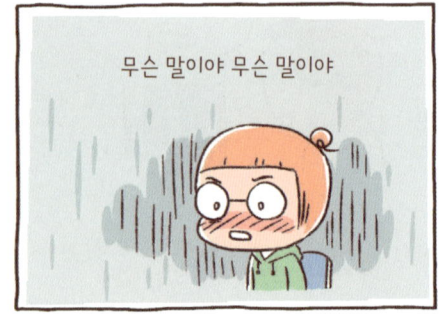

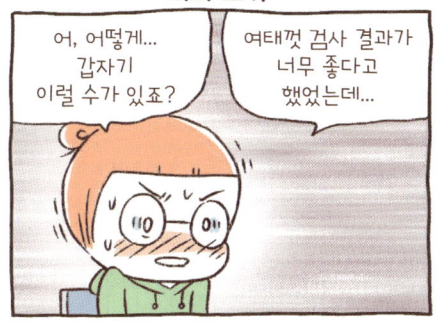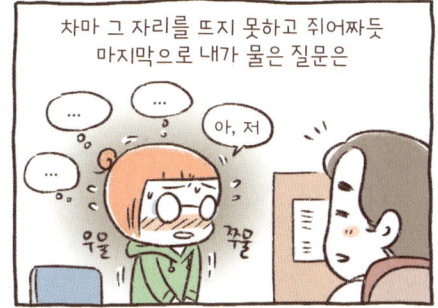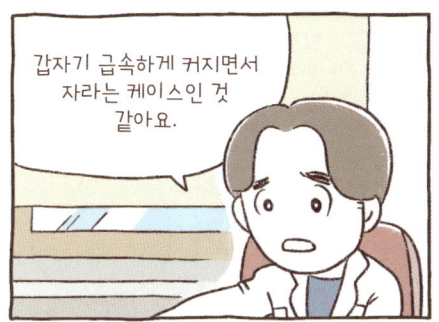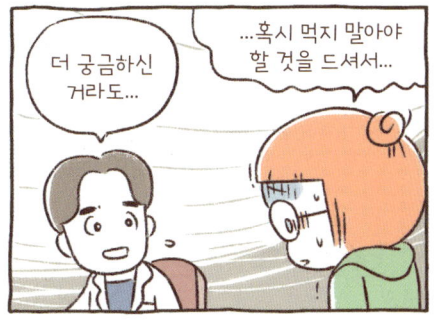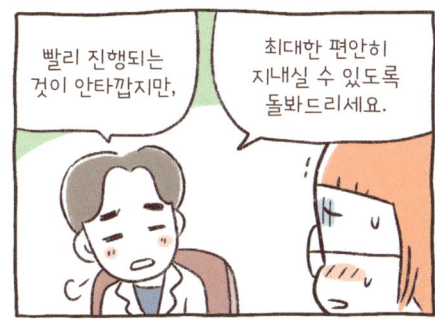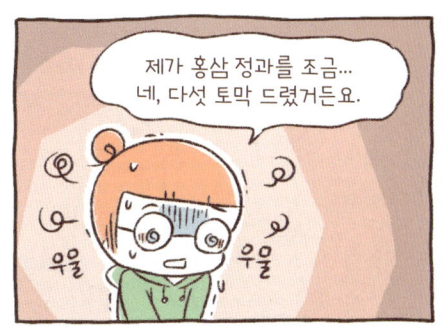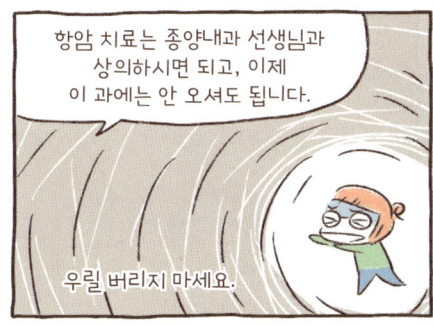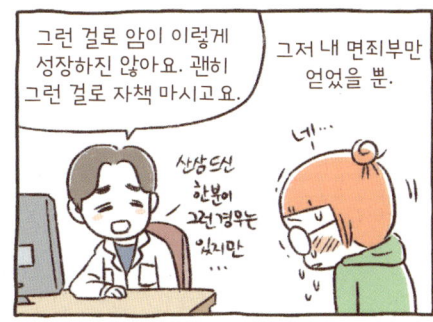

나중에

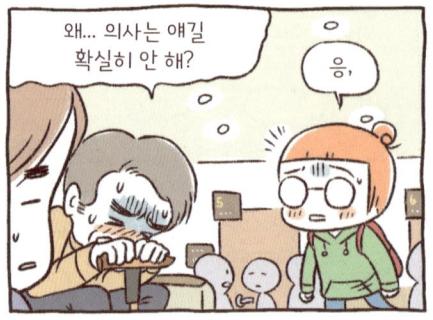

종양내과

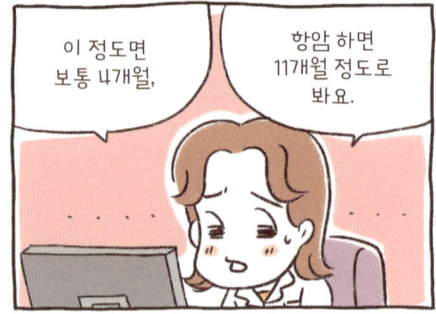

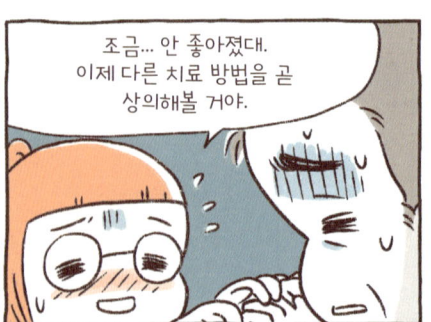

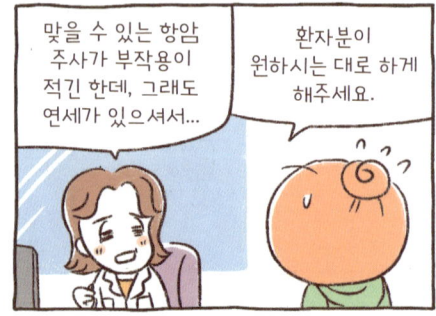

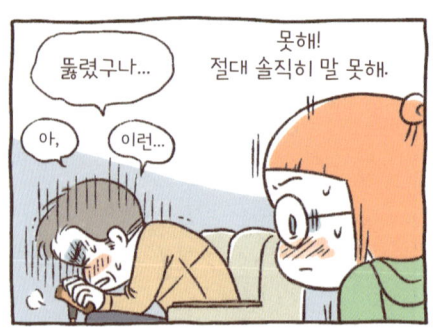

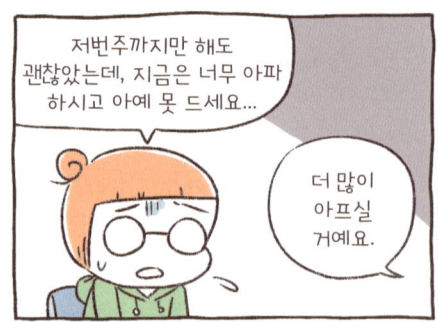

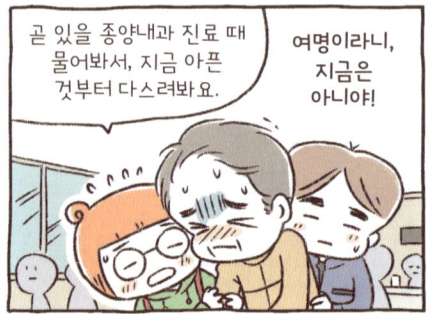

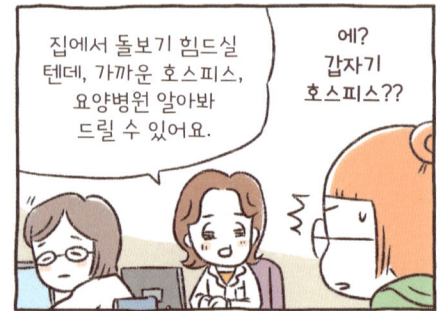

포기 못해

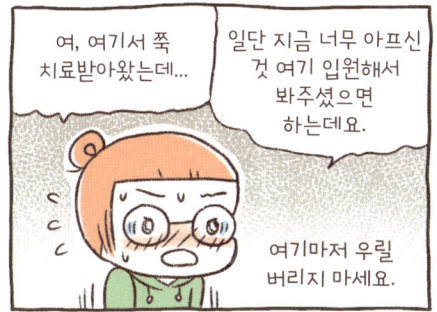

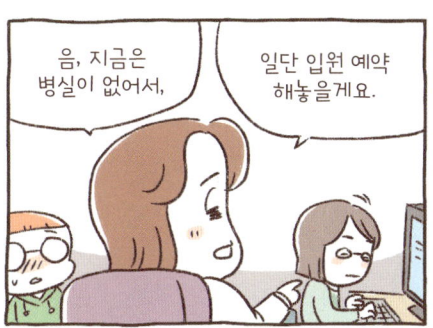

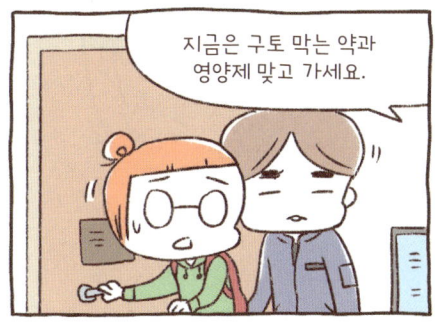

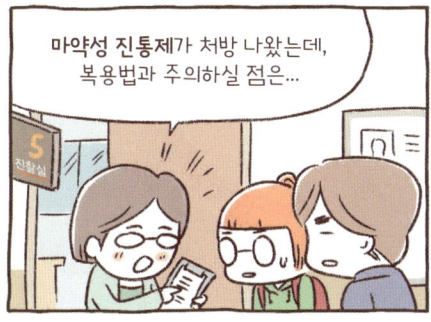

마약성 진통제

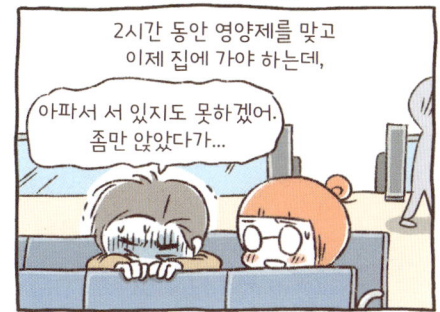

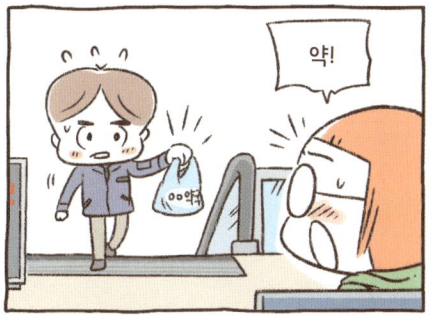

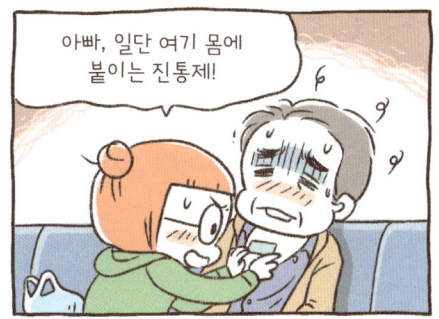

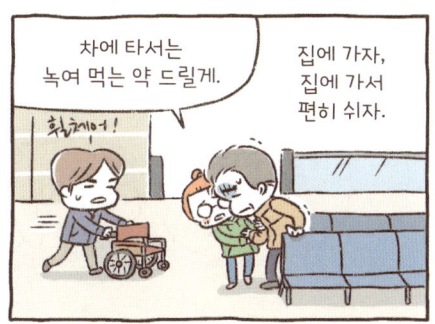

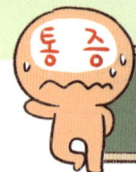

암성 통증

진행성 암 환자의 90% 이상은 통증을 경험한다.

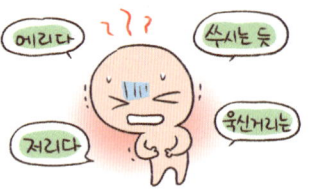

이 통증은 암의 종류와 진행 정도, 환자의 상태에 따라 정도도 다르고 증상도 다양하다.

암 때문에 일어나는 격심한 통증, 즉 암성 통증은 무척 고통스러워서 식욕부진, 불면, 허약감이 증가하고 무력감과 자존감 상실, 극심한 불안과 공포, 우울증에 빠질 수 있다.

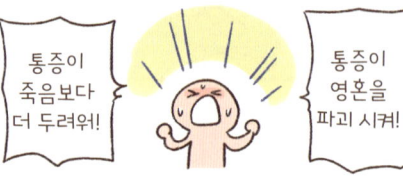

암 환자 통증의 원인

① 통증의 70%는 종양 자체가 유발한다.

암이 뼈나 신경, 혈관, 타 장기로 침범하여 압박하고 손상을 입혀 통증이 발생한다.

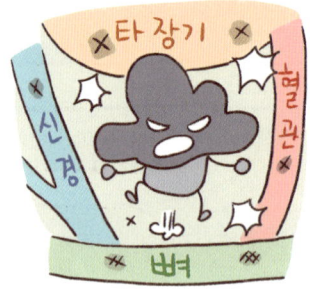

② 통증의 15%는 수술, 항암제, 방사선 등 암 치료 중에 발생하는 통증이다.

③ 나머지 15% 통증은 암과 관련된 전신쇠약, 변비, 욕창 등이 있으며, 암과 관련 없는 만성 질환으로 인한 통증도 있다.

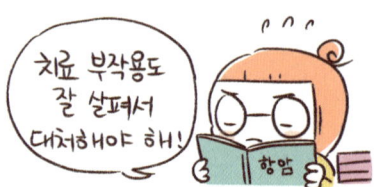

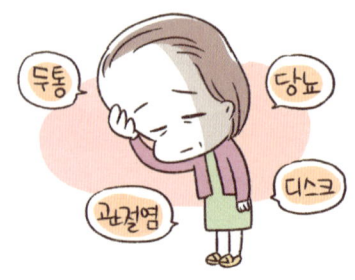

암성 통증의 특징

• 내장통 •

장기의 조직 손상으로 발생하며, 경련하듯 나타난다.

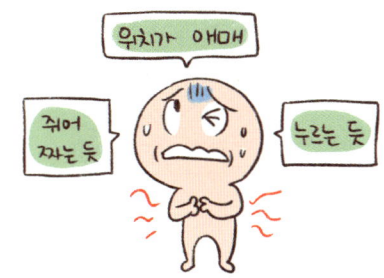

• 체성통 •

피부, 근육, 뼈 관련 통증으로 박동성 또는 압박감의 증세가 있다.

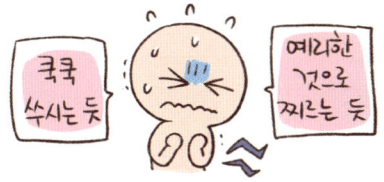

• 신경병증성 통증 •

말초 신경 손상으로 오는 통증으로 발작적으로 저리고 무뎌지는 증세가 있다.

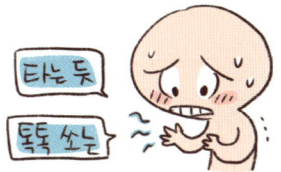

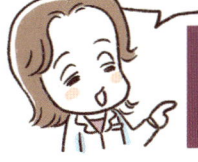

암 진단 초기에서 중간 정도 진행되어 항암 치료 중인 환자의 30~50%, 진행성이나 말기 환자의 80~90%가 통증을 느껴요.

통증
암 초기~중간 단계 30-50%
진행성 - 말기 단계 80-90%

마약이라니까

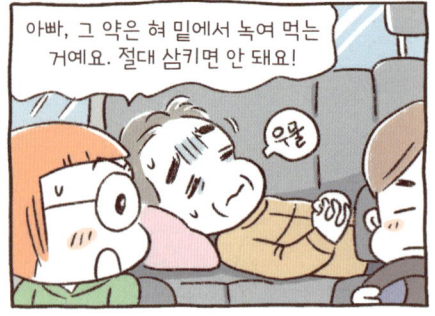

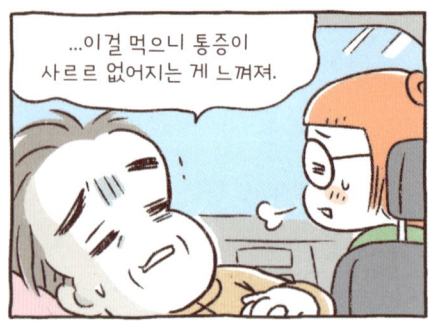

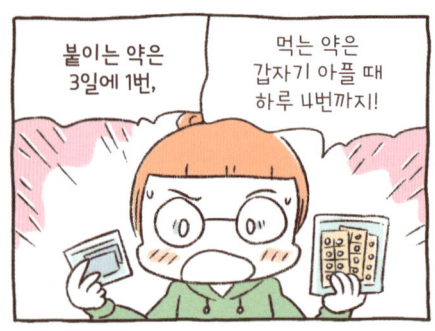

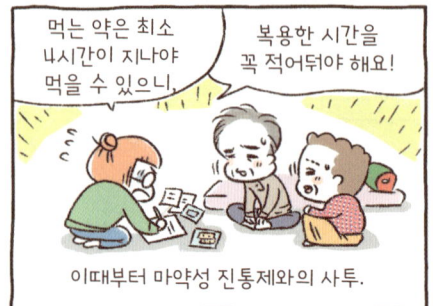

엄마

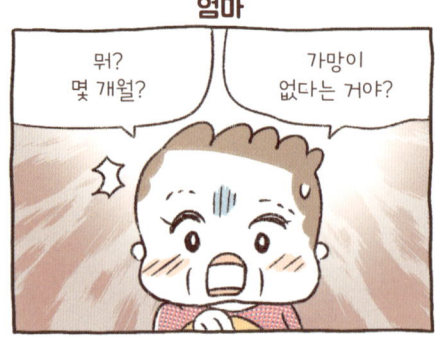

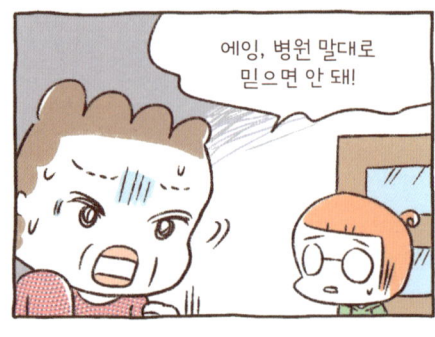

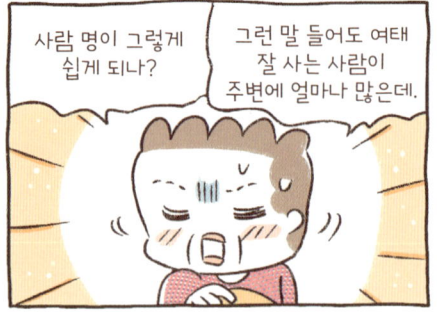

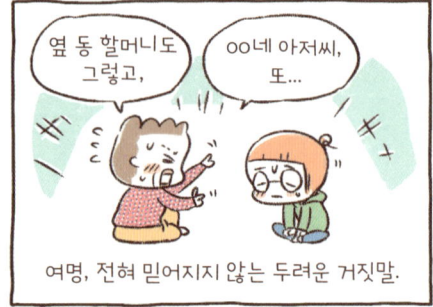

질문들

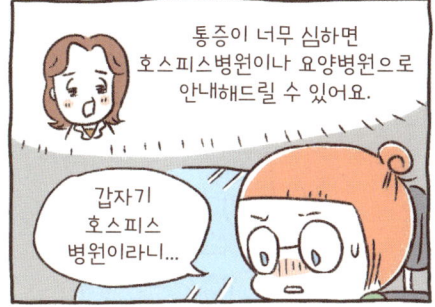

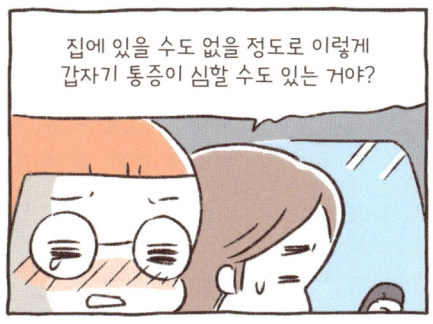

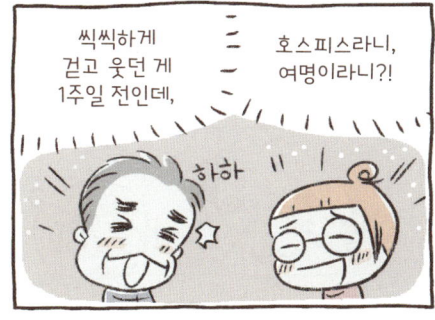

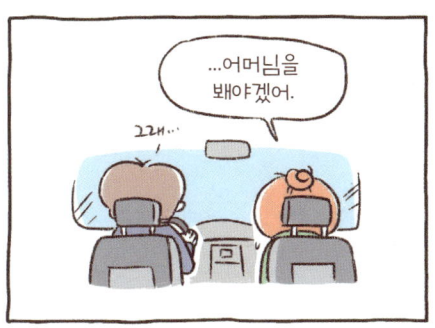

시댁

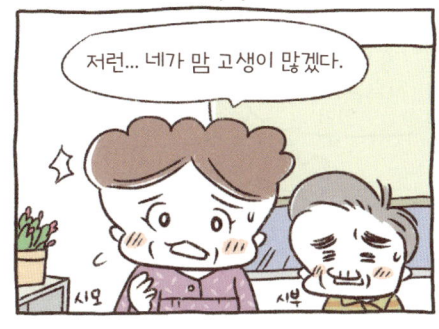

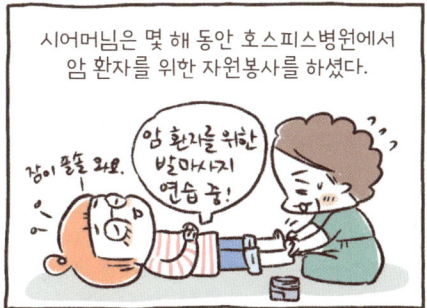

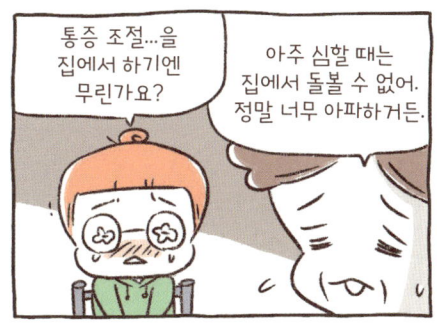

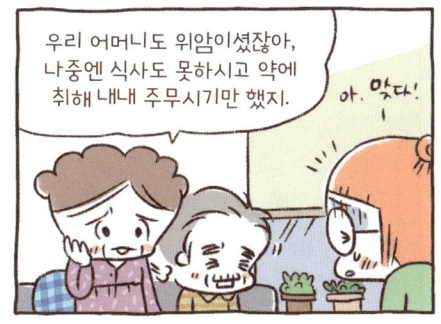

조언

준비할 나이

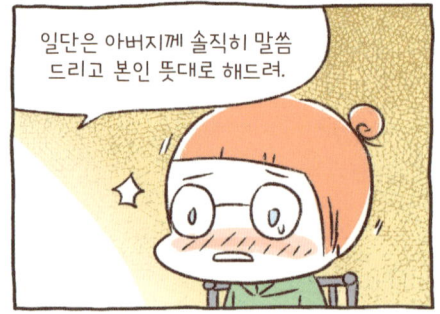

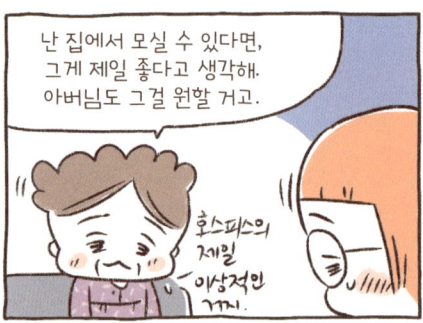

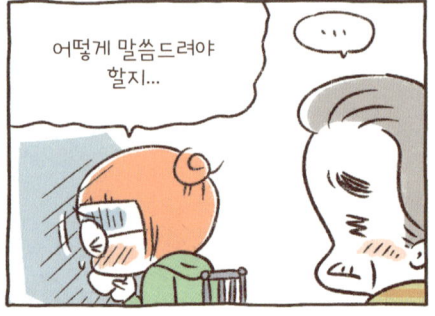

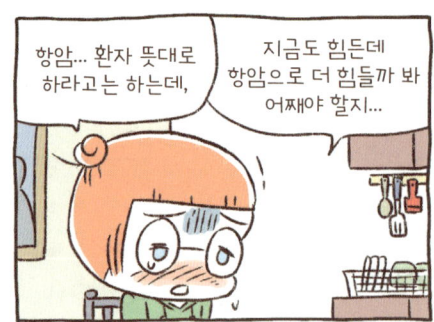

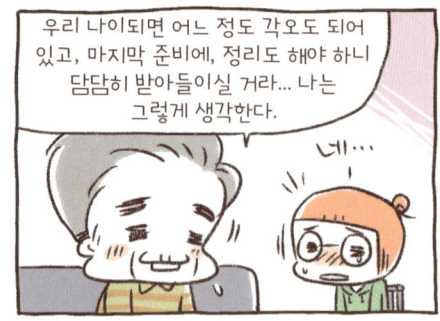

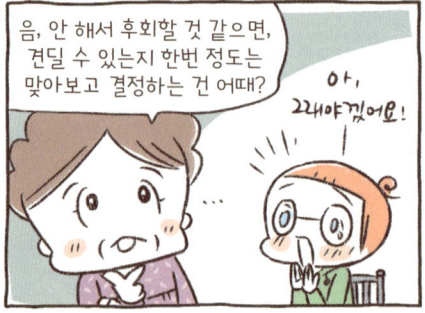

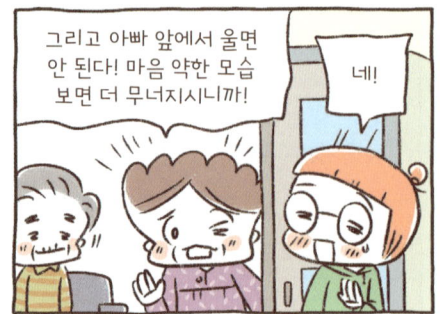

다시 평온

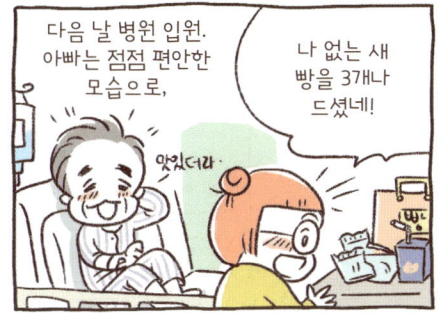

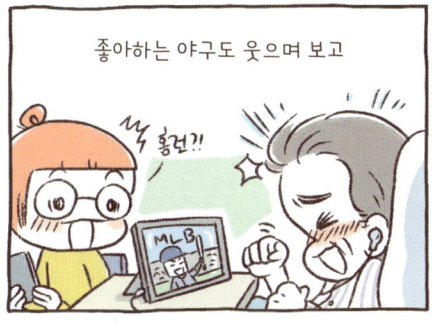

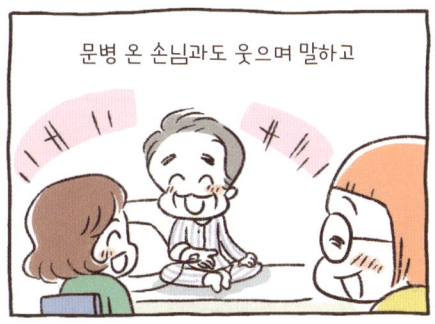

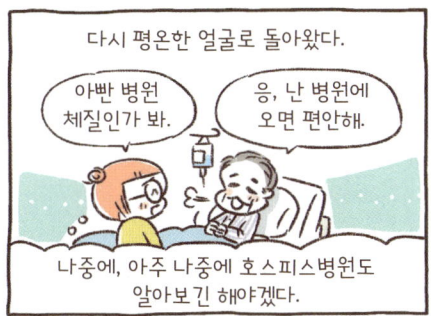

여명

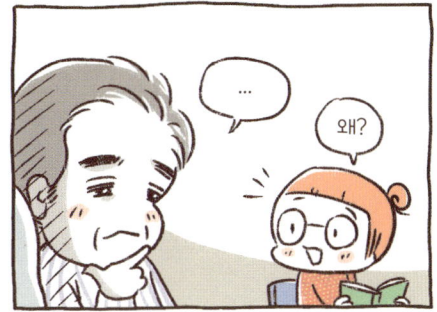

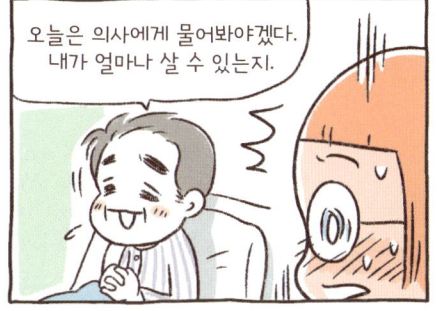

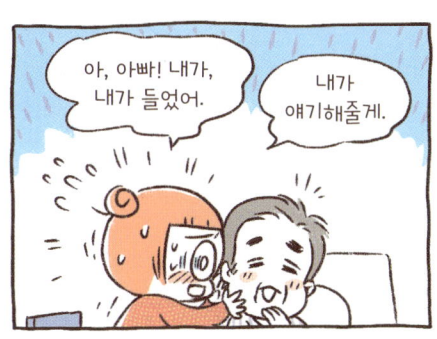

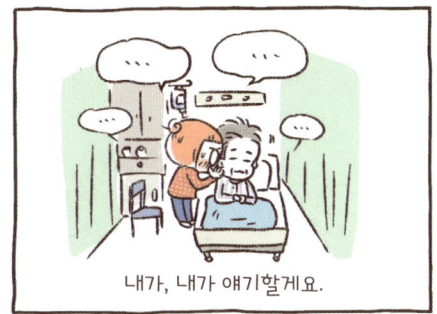

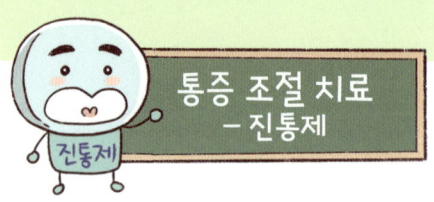

통증 조절 치료
– 진통제

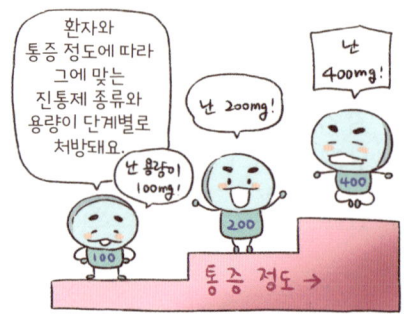

암성 통증은 꼭 통증 조절 치료를 받아야 하는데,
통증이 심하지 않을 때부터 치료해야
더 쉽고 빠르게 조절할 수 있다.

통증 조절 방법에는 통증 부위에 국소마취제,
신경파괴제 등을 이용하거나, 외과적 시술로
통증 전달 경로를 차단하는 방법, 전기로 신경을
자극시켜 통증을 완화시키는 방법 등이 있는데

진통제 초기 복용 때는 마약성
진통제라는 이유로 중독될까 봐, 혹은
죽음이 다가왔다는 신호로 받아들여
거부하기도 한다.

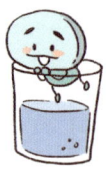

그 중 진통제 약물 치료가 가장 기본적이고
보편적인 치료 방법이다.

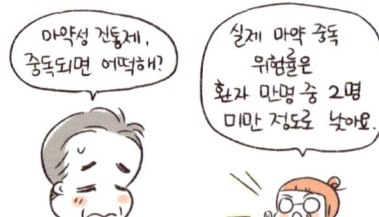

하지만 암성 통증이 조절되지 않으면
신체적 고통뿐 아니라,
우울증 등 정신적 고통까지 유발하기 때문에
통증은 참지 말고 적극적으로 의료진에게
알려 치료를 받고 처방받아야 한다.

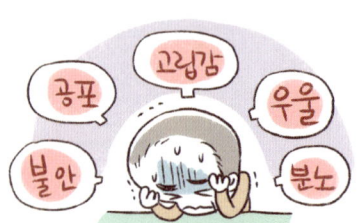

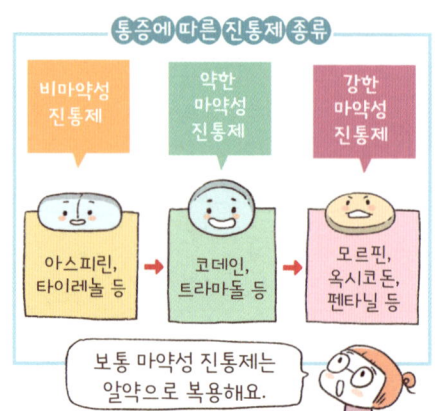

암성 통증은
만성적으로 지속되는 통증 속에
하루에도 수차례 극심한 돌발 통증이 오는
특징이 있다.

이에 만성적 통증에는 지속형 진통제를,
돌발 통증에는 속효성 진통제로 나뉘어 처방된다.

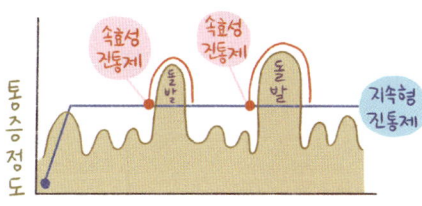

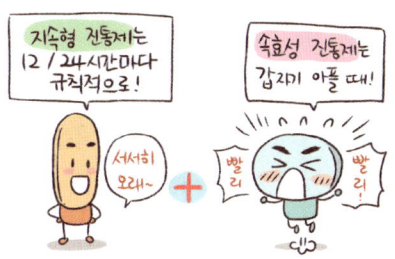

지속형 진통제는 한 번 복용하거나 피부에 부착하면
12시간에서 3일 정도로 오래 지속되며,
일정한 시간에 규칙적으로 복용, 부착해야 한다.

속효성 진통제는 하루에도 수차례 돌발적으로
발생하는 격심한 통증에 먹는 약으로,
약효는 빠른 시간 내에 나타나며
지속 시간은 2시간 정도로 짧다.

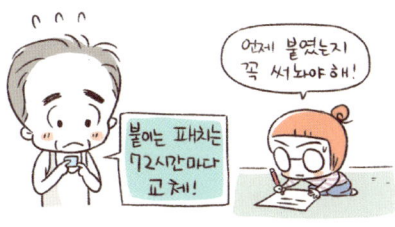

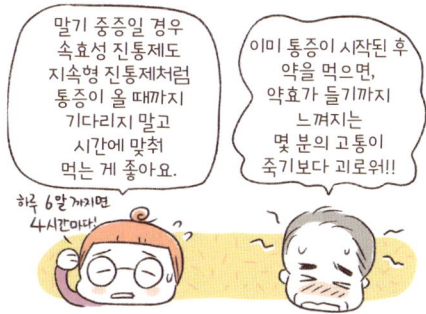

지금 먹는 진통제가 통증이 사라지지 않고
지속된다면, 의료진에게 바로 알려
다음 단계의 약으로 지체 없이
넘어가거나 다른 종류의 약으로 바꿔야 한다.

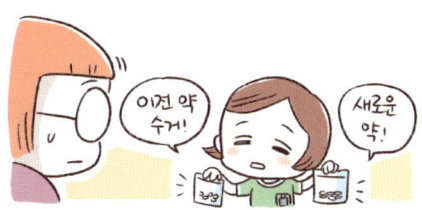

마약성 진통제 종류

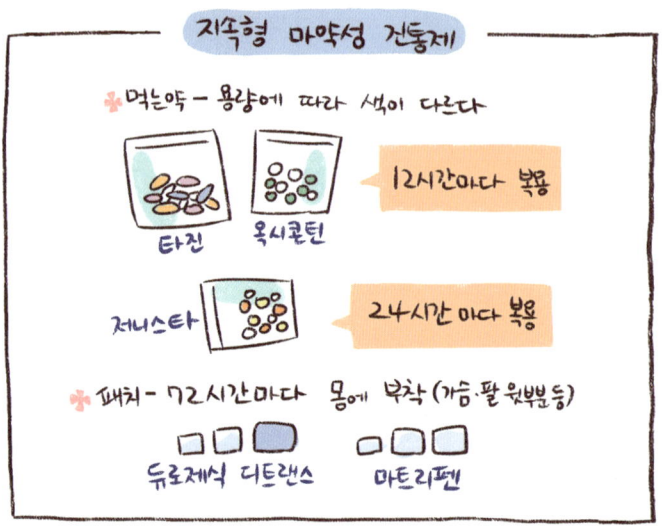

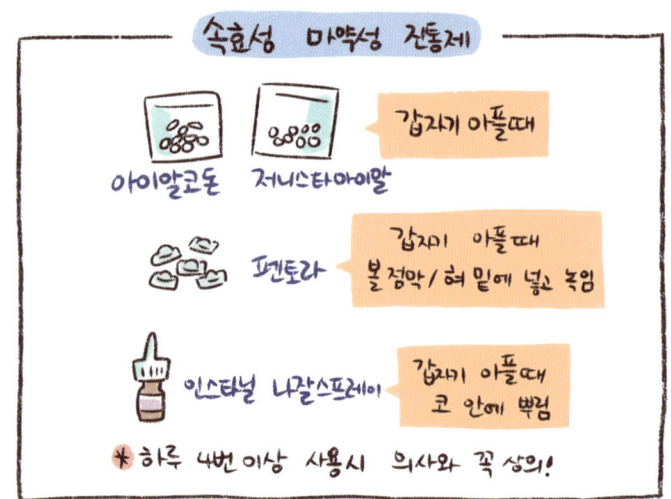

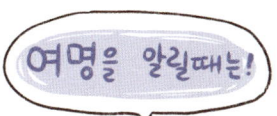

죽음을 앞둔 환자는 누구나 진실을 알고 자신의 일생을 정리할 권리가 있다. 여명은 환자의 건강이 비교적 좋을 때 가장 가까운 사람이 알려주는 것이 좋다.

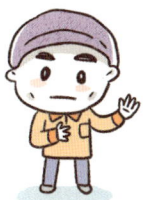

나는 남은 몇 달, 며칠을 더욱 의미 있게 보낼 권리가 있어!

보호자는 환자의 여명 기간 동안 환자가 가족에 대한 임무, 사업과 생활 정리 등의 소임을 다할 수 있도록 도와준다.

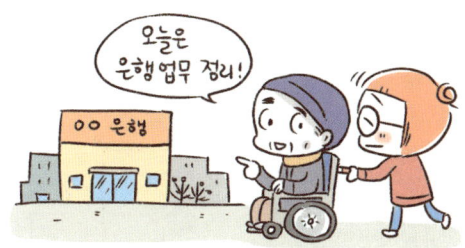

오늘은 은행업무 정리!

진실을 숨기기보다 가까운 이와 슬픔을 나누며 앞으로를 함께하는 쪽이 만족도가 더 높다.

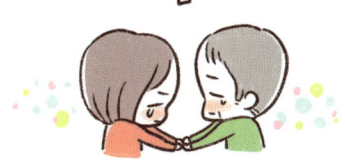

담담

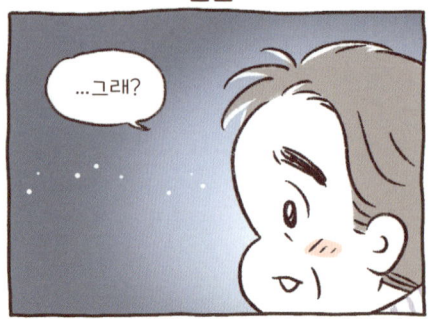

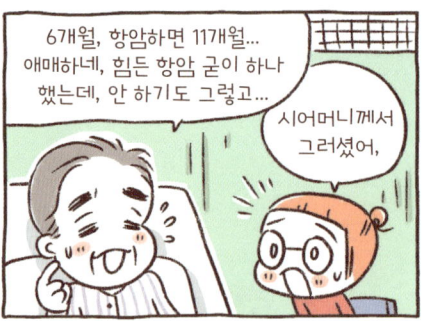

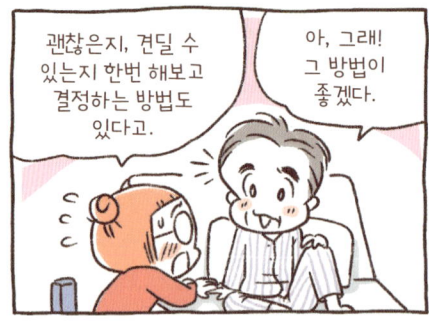

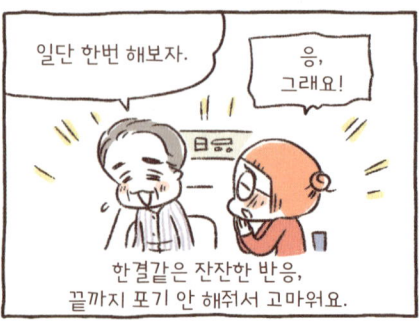

너무 큰 바람

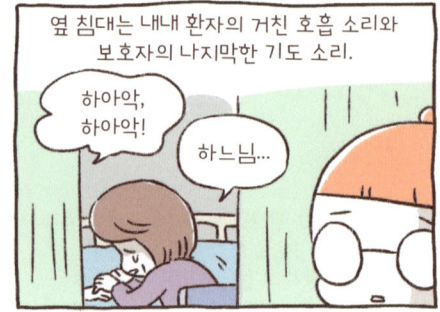

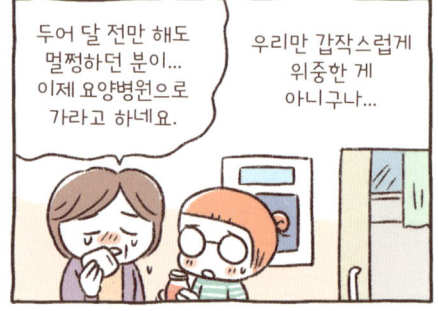

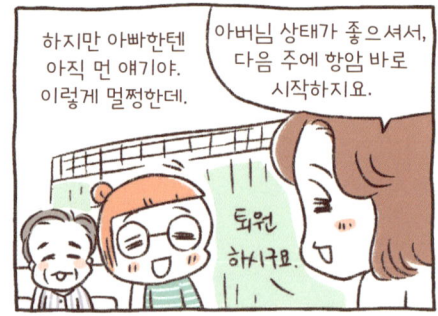

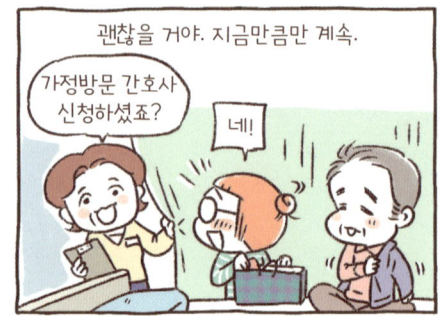

퇴원 후 집

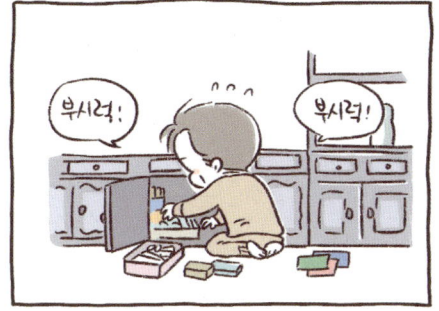

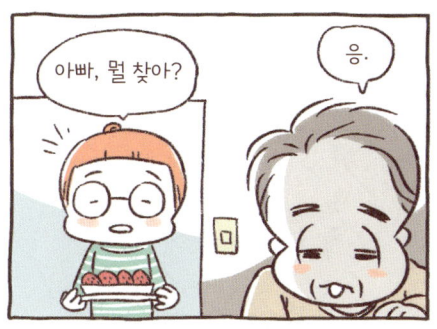

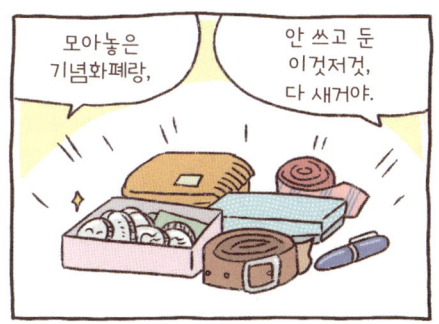

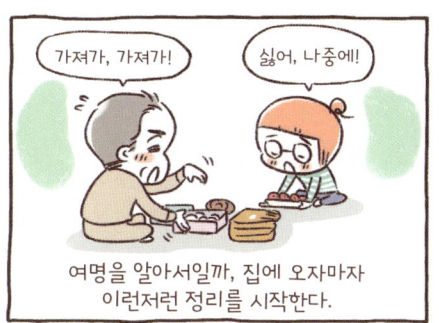

미소

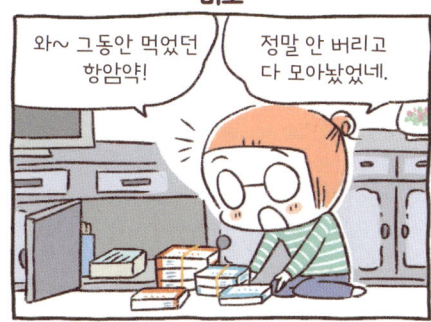

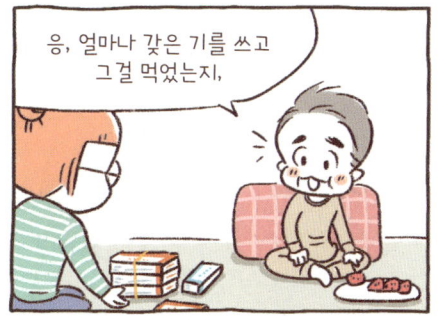

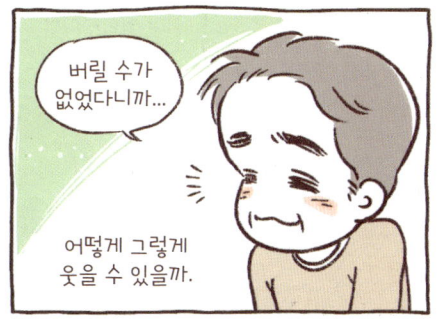

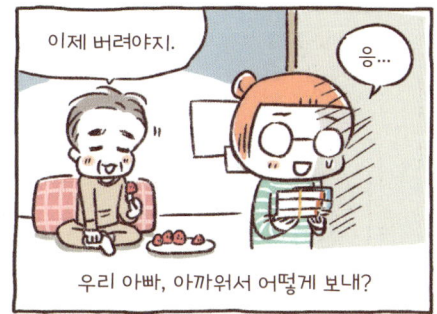

마약성 진통제 부작용

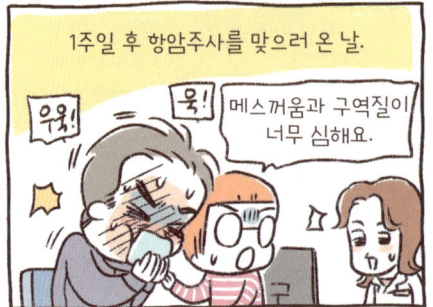
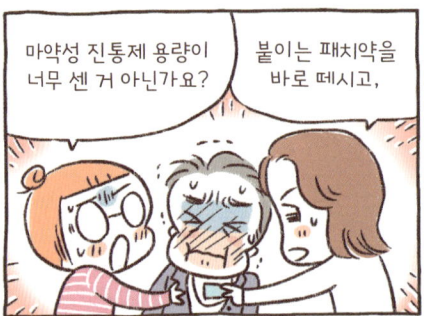
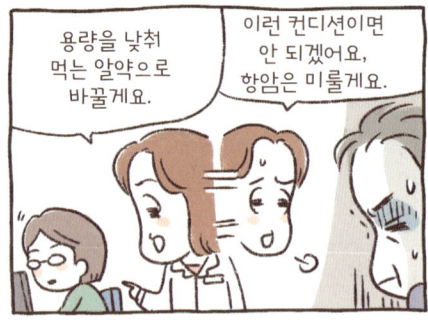
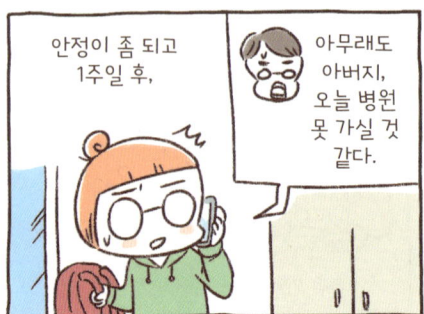

가야 하는데

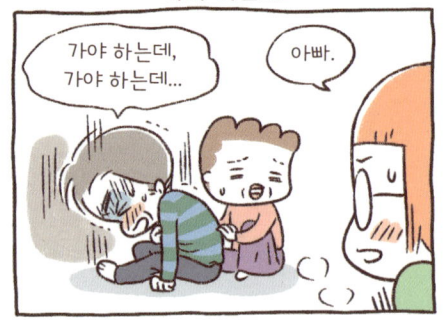
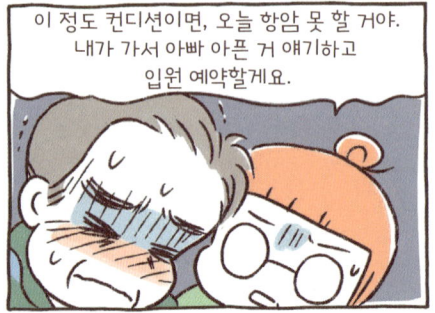
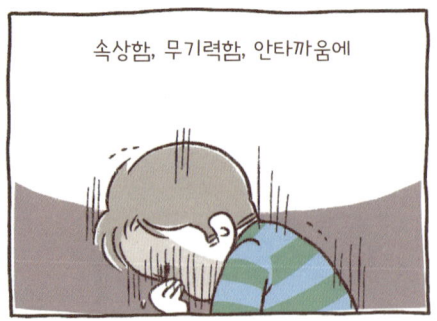
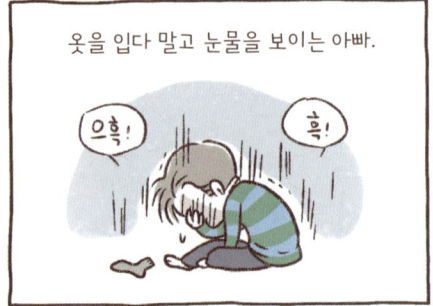

완화 병동

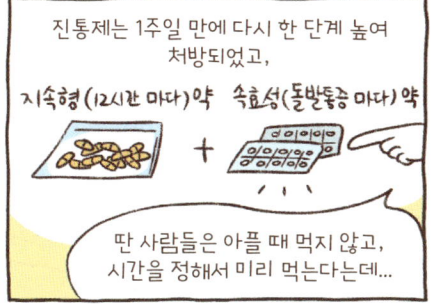

병원 주차장에서

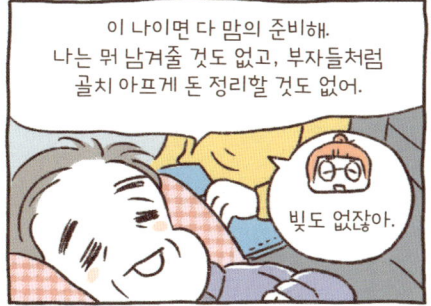

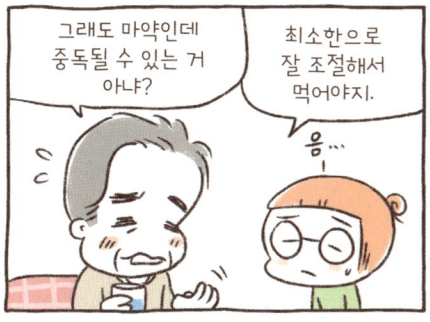

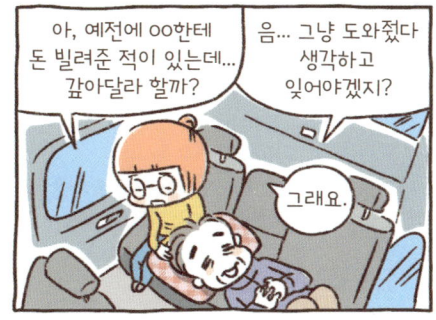

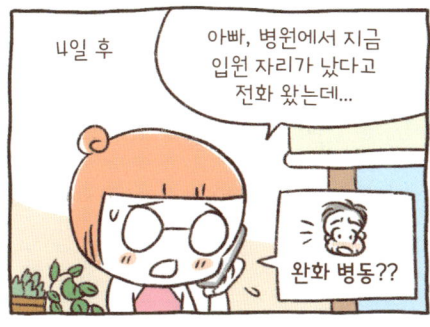

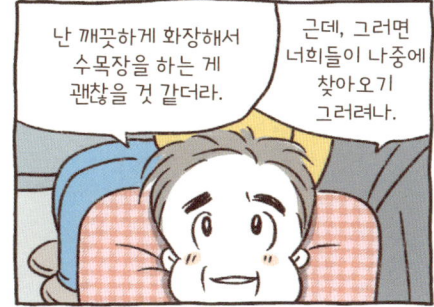

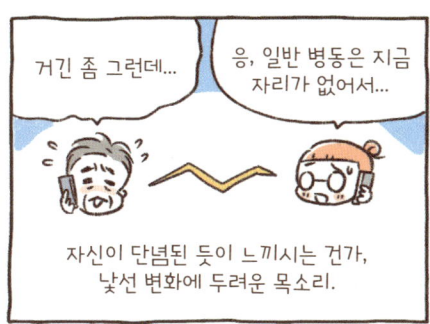

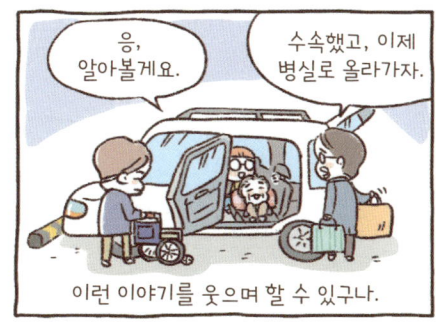

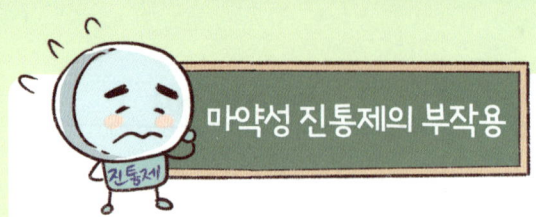

마약성 진통제의 부작용

진통제로 암성 통증의 95%는 줄일 수 있지만, 마약성 진통제에서 기인하는 부작용도 있으니 증상이 있을 때 빨리 알아차리고 조치를 취해야 한다.

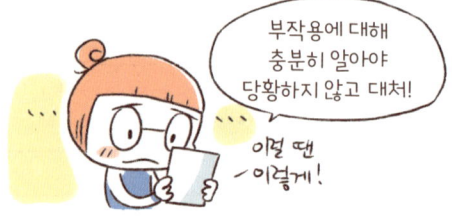

변비

반드시라고 할 정도로 마약성 진통제를 복용하는 거의 모든 환자는 변비를 겪는다.

정도에 따라 단계별 변 완화제를 함께 처방받을 수 있고 변비에 좋은 충분한 물과 섬유소 등을 평소 섭취해야 한다.

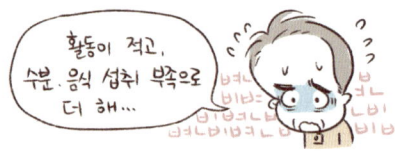

그 이유는 마약성 진통제가 위장 내 분비와 운동성을 떨어뜨리고 항문 괄약근의 긴장을 증가시켜 변비를 유발하기 때문이다.

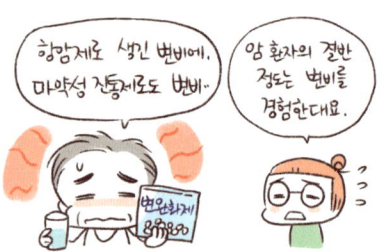

말기로 갈수록 4~5일에 한 번 관장을 할 수도 있다.

오심, 구토

초기 내성이 생기기 전까지 나타나는 부작용으로, 신물을 토하는 구역질, 메스꺼움이 있다.

구토 억제제를 처방받을 수 있고 대부분 진통제 복용 1주일 후부터 호전된다.

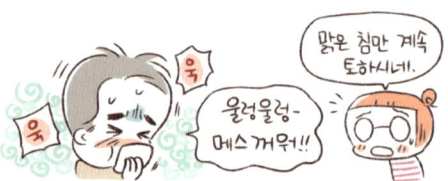

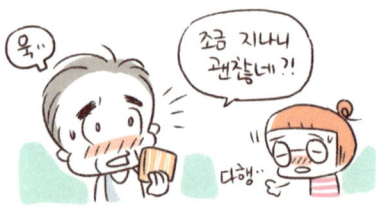

증세가 있을 땐 냄새가 강하고 더운 음식보다는 찬 음식을 먹도록 하고, 얼음 조각이나 얼린 주스를 깨물어 먹는 것이 도움이 된다.

그 밖의 부작용

졸음, 인지기능 장애, 섬망, 환각, 호흡 억제, 기립성 저혈압 등의 증상이 있을 수 있다.

이러한 증상은 노인이나 쇠약한 사람, 신장기능 장애, 경증의 통증을 겪고 있는 사람에게 유발될 소지가 더 많다.

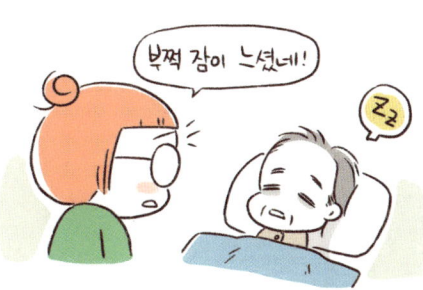

마약성 진통제에 따른 부작용 증상은 이를 완화할 수 있는 보조적 약제가 함께 처방된다.

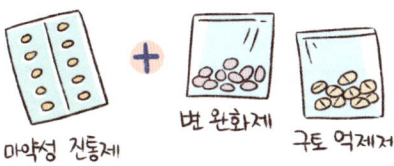

또, 증상의 정도에 따라 약물의 용량을 줄이거나 다른 마약성 진통제로 대체될 수 있다.

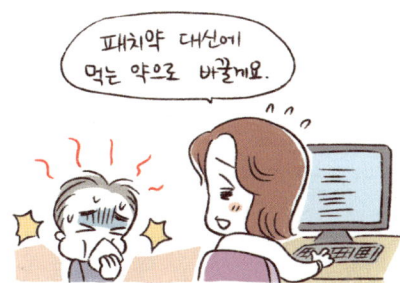

완화 병동 옆 16병동

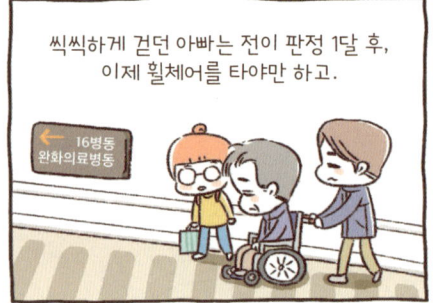
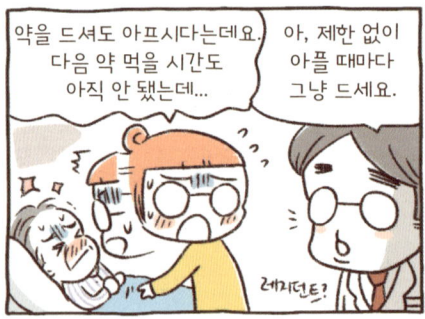
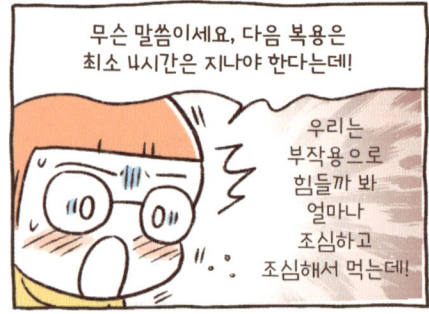
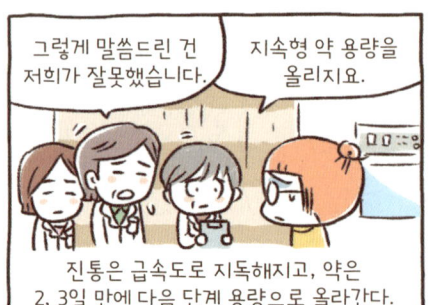

이웃들

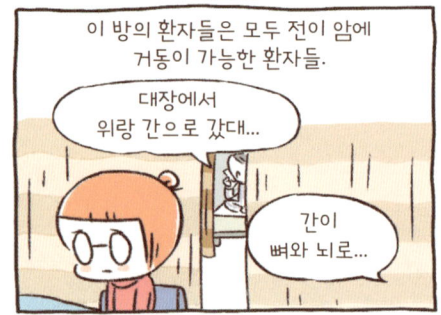
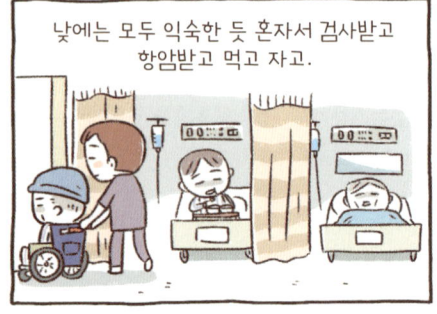
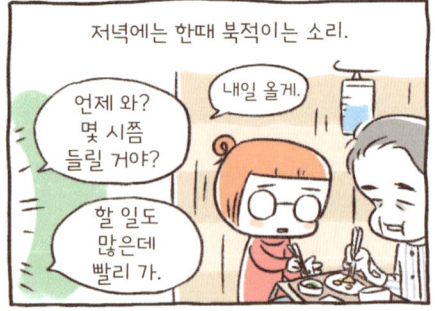
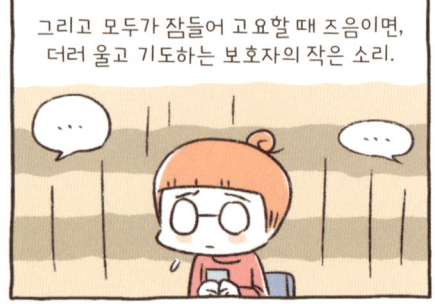

돌발

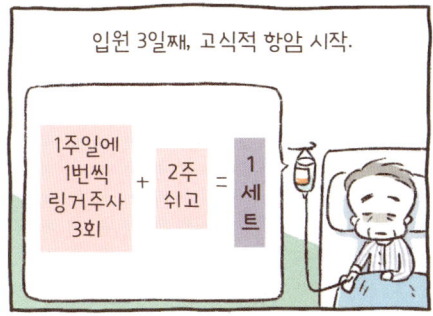
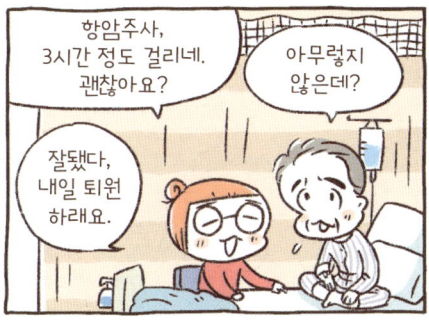
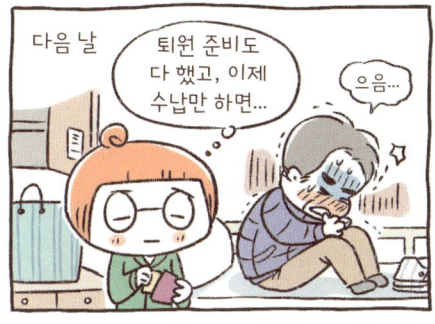
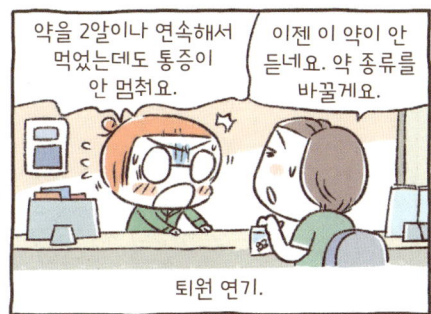

긍정적으로

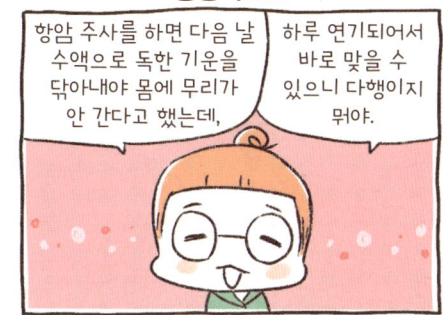
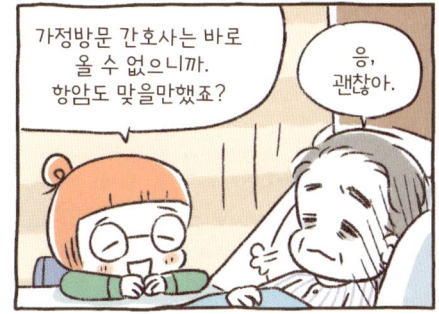
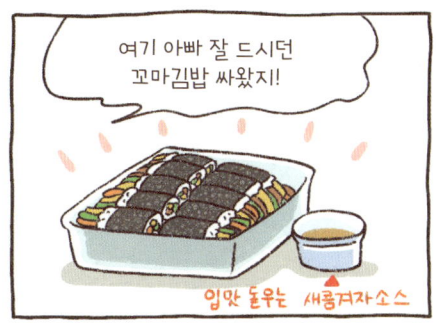

* 이 시기에는 레몬, 식초류의 새콤 소스가 식욕에 도움

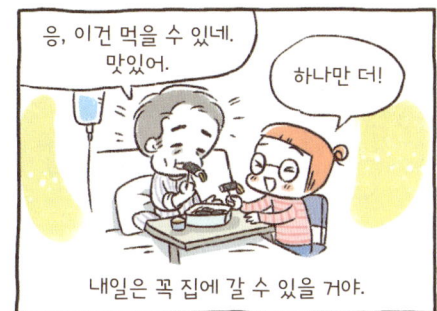

1주일 후   **아빠 생신**

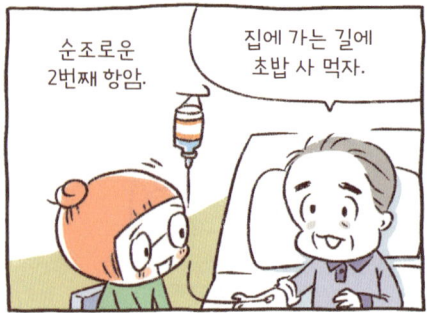
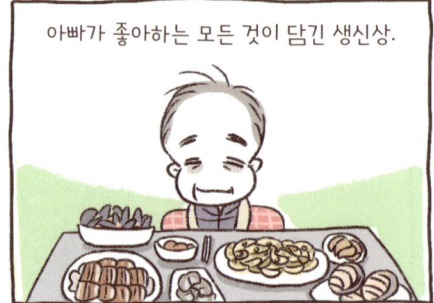

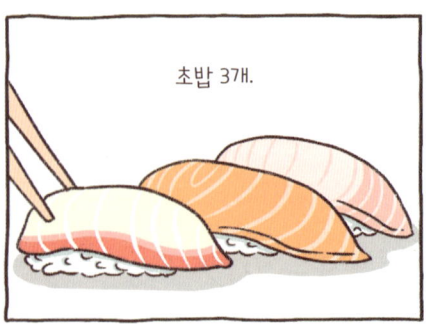
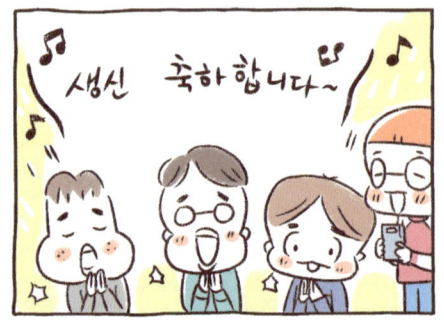

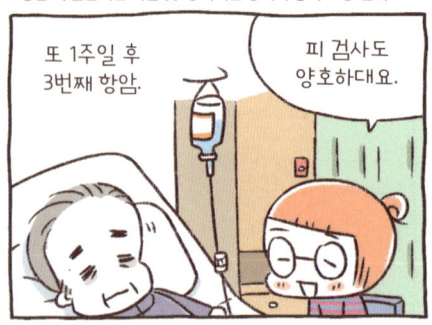
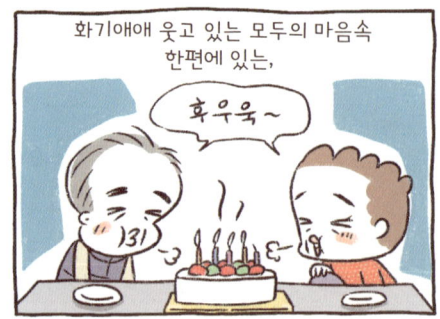

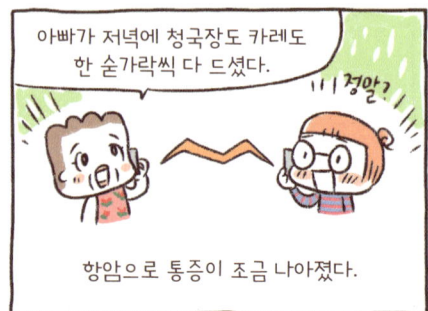
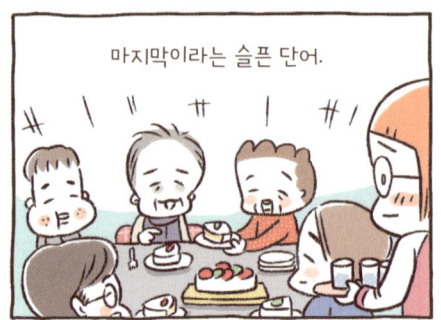

탈모
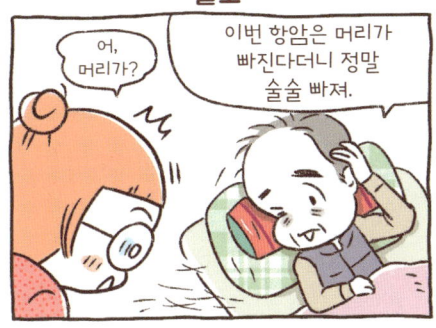
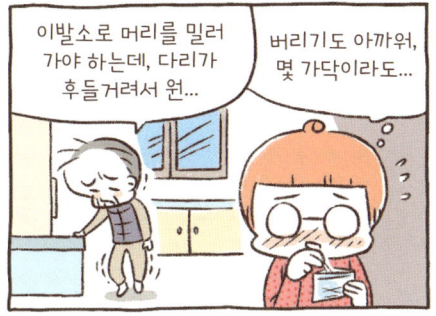
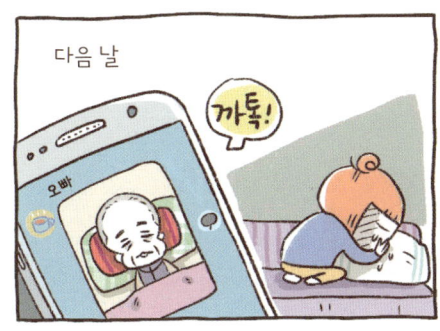
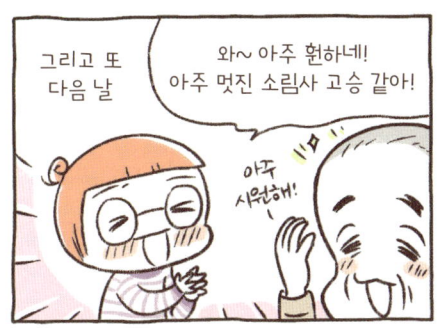

엉덩방아
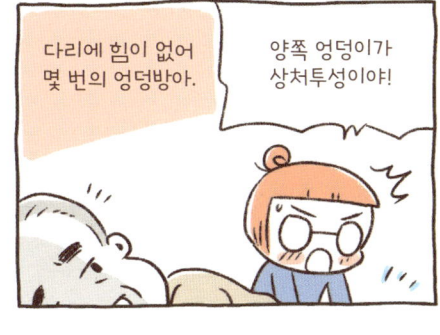
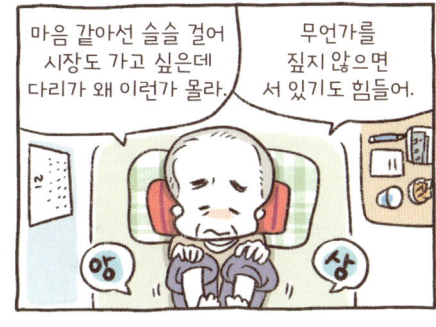
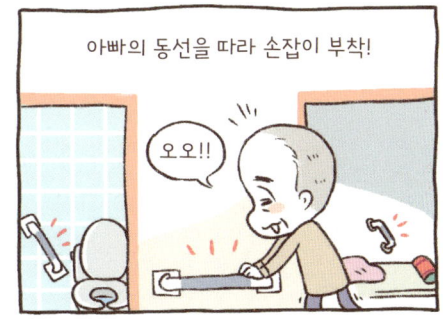
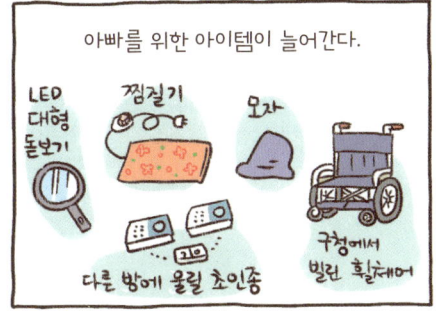

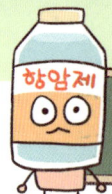

고식적 항암과 항암제 부작용 관리 2

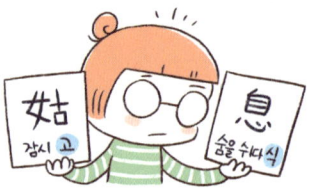

타 장기로 전이된 4기 단계에서는
보편적으로 암의 진행을 늦추고
증상을 완화시키는
고식적 항암화학요법이 시행된다.

고식적 항암은 환자의 몸 상태가
항암을 견딜 수 있는지,
혹은 항암의 의사가 있는지를 살펴 시행된다.

고식적 항암은 환자의 상태에 따라 항암 방법,
휴약기, 기간 등이 유동적이다.

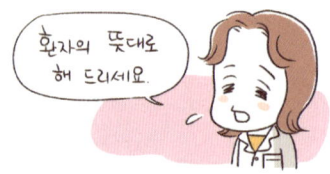

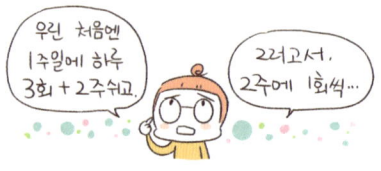

항암 중에는 투약으로
종양의 크기 변화 여부를 확인해,
효과 유무에 따라 치료를 지속하거나
중지하게 한다.

항암의 효과를 기대하기 힘든 상태가 되면
항암을 중단하고, 완화의료 쪽으로
진료를 옮기게 된다.

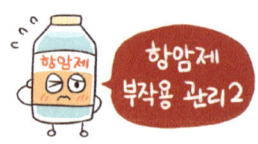

· 탈모 ·

머리카락의 모낭세포는 급속히 자라는 세포로,
빨리 자라는 암세포를 공격하기 위한 성질의
항암제에 의해 손상받는다.
모든 항암제가 탈모를 일으키는 건 아니고,
탈모를 유발하는 항암제는 그 종류가 따로 있다.

탈모는 치료 시작 후 1~2주 내에 나타나며,
항암 치료가 끝나고 6~8주 후면
다시 머리카락이 나기 시작한다.

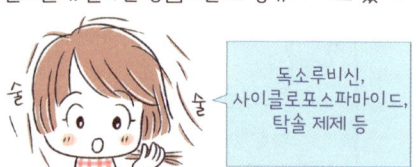

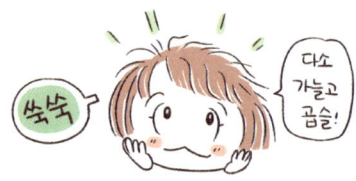

· 피부, 손발톱 변화 ·

피부세포 또한 항암제 공격을 받는데, 증세로는 피부 발진, 건조증, 가려움증, 피부 변색 등이 있다. 손톱은 검게 또는 누렇게 변할 수 있고 손톱 줄이 생길 수도 있다.

항암제로 약해진 피부에는 보습제를 발라줘야 하며 순한 비누를 사용해야 한다. 부드러운 섬유로 된 옷을 입고, 햇빛에 오래 노출되는 것도 피해야 한다.

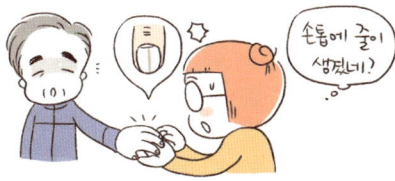
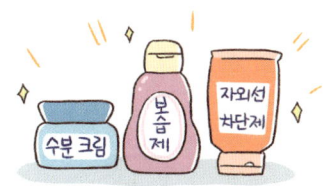

이러한 피부 문제는 항암제 치료 완료 후 일정 시간이 지나면 다시 원래의 상태로 회복된다.

· 구내염 ·

항암제는 입안의 점막세포에도 영향을 주는데, 입안이 마르고 헐면서 염증과 궤양이 생길 수 있다.

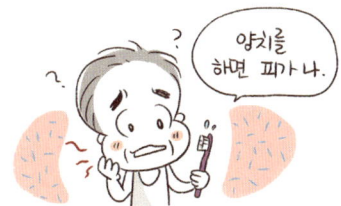
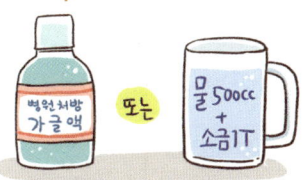

구내염은 통증과 함께 입맛을 떨어트리고 의사소통을 저하시키며 수면 장애를 일으킬 수 있다.

이때에는 더욱 영양 섭취에 신경쓰며 구강상태를 청결하게 유지해야 하고, 입안이 건조해지지 않도록 병원에서 처방받은 가글액이나 생리식염수로 가글링을 한다.

그 외 항암제 부작용으로는 의욕 저하, 기억력 감퇴, 손발 저림, 근육통 또는 관절통 등이 있다.

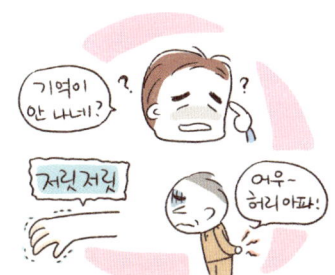

가글링은 하루 4~6회!

가글 용액 뚜껑 한 컵을 입안과 목 안까지 30초 정도 가글가글한 후 뱉는다.

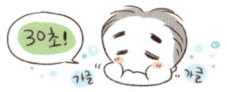

가글 후 물로 바로 헹구지 말고, 최소 20분 정도 물이나 음식을 먹지 않는다.

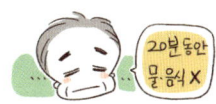

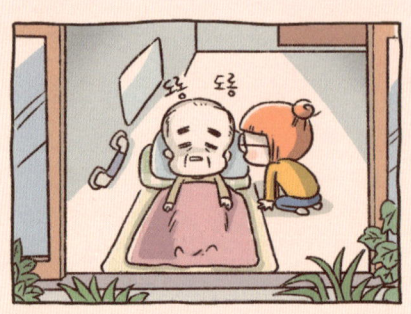
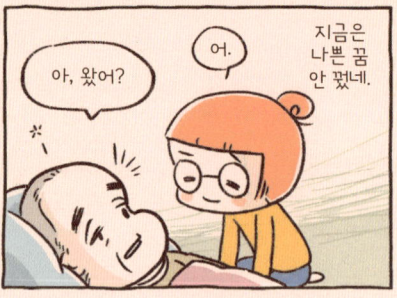

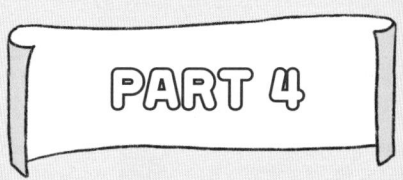

말기 암,
호전되기 힘든
상태의 암

진통제 부작용

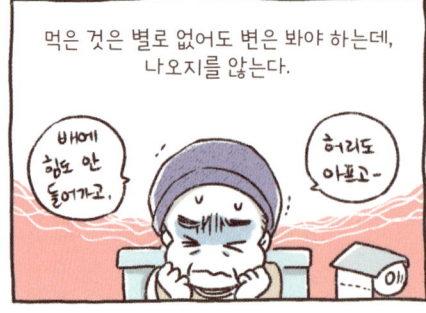
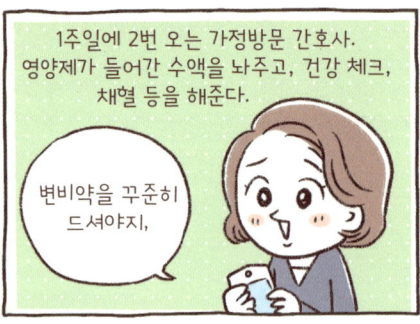
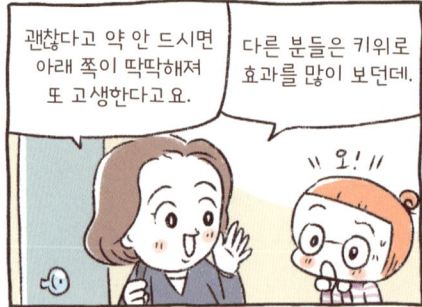
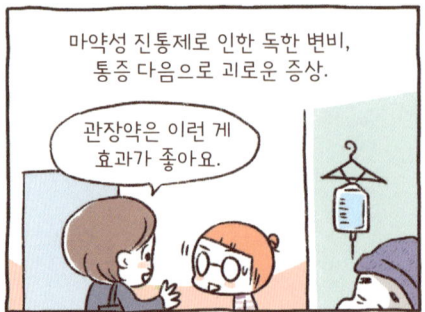

괜찮아요

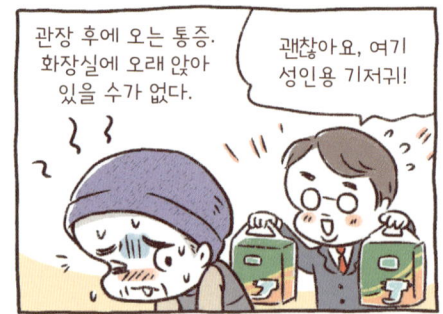
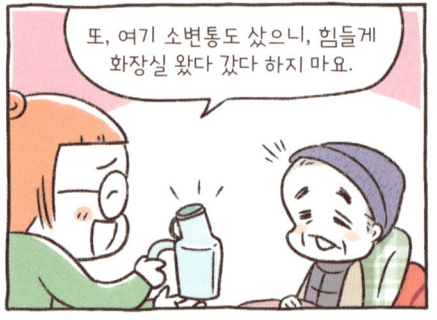
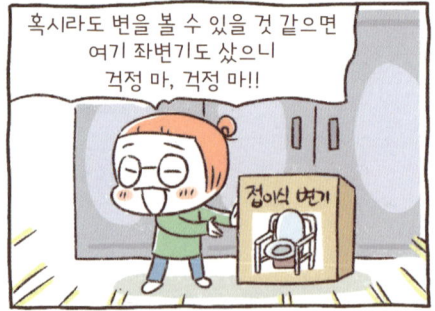
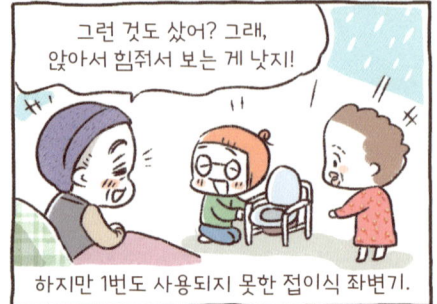

희망 같은

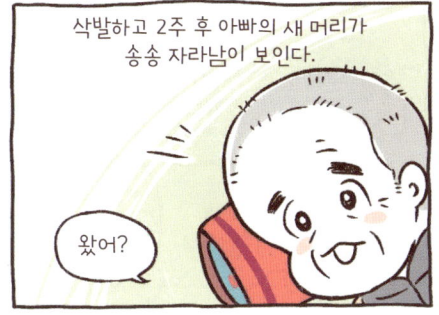

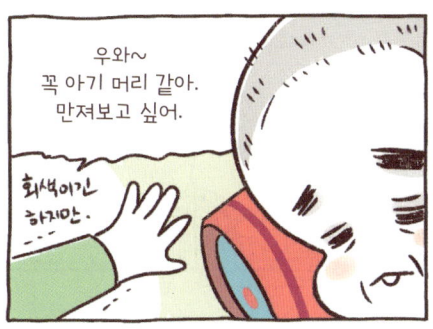

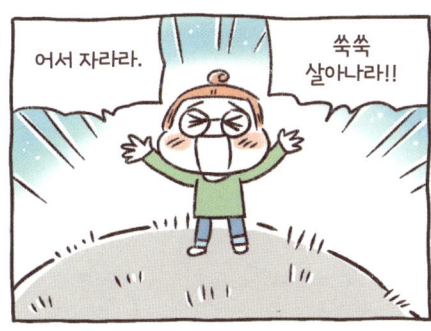

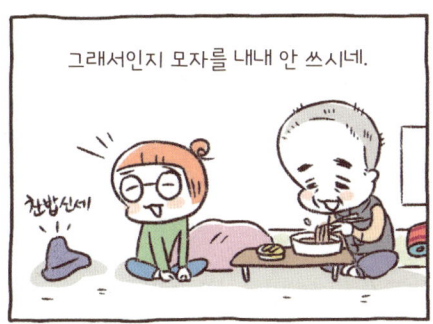

조금이라도

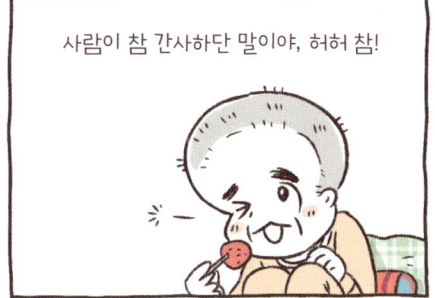

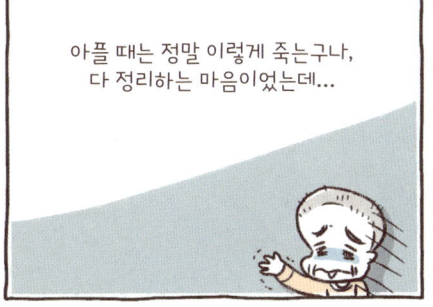

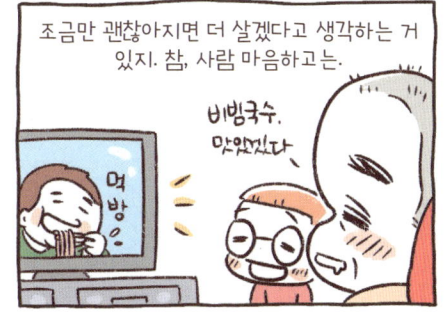

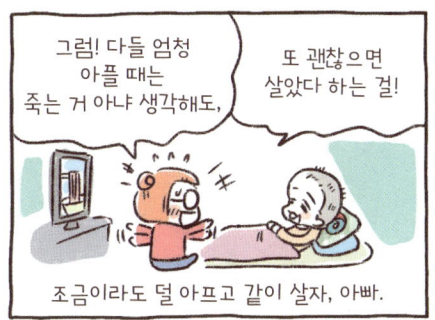

변동

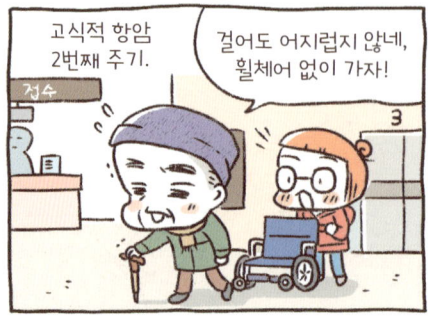

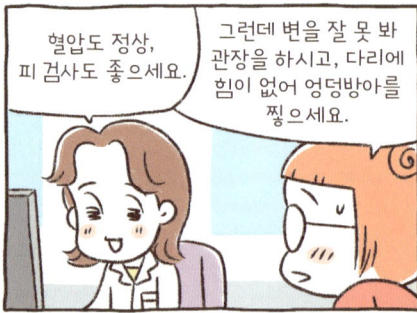

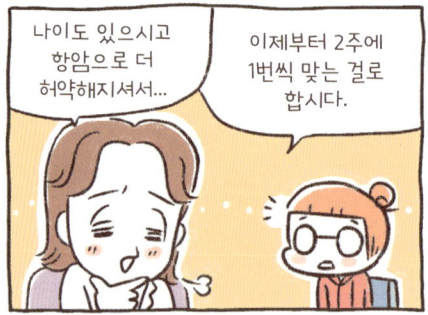

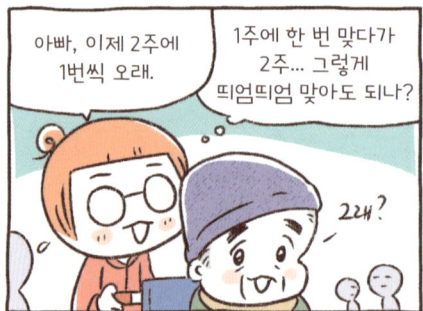

예상치 못한

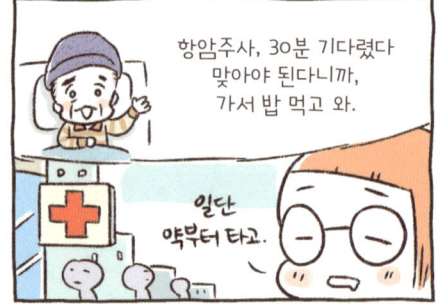

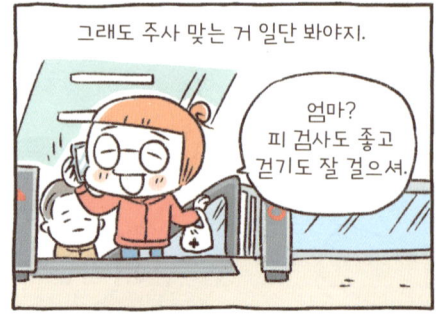

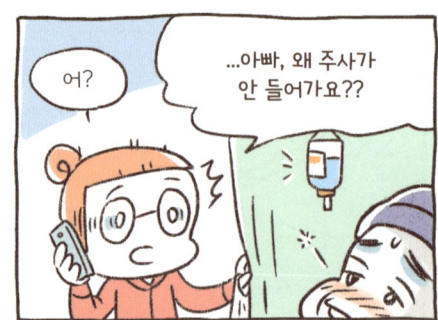

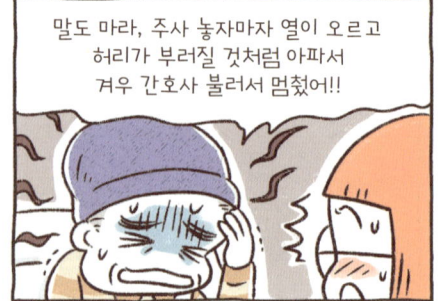

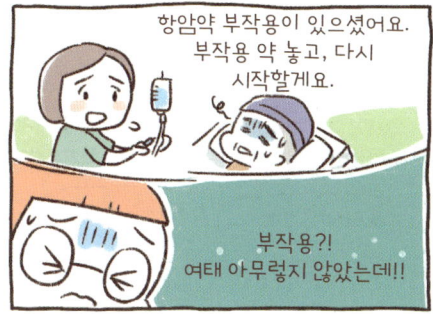
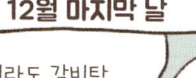
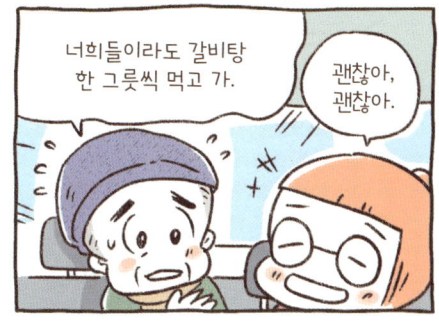
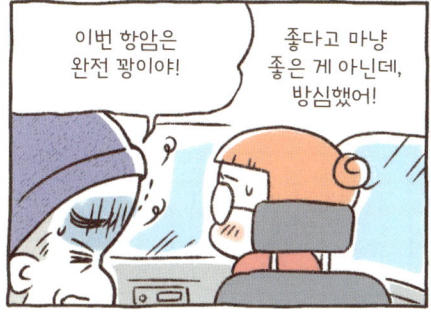
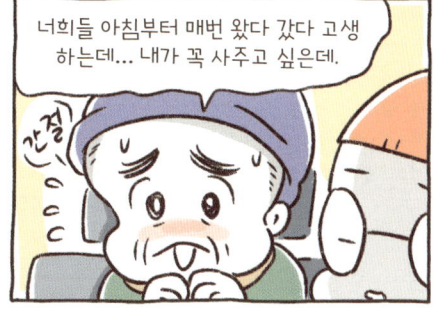
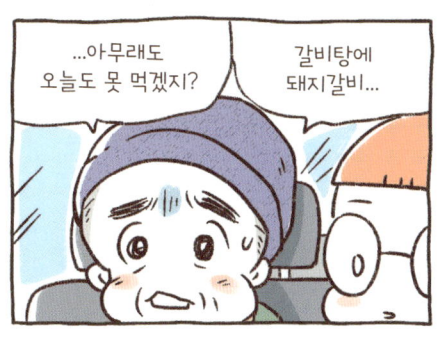
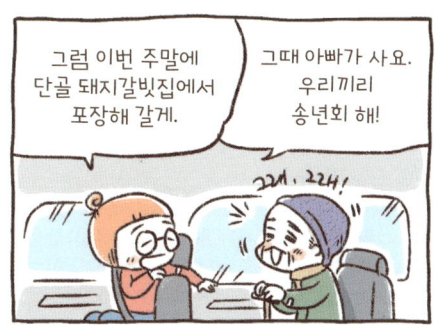
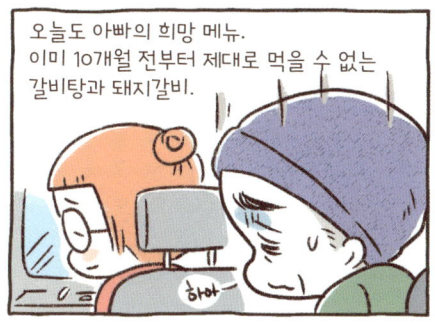
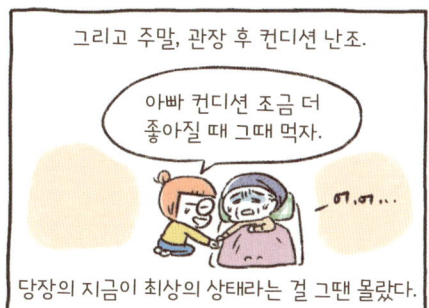

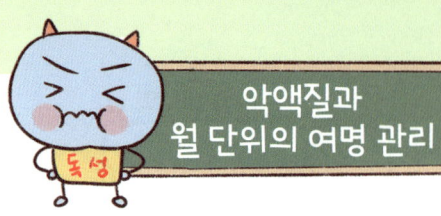

악액질과 월 단위의 여명 관리

고도진행기의 암 환자는 흔히 빈혈, 식욕부진, 근육 위축, 체중 감소 등의 급격한 전신쇠약 증세를 보인다.

이는 암세포가 한없이 커지면서 주변 조직의 영양소를 빼앗기 때문이기도 하고, 암세포와 이에 대항하는 면역세포가 만들어내는 독성물질이 유발하는 대사장애 때문이기도 하다.

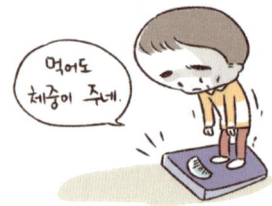
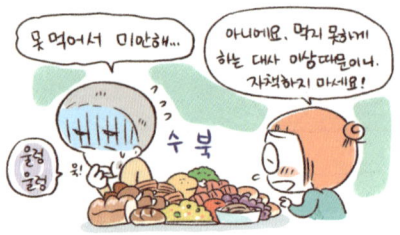

'염증성 사이토카인'이라는 이 독성물질은 미각을 변화시켜 식욕부진을 일으키고, 단백질과 지방을 분해시키는 물질을 만들거나 활성화시킨다.

정상세포들은 이 독성물질을 없애기 위해 더 많이 일해. 그래서 더 피로를 느끼기 쉽고 에너지 소모도 많아져.

그래서 암 환자들은 평소 양질의 고단백 식사를 하는 게 좋아!

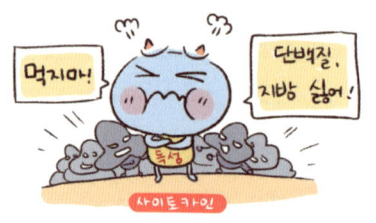
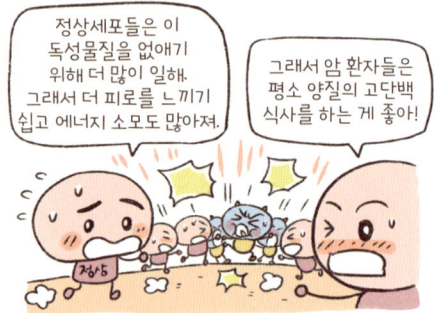

이렇게 체내대사에 이상이 생겨 심각한 전신쇠약 상태가 되는 것을 악액질(=소모증후군)이라 하는데, 진행 암 환자의 60~80%가 이 악액질을 경험한다.

암 환자의 암성 피로와 쇠약감은 악액질뿐 아니라, 방사선, 항암 치료의 부작용과 심리적 불안 등의 요인으로도 더해진다.

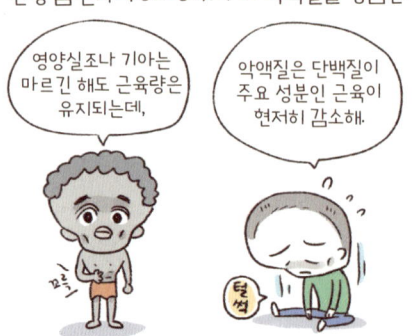
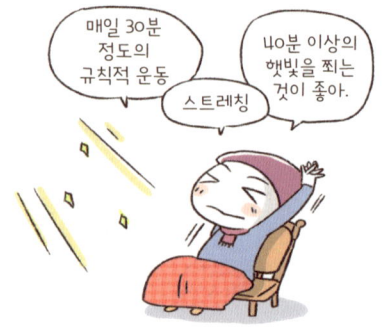

악액질은 암뿐 아니라 심장, 호흡기, 내분비계 병, 결핵 등의 환자에게도 나타난다.

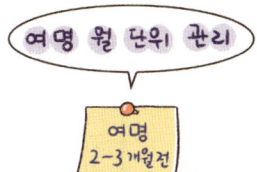

여명 2-3개월 전

말기 암 환자의 대부분은 마지막 3개월 정도부터 극심한 통증 속에서 지낸다.

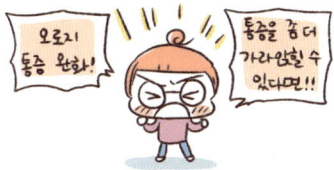

이때는 통증 완화를 위한 진료와 치료에 집중해야 한다. 통원 치료, 가정방문 간호사 신청, 고식적 항암, 마약성 진통제 복용, 요양병원 입원 등은 모두 통증을 완화시키기 위한 방법이라 할 수 있다.

집에 간호인력이 충분하다면 외래 진료와 함께 가정방문 간호사를 신청하여 재택 진료를 받고,

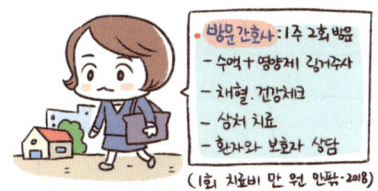

집에 간호인력이 충분하지 않다면 여명 2~3개월 전 호스피스병원이나 완화 치료 병동에 입원하는 것이 좋다.

여명 1~2개월 전

말기 암 환자의 여명 2개월 정도에는 보통 일상행위를 할 수 있는 전신기능이 급격히 떨어진다.

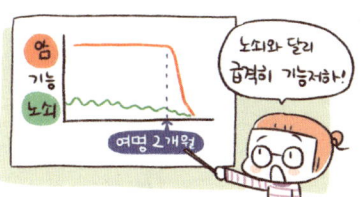

걷기 등 일상기능에 장애가 생기면서 가사와 업무 수행, 취미생활이 어려워지고, 점차 피로감으로 잠이 많아져 주로 앉거나 누워서 생활하게 된다.

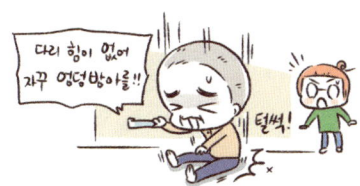

마지막으로 어떤 일을 하려는 계획이 있다면 컨디션이 좋아질 때를 기다리지 말고, 몸이 조금이라도 덜 무겁고 움직일 수 있을 때, 바로 하고 싶은 일을 하는 것이 최선의 선택이다.

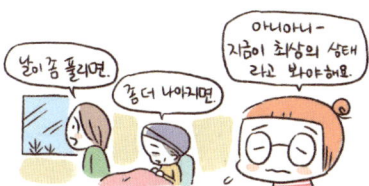

또, 호스피스병원 예약 대기 및 입원을 하고, 환자 본인이 바라는 방식으로 장례 준비에 들어가는 게 좋다.

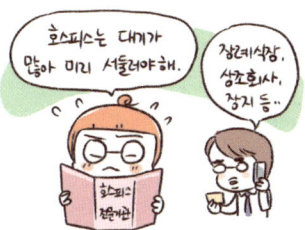

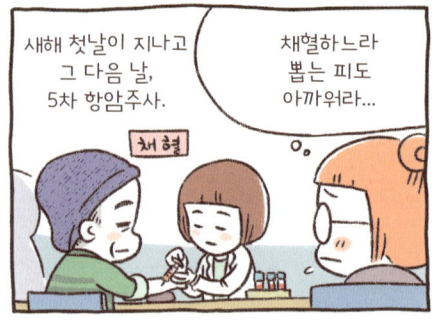
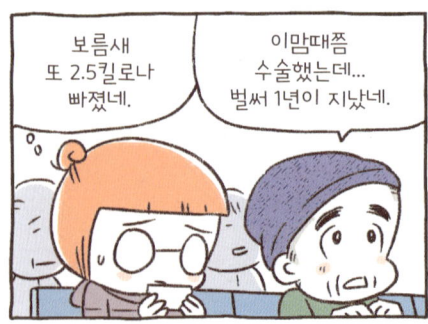
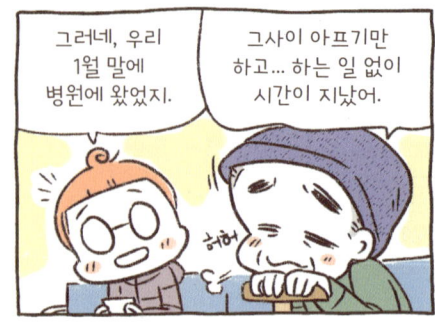
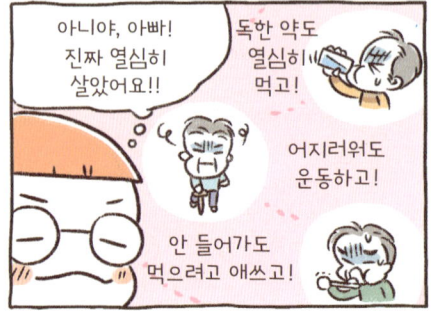
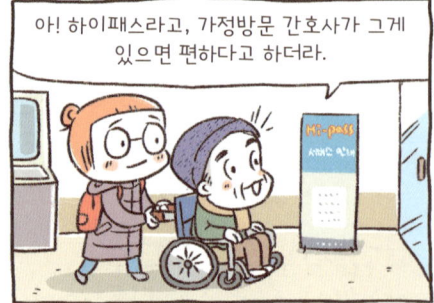
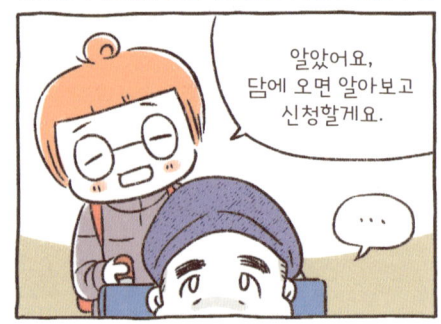
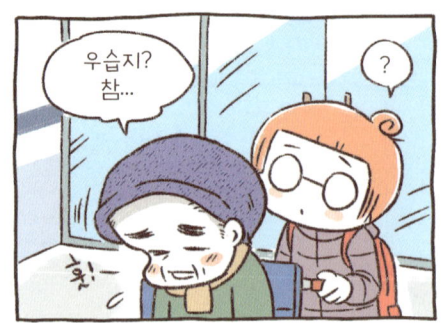
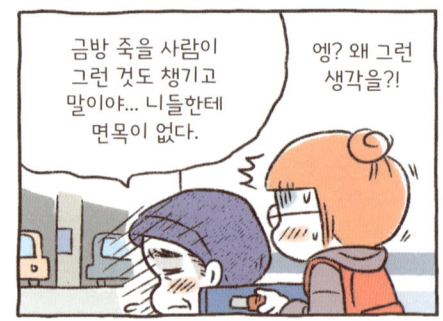

계속되는 악액질

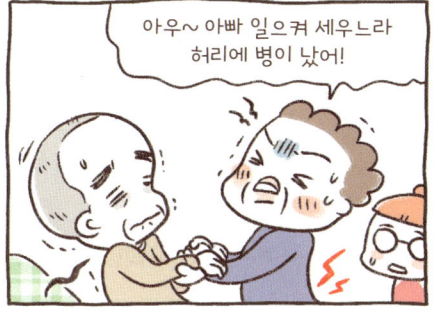
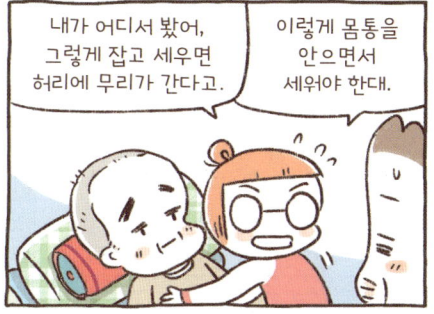
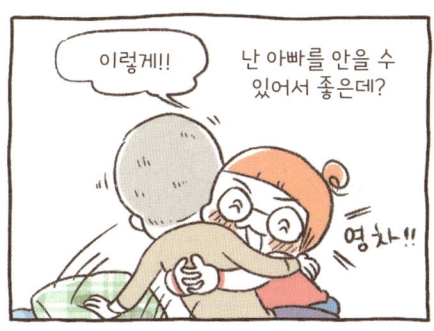
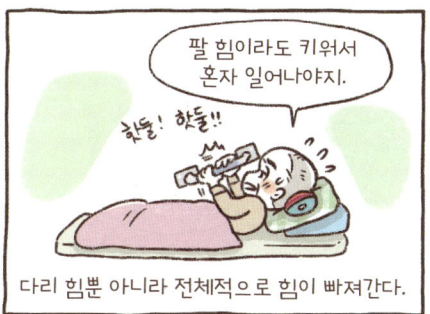

자기 비하

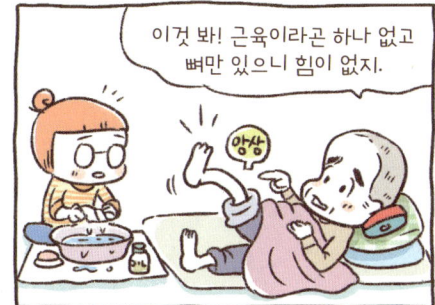
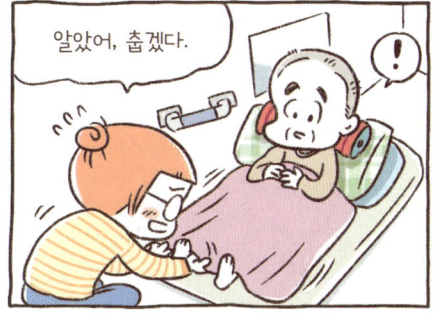
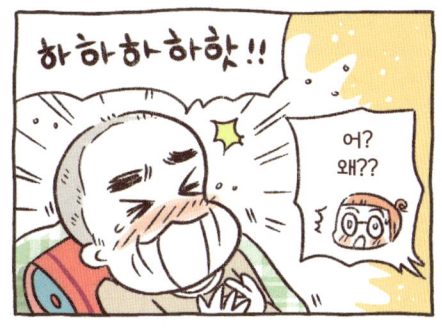
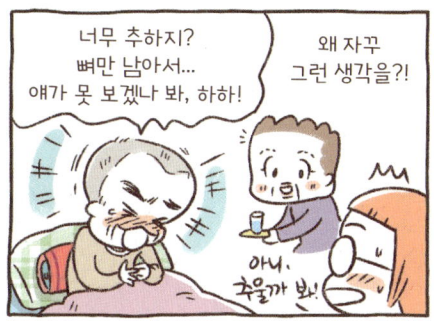

두려움

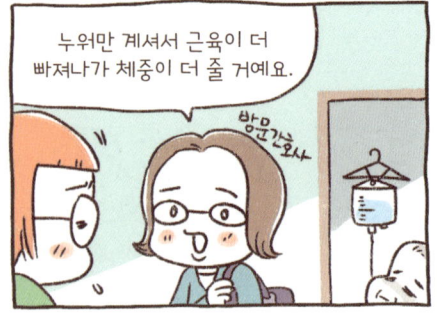
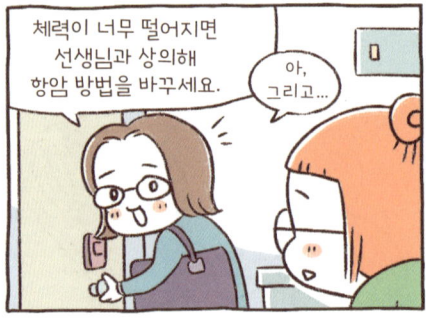
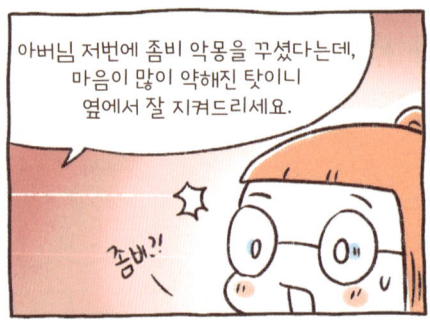
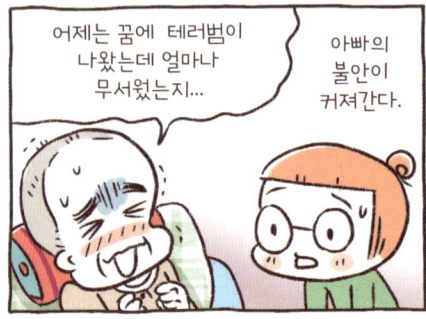

길어지는 잠

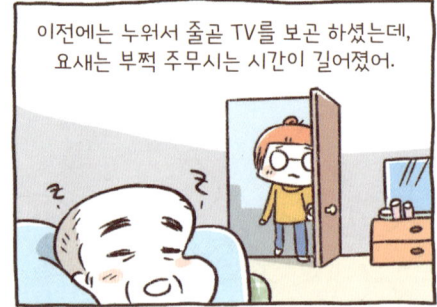
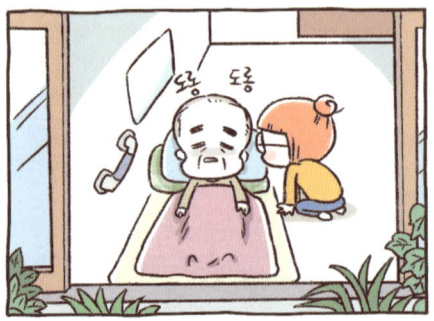
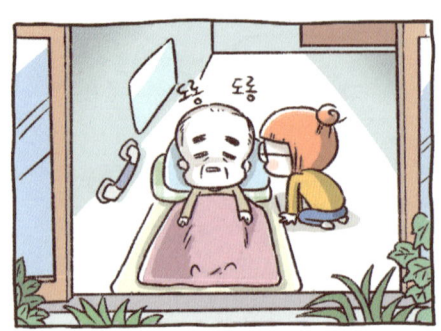
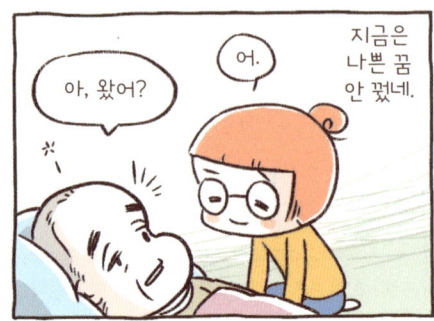

영적 불안

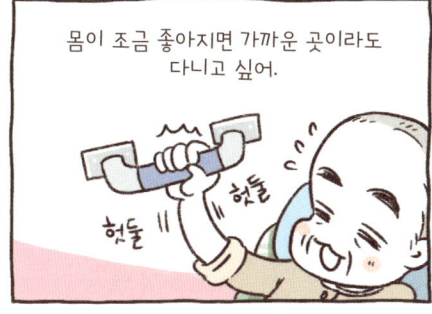
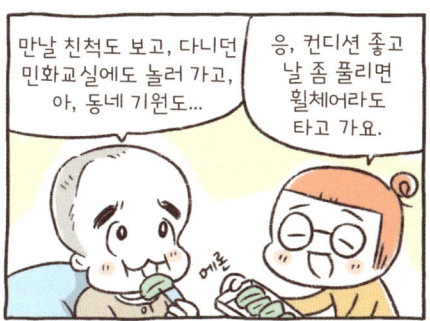
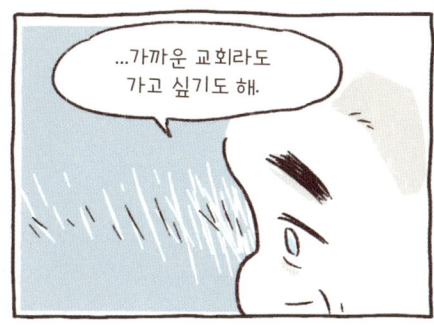
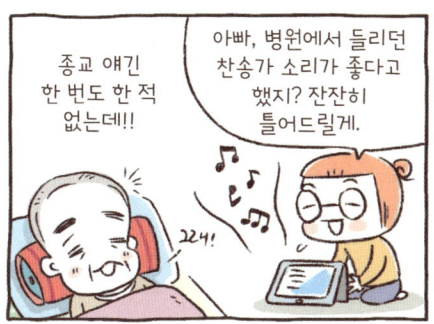

힘이 나는 수다

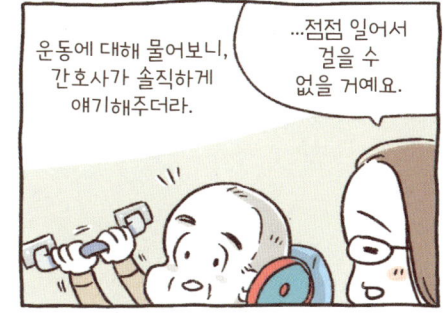
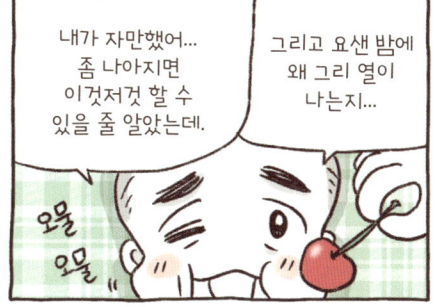
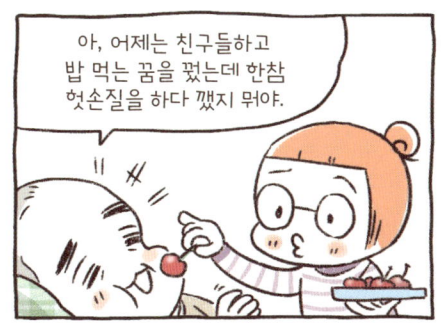
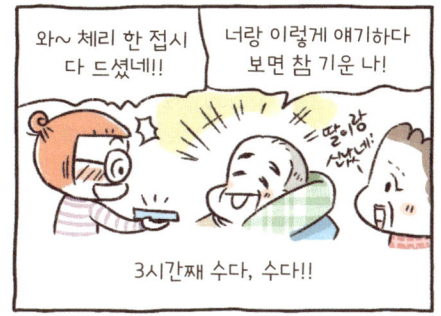

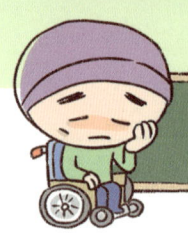

말기 암 환자의 심리와 대처법

말기 암 환자는 여명이
다가올수록
불안과 고독감 등
우울 증세를 보인다.

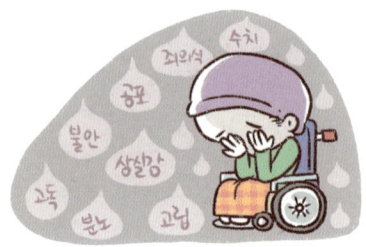

또, 걷기 등 일상생활을 할 수 없다는
육체적 변화에
정신적으로 심한 고통과
충격을 받는다.

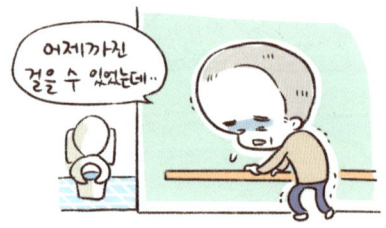

이러한 말기 암 환자의 불안 심리는
통증을 증가시키는 원인이 되기도 한다.
이때 옆에서 심리적 고통을 말하고
표현할 수 있도록 격려하고,
주의 깊게 경청하며 대화하는 것이
우울과 통증을 감소시키는 데 큰 역할을 한다.

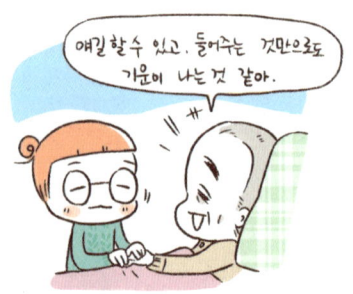

· 불안 ·

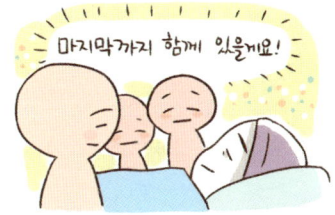

말기 암 환자는 다가오는 죽음에
불안과 공포를 느낀다.
미지의 죽음과 삶의 모든 것에 대한 상실에 대한
두려움은 통증을 더욱 배가시키기도 한다.

죽음의 공포에 혼자 고립되어 있는 환자는
대화할 상대를 필요로 한다.
주의 깊게 환자의 말을 들어주고,
끝까지 옆에서 지켜준다는 확신을 통해
위로와 안정을 주도록 한다.

· 상실감 ·

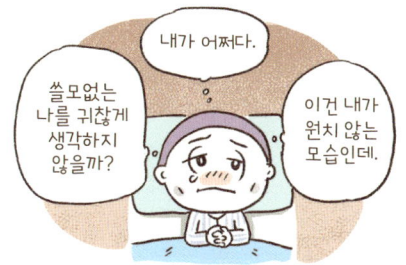

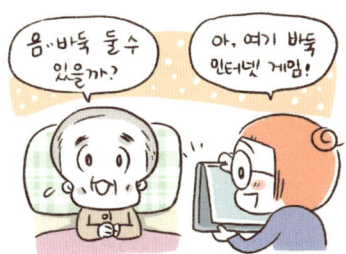

상실에 대한 슬픔을 충분히 표현하도록
기회를 주고, 스스로 할 수 있는 일을
하도록 격려하여 앞으로의 일들을
직접 선택하고 결정할 수 있도록 한다.

병이 깊어감에 따라 일상생활을 할 수 없는 말기 암
환자는 타인에게 의존해야 하는 부담감과 무력감
때문에 자기 비하와 수치심을 가질 수 있다.

· 통증에 대한 두려움 ·

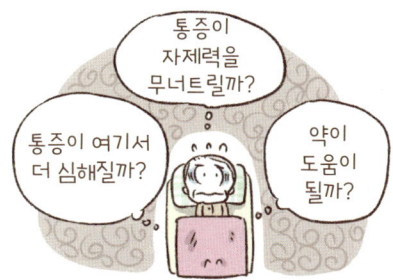

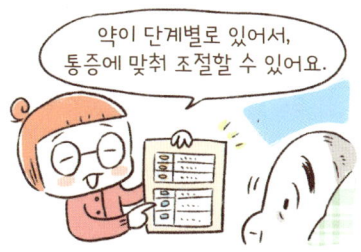

그렇기에 통증 관리는 무척 중요하며,
통증은 조치되어 곧 완화될 수 있는 것임을
인식시켜주면 더 잘 견뎌낼 수 있다.

완화되지 못한 통증은 환자에게 절망과
죽음보다 더한 공포를 준다.

· 죄의식 ·

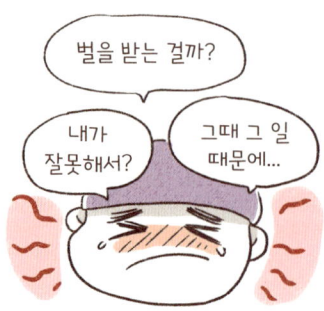

죽음을 앞둔 말기 암 환자는 과거의
잘못에 집착하여 죄책감을 가질 수 있다.

과거의 잘못을 과장하기도 하는데,
돌이킬 수 없는 사실에 매달리지 않도록
도움을 주어야 한다.

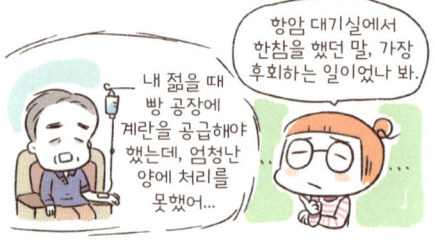

죄책감, 죄의식을 갖는다는 건 죽음 전에
용서를 구한다는 의미도 된다. 이때,
종교의 도움이나 의미 있는 주변인의
지지와 용서가 마음의 안정을 준다.

· 분노 ·

환자의 분노 속에는 더 큰 슬픔과 공포,
고통이 숨어 있다.

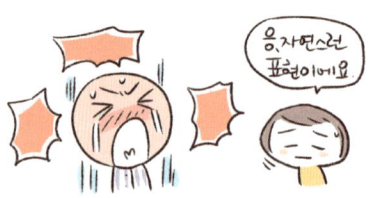

분노와 좌절을 표현하도록 이야기를 들어주고,
이 또한 자연스러운 표현이라는 걸
받아들이도록 해준다.

그 밖에 적개심, 의기소침, 슬픔,
수치감 등의 감정이 있을 수 있다.
가까이 앉아 말을 걸고
손을 잡는 등의 가벼운 스킨십과 마사지가
환자를 안정시키는 데 많은 도움이 된다.

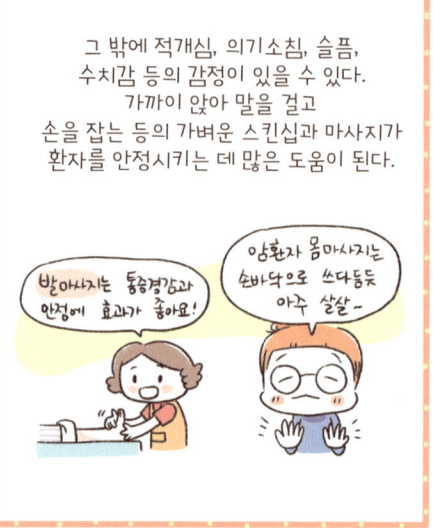

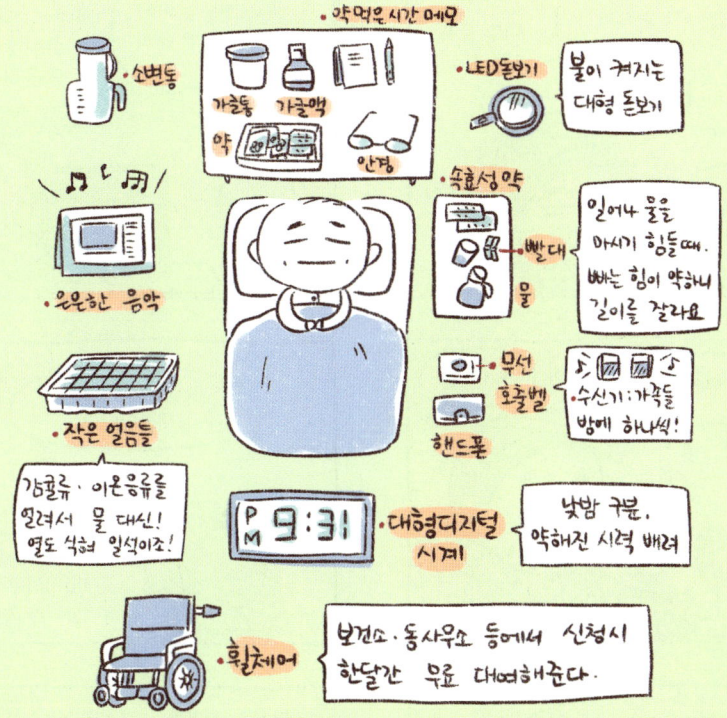

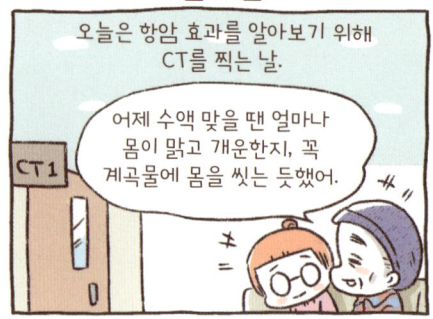
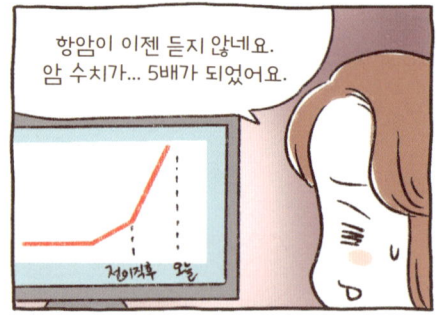
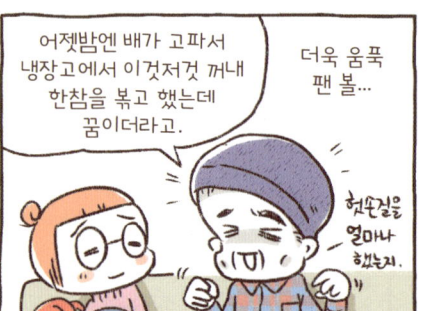
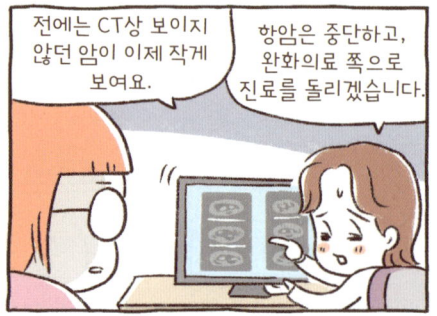
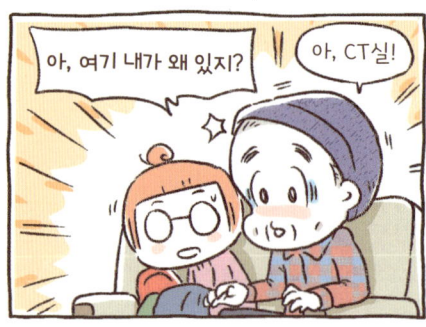
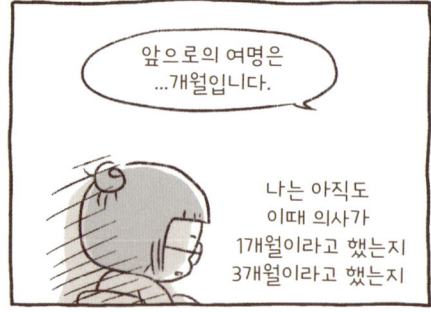
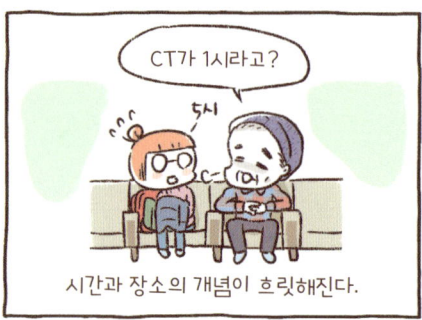
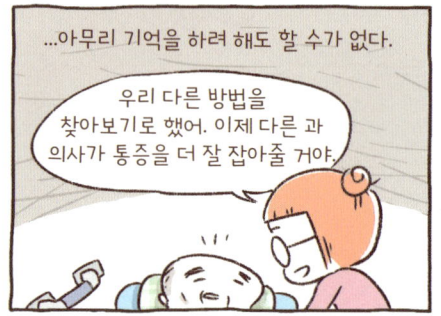

가늠되지 않는 통증

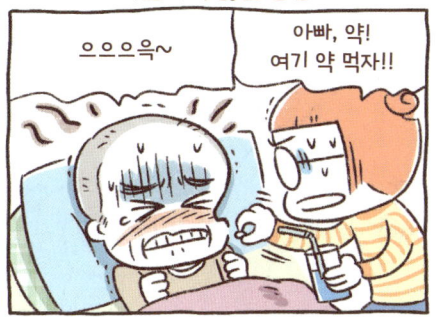
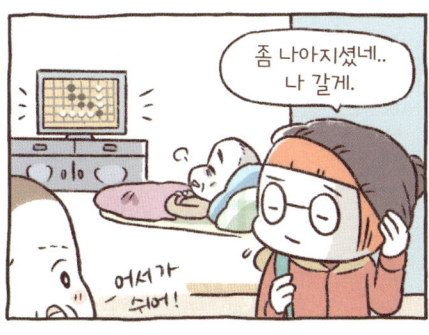
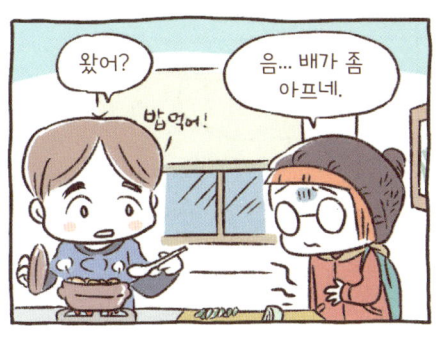
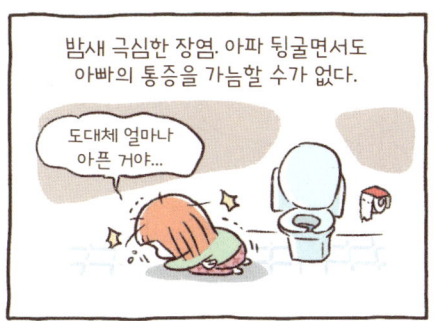

응석

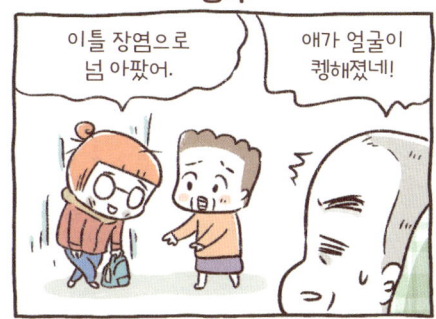
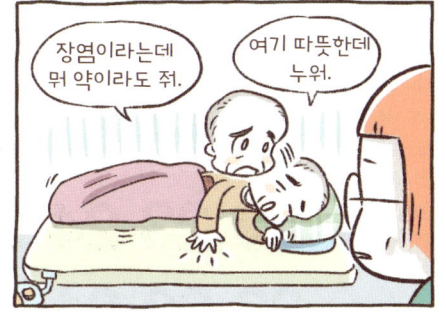
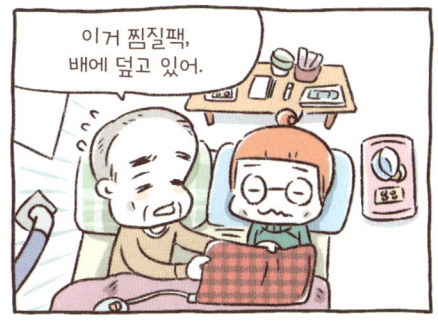
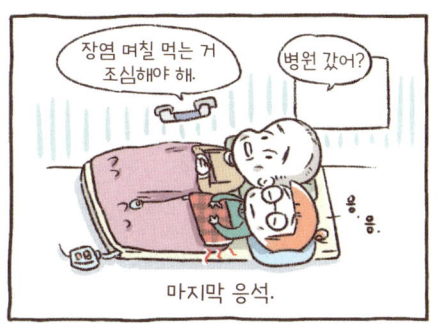

손주 생일

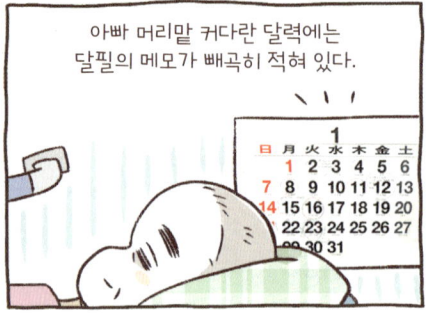
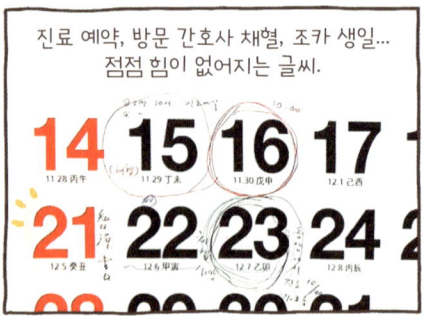
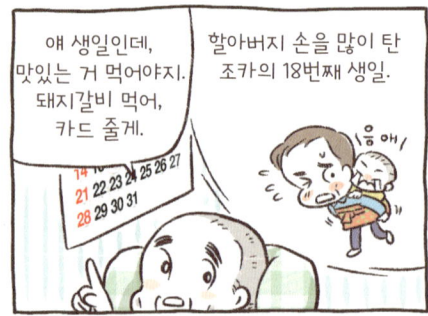
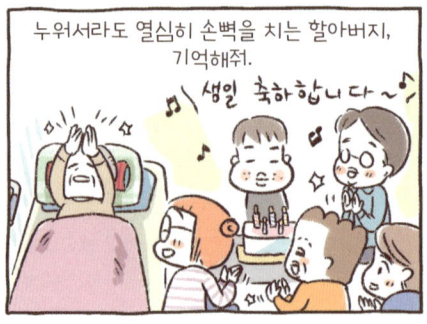

섬망

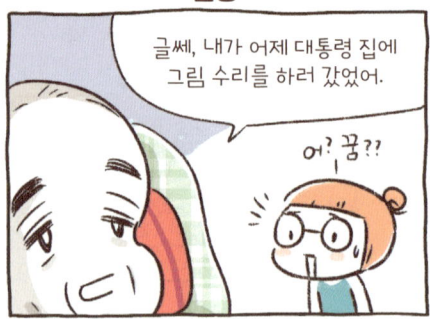
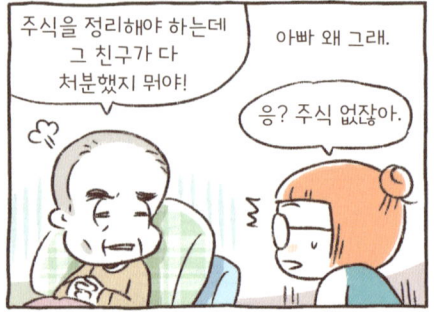
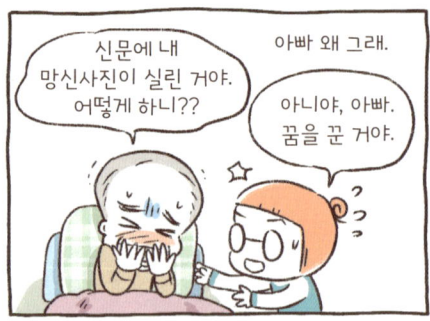
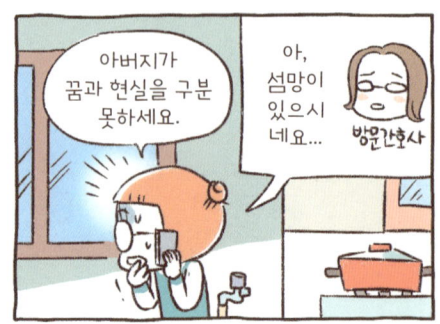

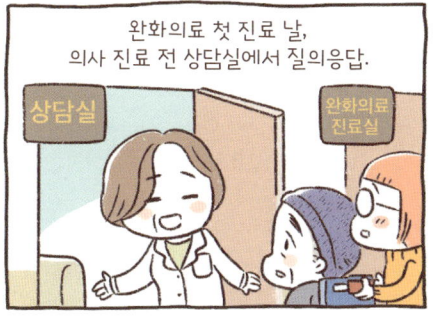
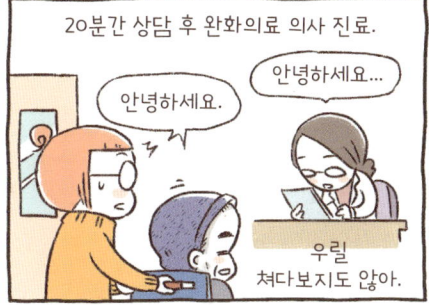
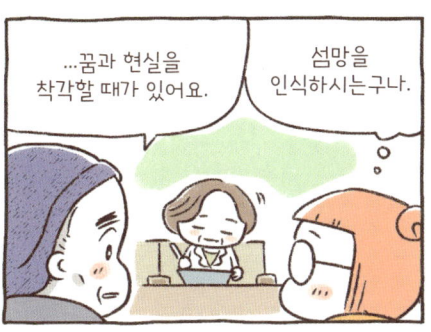
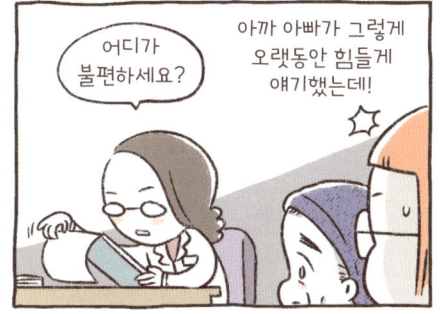
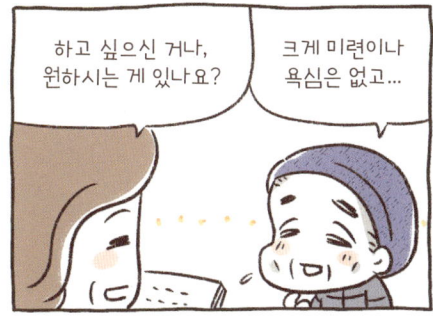
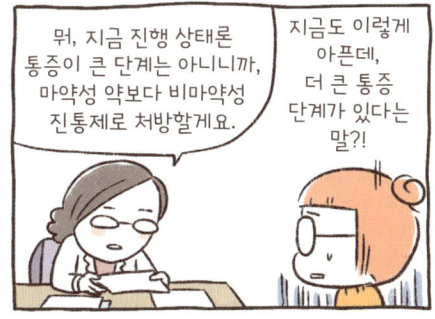
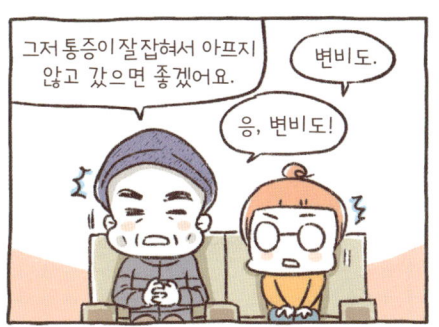
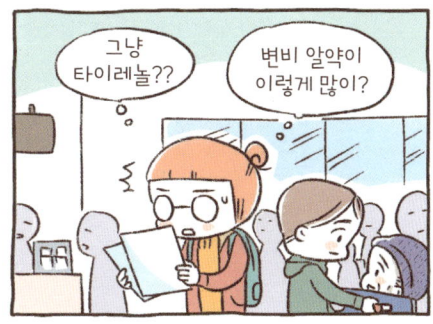

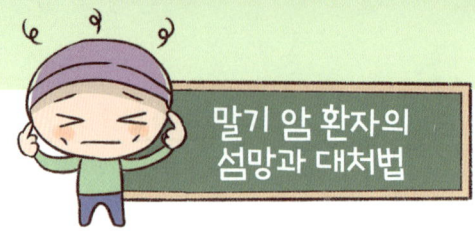

말기 암 환자의 섬망과 대처법

섬망은 신체 질환이나 약물 중독 등으로 뇌의 전반적인 인지기능에 장애가 있는 증상을 말한다.

말기 암 환자의 섬망은 급격한 건강 악화가 주요인이며,

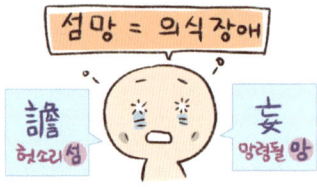

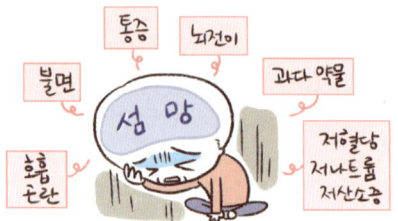

뇌 전이, 대사이상으로 인한 장기기능 부전, 마약성 진통제의 잘못된 사용 등에 의해서도 발생한다.

섬망은 말기 암 환자에게 드문 증상이 아니다.
여명이 주 단위인 환자의 30~40%, 일 단위인 환자의 90%에서 섬망이 나타난다.

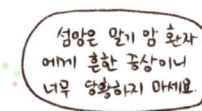
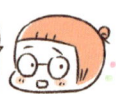

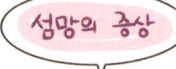

섬망은 주로 시간과 장소, 사람의 인지능력이 떨어지는 증상이 나타나며 주변 상황을 알아보지 못하는 혼미 상태가 되기도 한다.

앞뒤가 맞지 않는 이야기를 하거나 환각을 보기도 하고, 흥분하여 안절부절못하는 과활동성, 혹은 반대로 멍하게 있는 저활동성 섬망 증상이 나타날 수 있다.

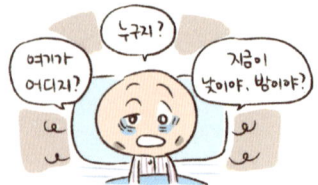
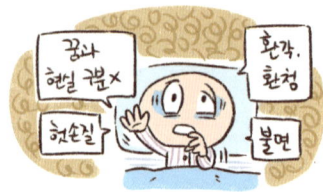

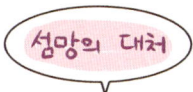
섬망의 대처

· 섬망은 있을 수 있는 증세다 ·

섬망은 결코 정신이 이상해져 생기는 것이 아니고 임종을 앞두고 신체적 기능이 떨어져 생기는 자연스러운 증상이다.

그러므로 환각이나 말이 되지 않는 말을 하더라도, 무리하게 따지며 정정하거나 부정, 무시하는 것은 해결책이 아니다.

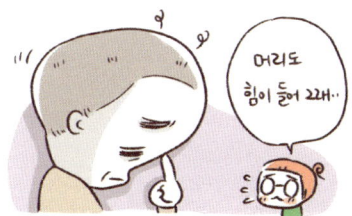

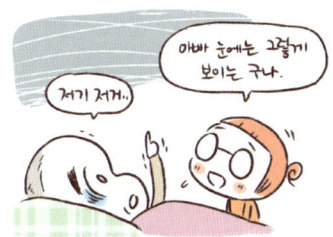

'그렇군요' '저는 이렇게 생각하는데, 그렇게 보이는군요'라고 환자가 느끼는 그대로 긍정하고 수긍해준다.

섬망 초기에는 대개 다시 정신이 돌아와 기억이 띄엄띄엄해도 상황을 파악한다.

환자가 섬망 증세를 인식하고 스스로에게 놀란다면 그것이 정상임을 설명하며 안심시켜준다.

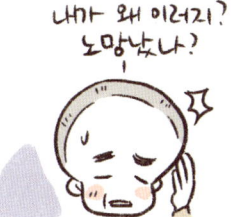

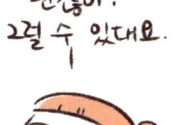

＊ 일 단위 여명 때 나타나는 초조성 섬망은 192쪽에서 설명

· 상황에 맞게 조명을 조절한다 ·

말기 암 환자는 거의 침대에 누워지내기 때문에 섬망으로 인한 시간 인식 장애와 더불어 날짜와 밤낮을 더욱 혼동할 수 있다.

시계와 달력을 눈에 잘 보이는 곳에 배치하고, 밤과 낮의 구분을 위해 조명을 조절하며 대화 중 시간을 섞어서 말한다.

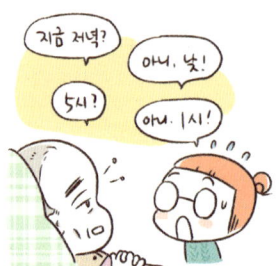
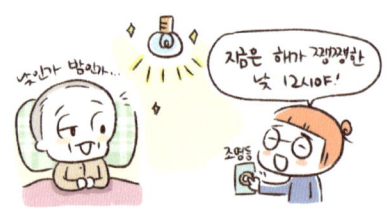

밤에 방이 너무 어두우면, 어둠의 공포와 불안이 섬망 증세를 더욱 부추길 수 있으니 부드러운 조명으로 켜놓는다.

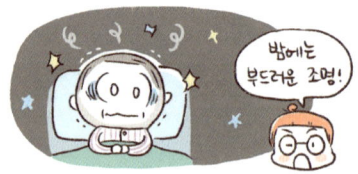

· 편안하고 조용한 환경을 만든다 ·

낯선 환경이 섬망에 해가 될 수 있으니, 친숙하고 익숙한 환경이나 물건을 제공하는 것이 좋다.

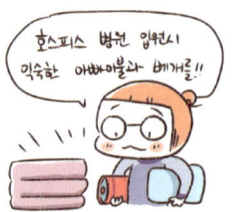
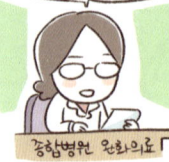
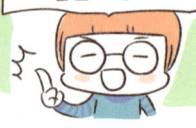

일상생활 능력 정도로 예측하는 여명 1개월 전후 지점

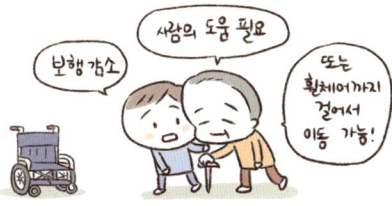

여명 1개월 전

* 침상을 벗어나 활동할 때 주변인의 도움 필요

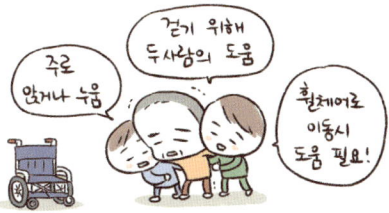

여명 1개월 미만

* 화장실은 타인의 도움을 받아야 하나 양치질과 세수는 스스로 할 수 있음

이와 같이 현재 보여주는 기능 상태와 증상을 통해 여명을 짐작할 수 있는 판단 지침이 많이 있지만, 환자 개개인마다 차이가 커 기대 여명 예측이 다를 수 있다.

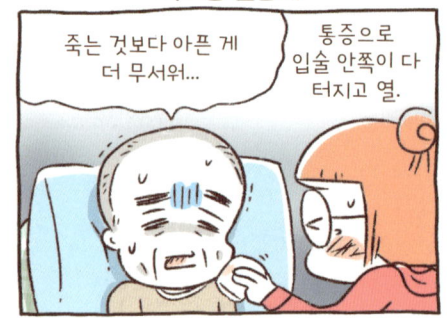
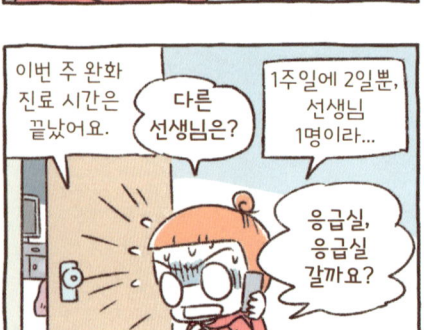
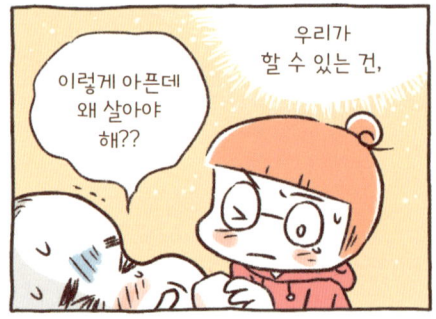
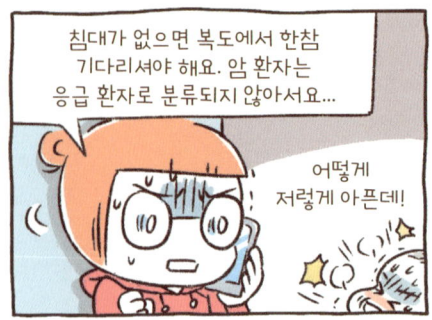
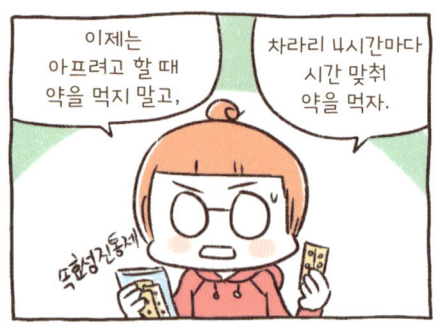
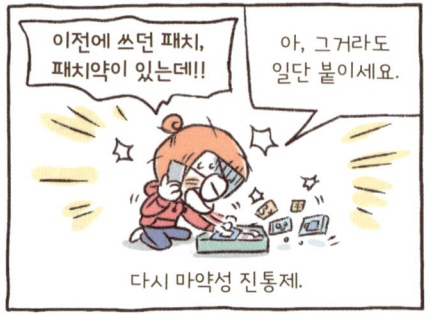
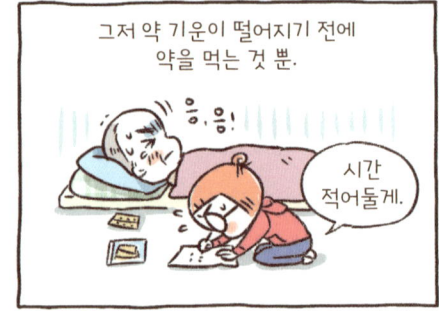

환각 | 극심한 식욕부진

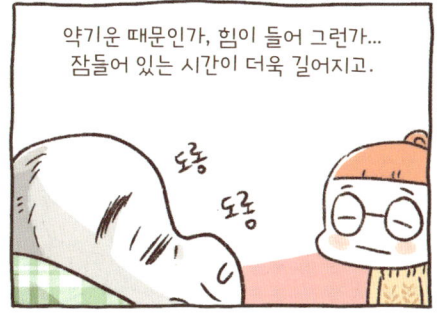
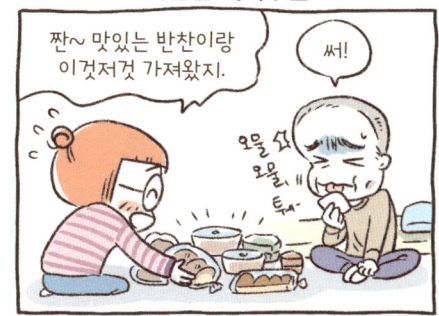

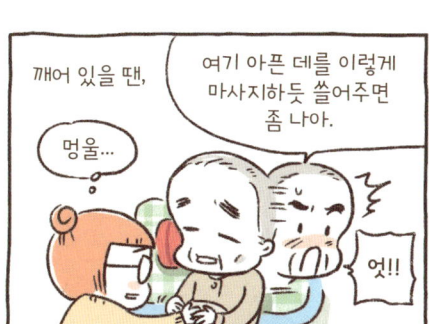
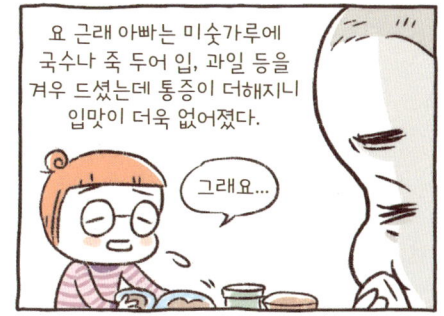

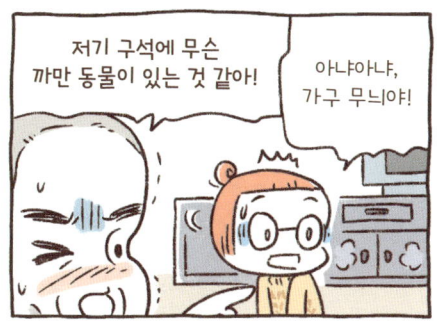
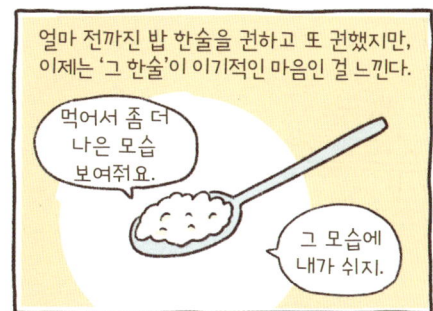

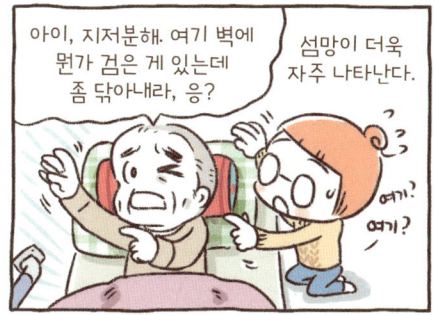
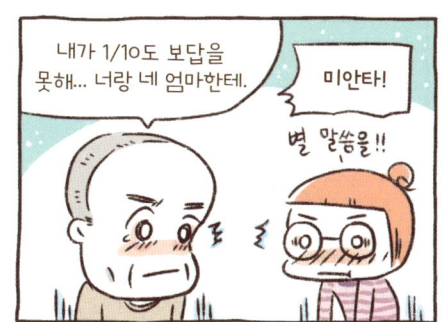

구내염

먹고 싶은 것

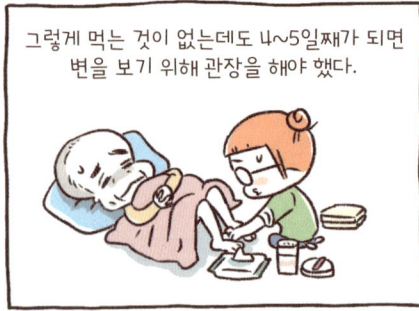
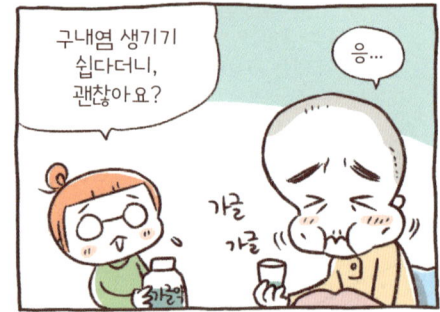
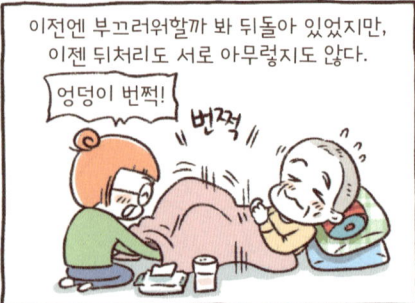
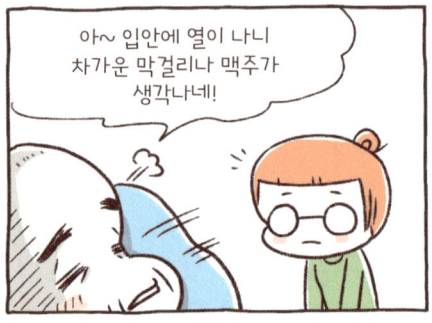
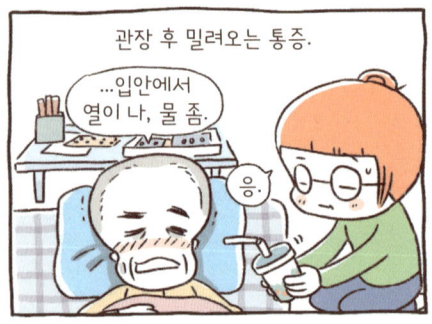
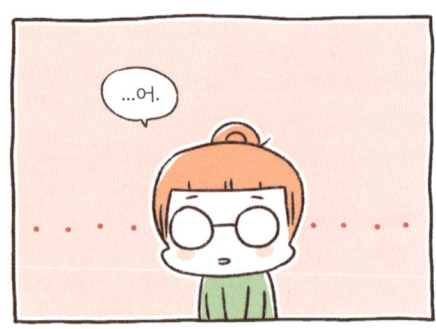
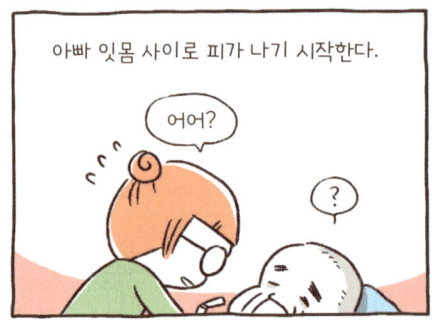
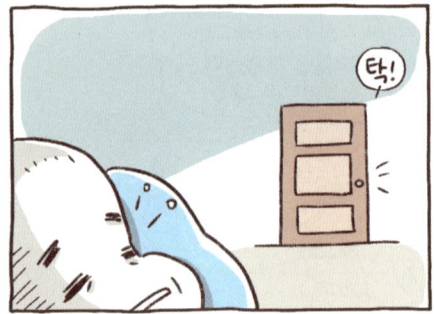

추억

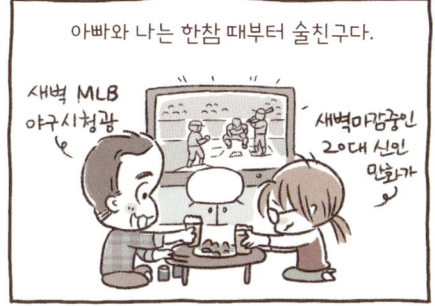

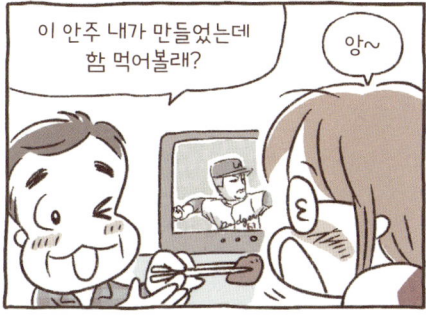

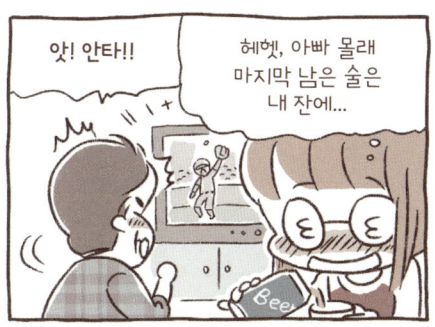

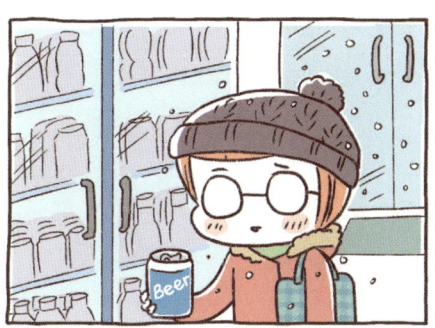

마지막 술자리

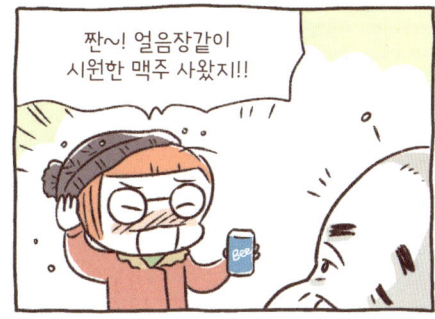

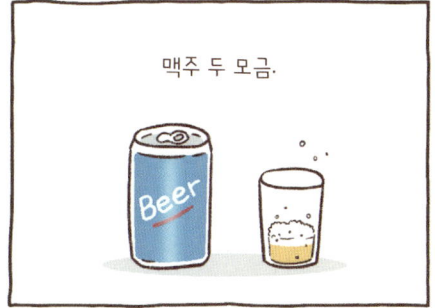

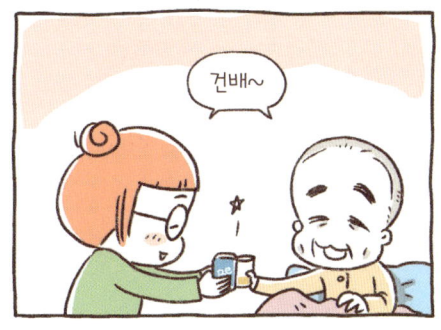

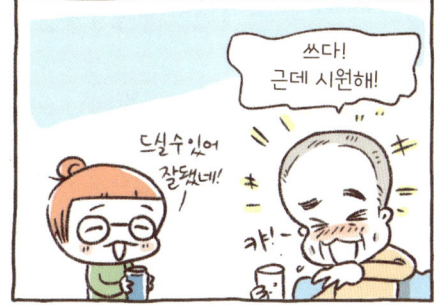

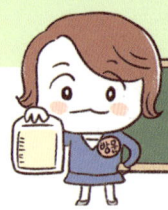

극심한 식욕부진과 구강 건조 관리

여명이 월 단위 이하가 된 말기 암 환자는 극심한 식욕부진 상태가 된다.

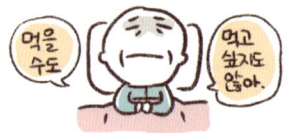

이때 대사이상으로 인해 먹으려 해도 먹을 수 없는 환자에게 무리하게 음식을 강요하면, 환자에게 스트레스와 죄책감만 줄 뿐이다.

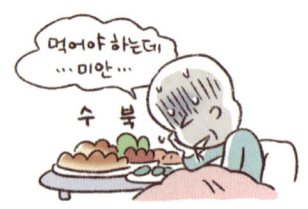

식욕이 감소하고 음식물 섭취량이 줄어드는 현상은 여명이 주 단위로 들어선 환자에게는 자연스러운 과정이며,

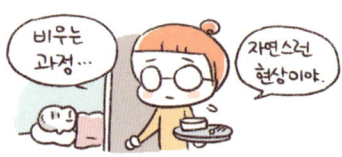

이 시기에는 영양과 수분이 감소해도 증상 완화와 생명 연장에는 관계가 거의 없다.

여명이 다가올수록 음식과 물 섭취보다는 링거를 통해 적은 양의 수액과 영양제를 맞게 된다.

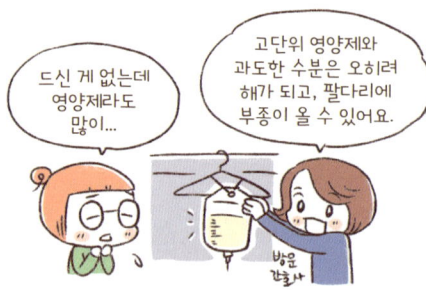

이 단계가 되면 영양을 신경쓰기 보다는 환자에게 '먹는 즐거움'을 줄 수 있는 방법을 찾아보는 게 좋다.

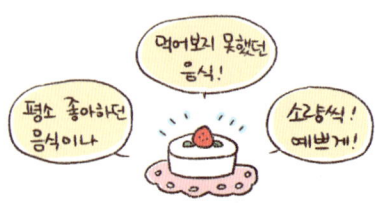

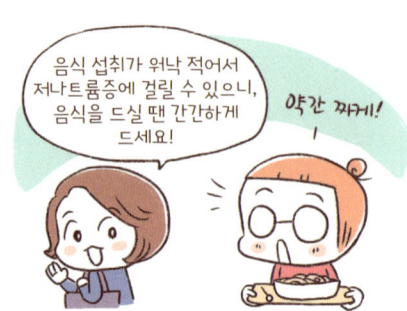

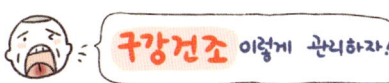 **구강건조** 이렇게 관리하자!

말기 암이 진행될수록 음식을 삼키는 연하 기능이 떨어져, 물 또한 쉽게 삼키지 못해 수분 섭취가 줄어든다.

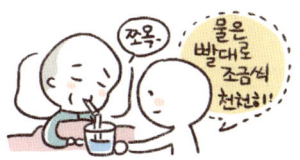

또, 대부분의 환자는 잠이 많아지고, 자는 동안에는 입을 열고 숨을 쉬는 경우가 많아서 혀와 입안이 마르게 된다.

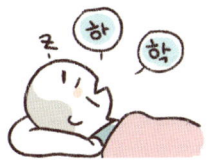

이렇게 몸과 구강 안 수분이 줄면 입 안팎이 금방 건조해지고 갈라져 피가 날 수 있다. 그럴 땐 이렇게 관리하자!

주기적으로 목을 축이고 작은 얼음조각을 입에 물게 하거나, 무설탕 껌 씹기 또는 레몬 주스처럼 시고 단 음료, 탄산수로 침 분비를 자극한다.

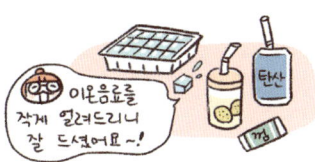

물이나 클로르헥시딘 가글액으로 자주 입을 헹구거나, 손가락에 감은 거즈나 면봉에 가글액을 묻혀 닦아준다.

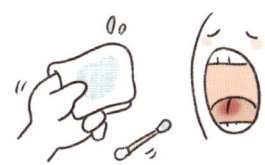

입술도 건조해져 갈라지고 상처가 나는데 1시간 간격으로 입술에 바세린이나 수분 크림 등을 발라주면 좋다.

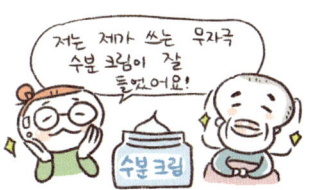

실내 공기가 건조하지 않도록 가습에 신경 쓴다.

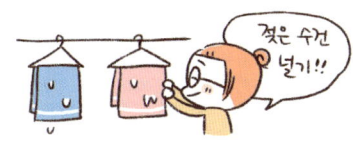

입안 상처가 심하면 의사와 상의 후 입안 연고를 바를 수 있다.

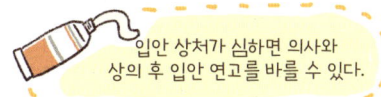

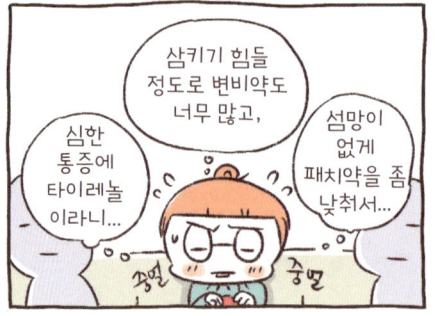
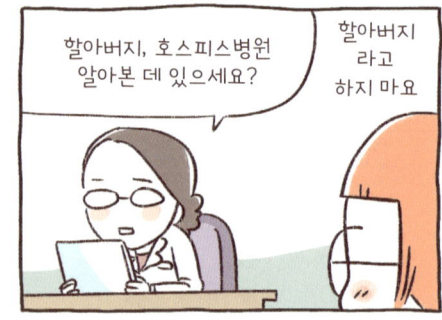
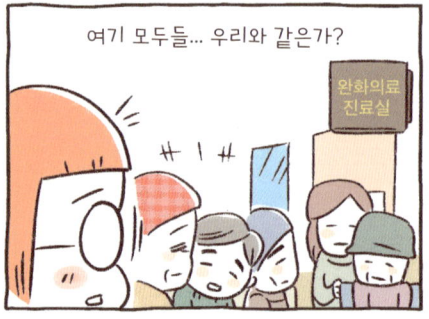
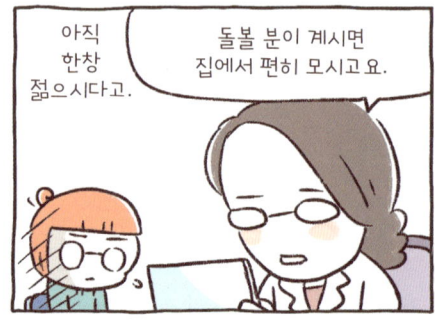
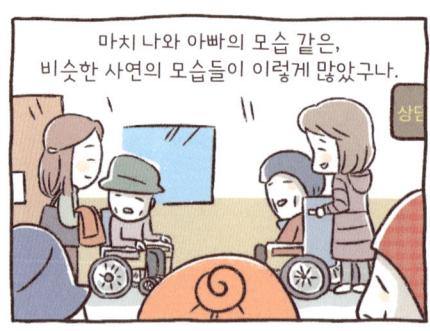
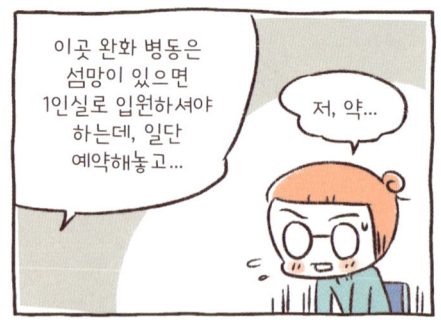
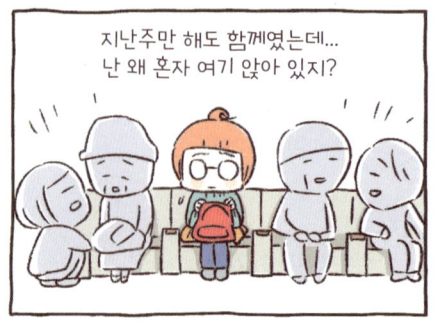
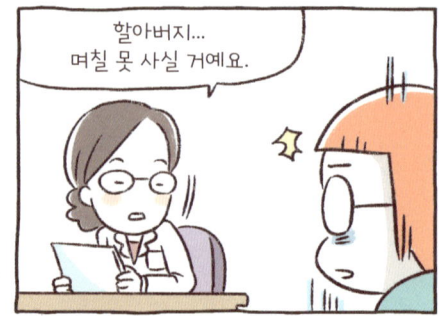

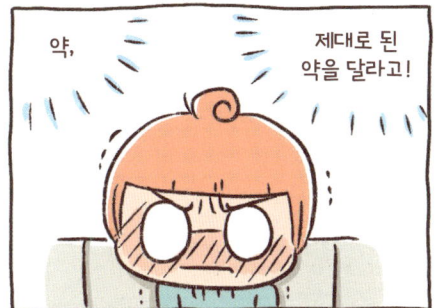
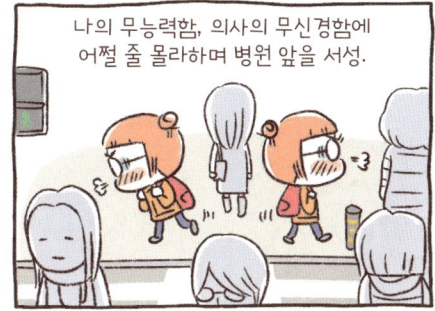
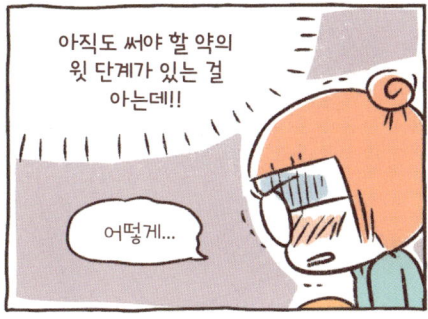
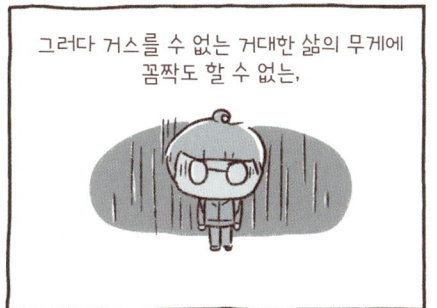
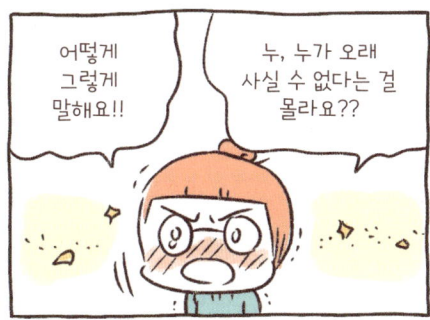
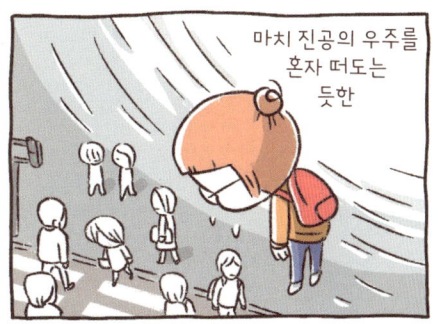
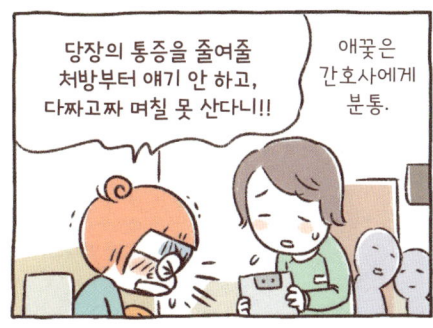
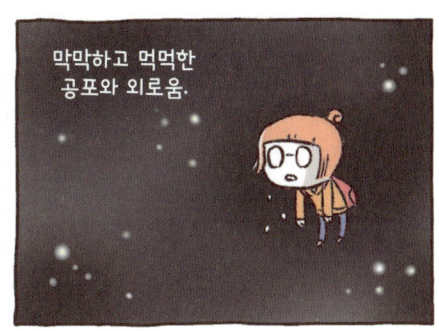

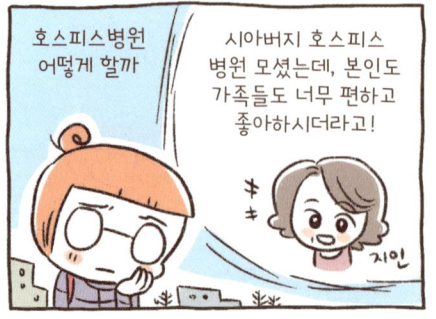
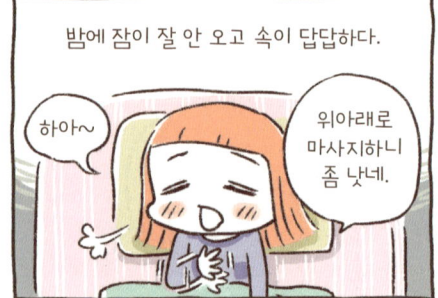
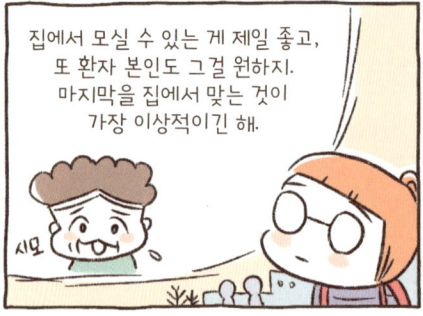
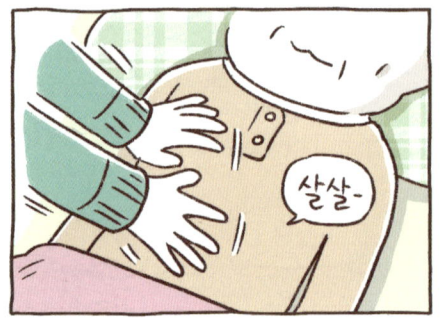
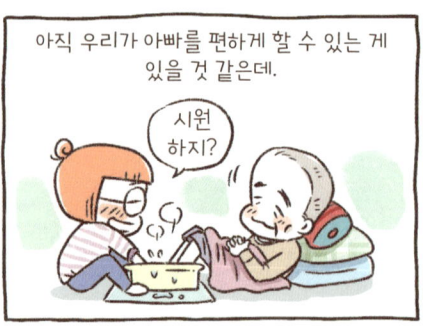
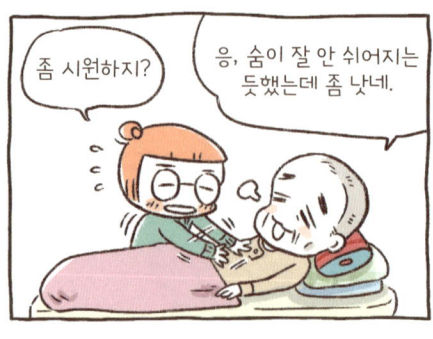
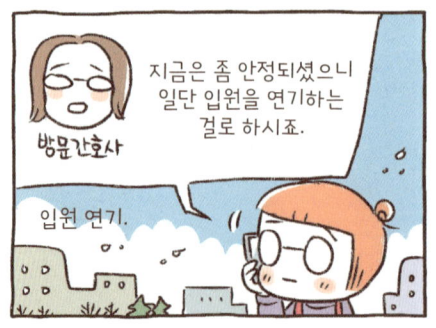
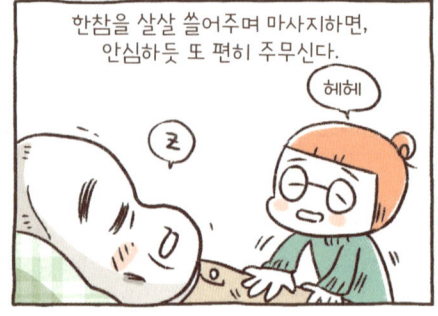

호흡 변화

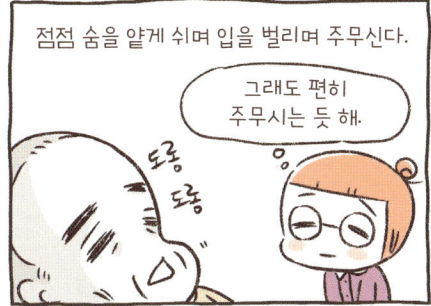

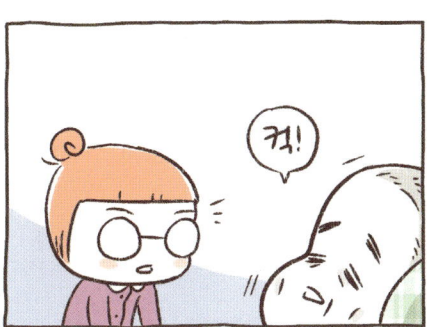

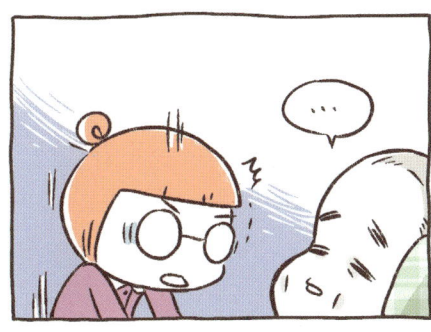

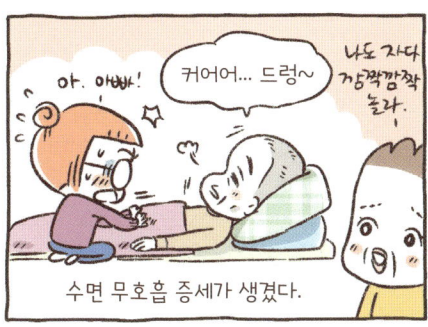

준비

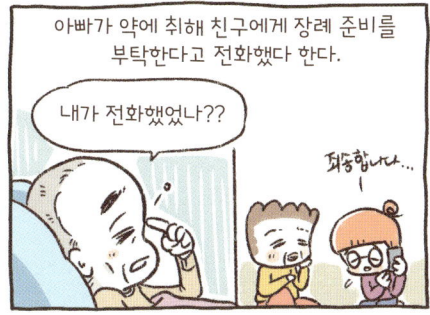

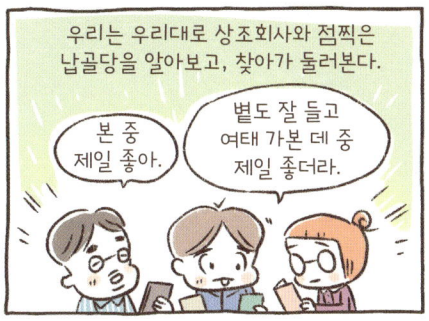

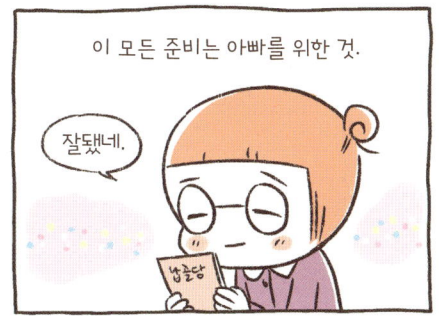

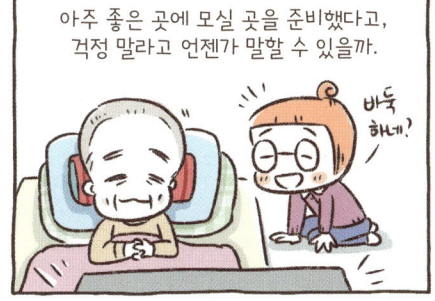

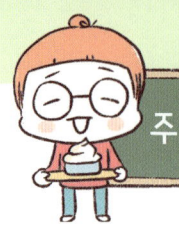

주 단위의 여명 관리

여명이 1~3주 이내가 되면
쇠약감으로 일상생활을
할 수 있는 신체능력이 떨어져,
대부분의 시간을 침대에 누워서 보내야 한다.

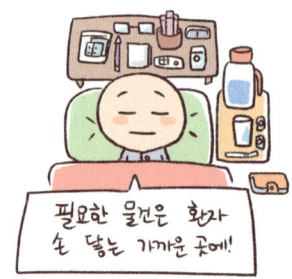

· 허약감 증가 ·

하루 종일 몸이 무겁고 나른해
자는 시간이 점점 늘어 난다.

피로감이 증가하는 이 시기에는 근력을
유지하려 몸을 움직이거나 앉아 있으려
에너지를 쓰기 보다는 꼭 필요한 활동,
꼭 해야 할 일에 체력을 쓰는 것이 좋다.

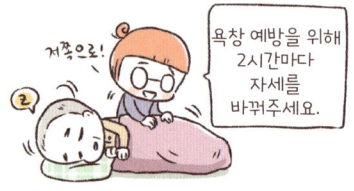

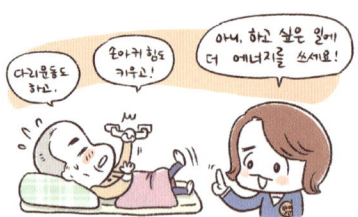

진통제가 졸음을 유발하기도 하지만, 떨어지는
체력을 회복하기 위한 자연스러운 반응이다.

· 목소리 변화 ·

목소리가 작고 약해지며 발음이
불명확해질 수 있다.

이러한 발성장애는 성대가 쇠약해져 야위었기
때문인데, 환자의 입가에 귀를 대고 집중해 듣거나,
하고자 하는 말을 알아채고 먼저 건네는 것이 좋다.

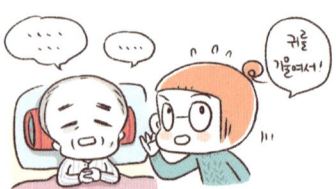

· 시각의 변화 ·

눈 조절 및 시각기능도
체력이 떨어짐에 따라 저하된다.

여명이 다가올수록 눈앞이 침침하고 희미해져
잘 보이지 않는 상태가 되는데, 이때 섬망과 함께
사람을 자주 헷갈려 할 수 있다.

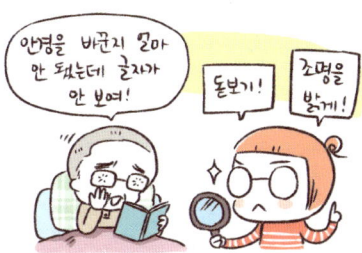

· 발열 ·

말기 암 환자는 미열과 식은땀을 경험한다.

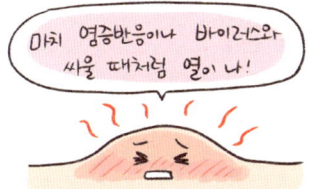

이는 암 자체가 성장하며 열을 내고,
체온조절기능이 떨어지기 때문이다. 또는 감염이나
약물, 신경학적 손상 등이 원인일 수 있다.

열이 있을 때는 원하는 위치에 냉각시트나
얼음주머니 등을 대어 식혀주면 좋다.

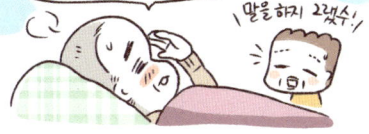

 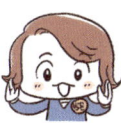 미열과 구내염으로 입안에서 열이 날 때,
셔벗처럼 살짝 얼린 두유나 우유를 마시면
열도 식혀주고 영양 측면에서도 도움이 돼요!

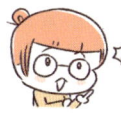 어릴 때
소프트아이스크림처럼
만들어 먹었던
우유 아이스크림!!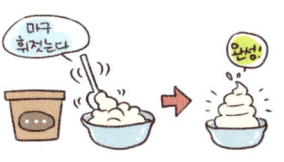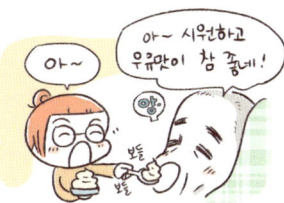

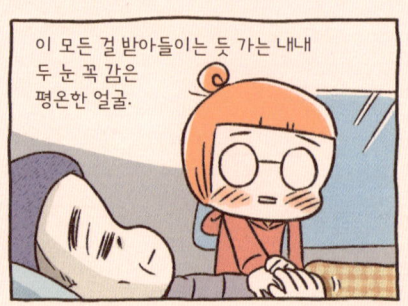

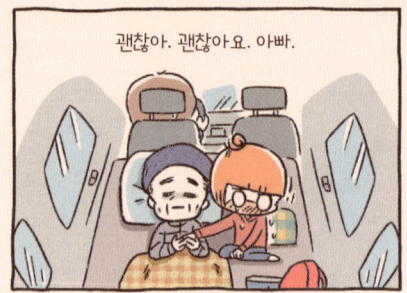

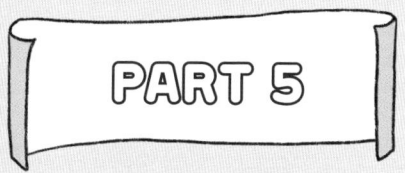

아빠와 이별할 시간이 다가왔다

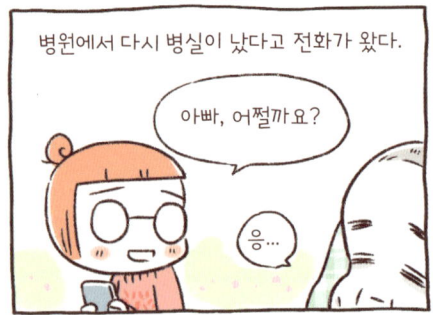
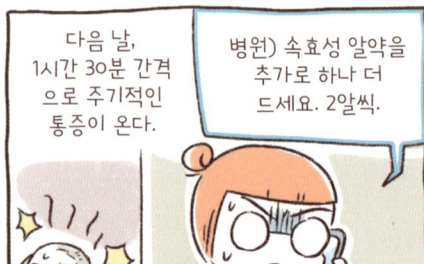
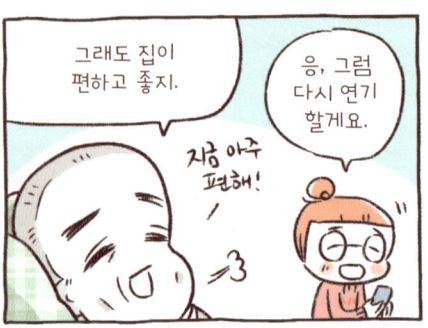
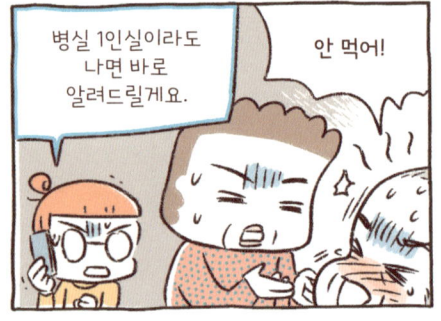
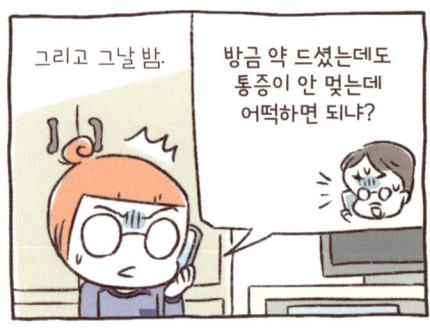
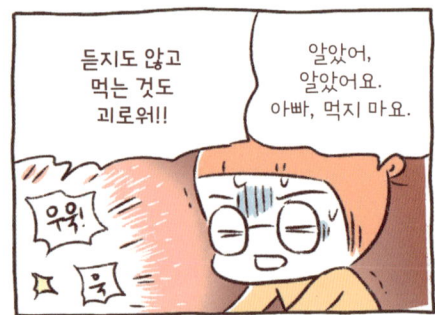
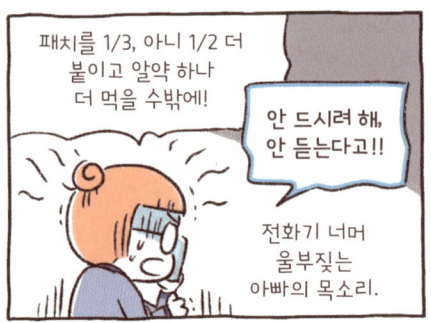
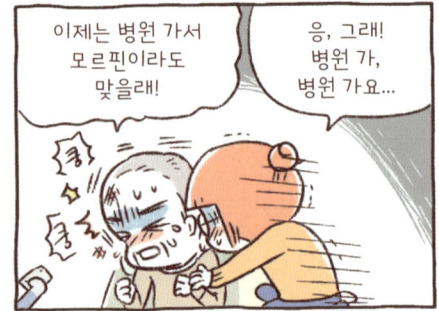

더 이상 조절할 수 없는

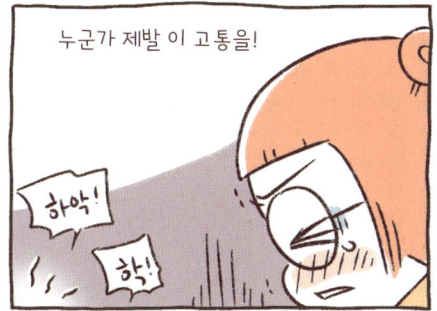

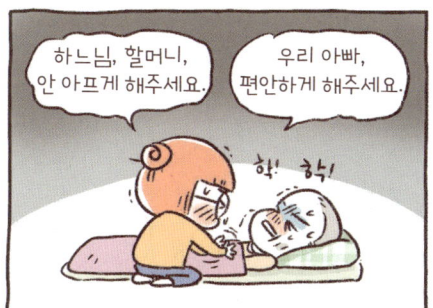

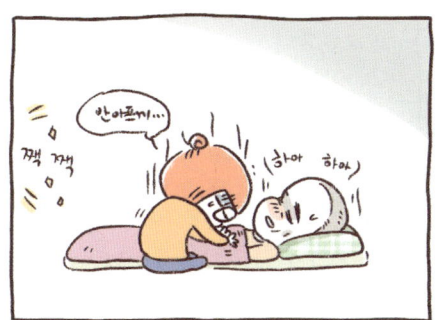

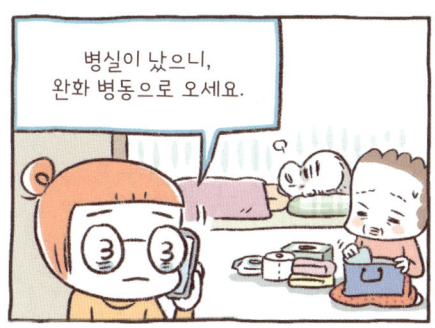

꼭 감은 두 눈

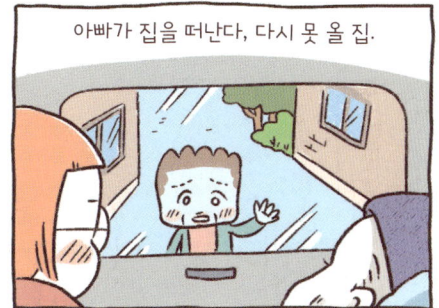

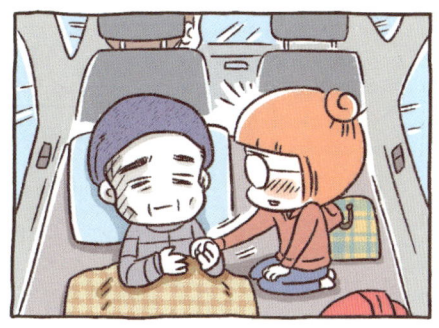

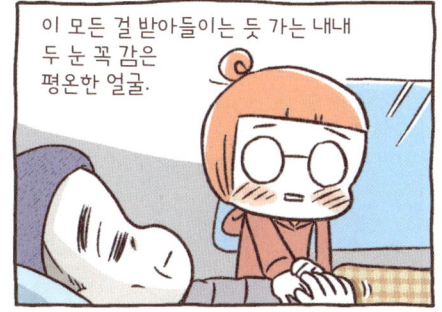

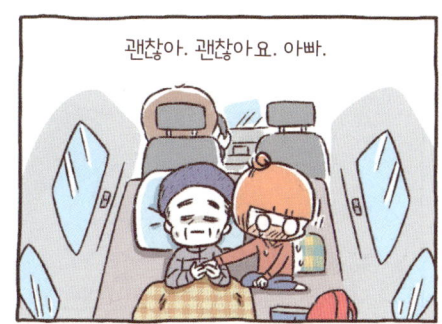

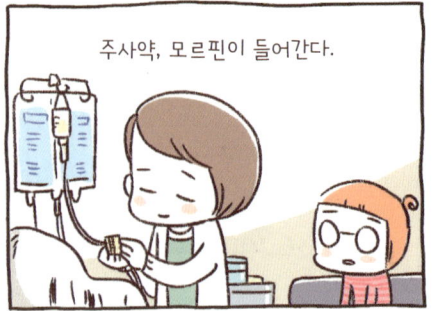
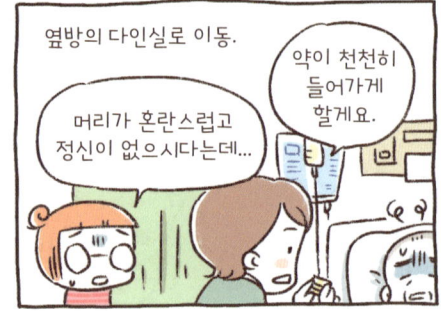
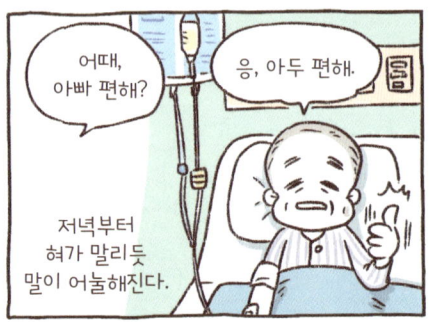
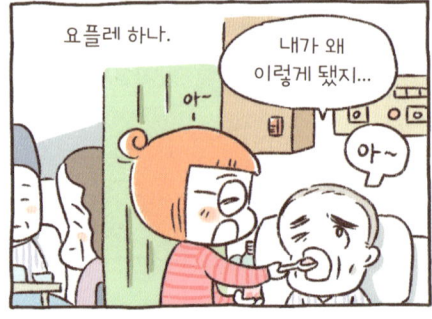
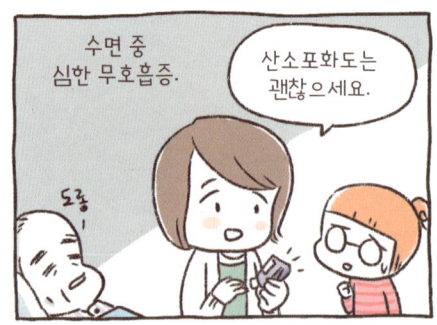
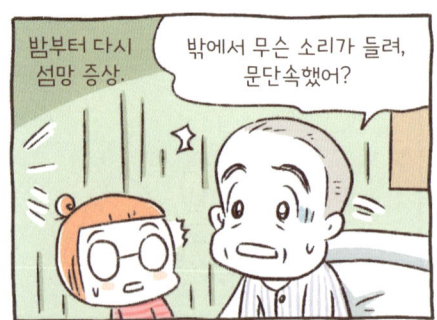
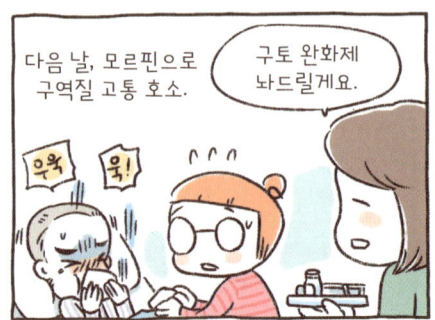
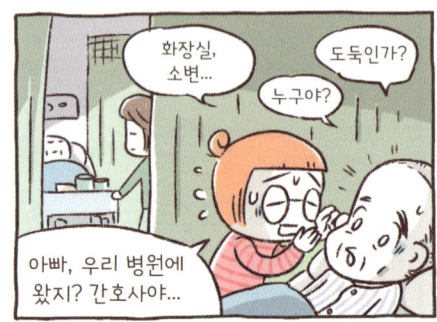

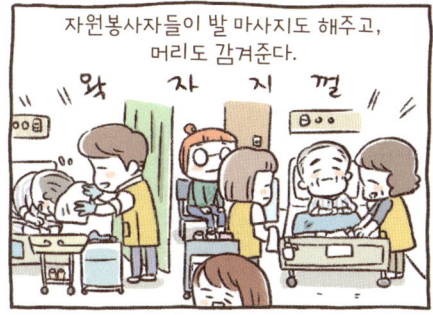
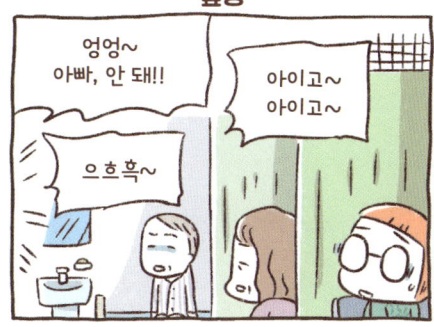
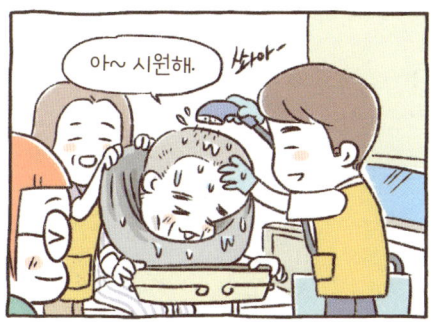
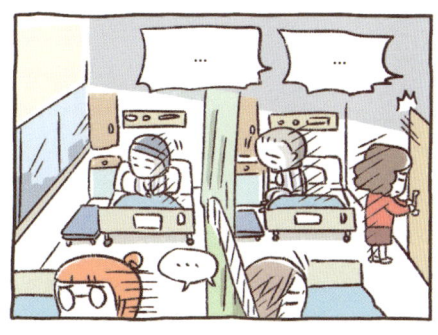
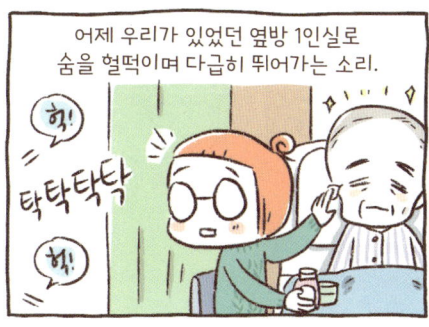
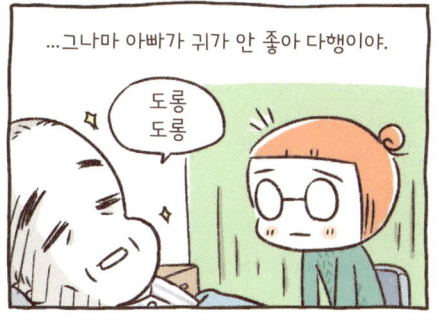
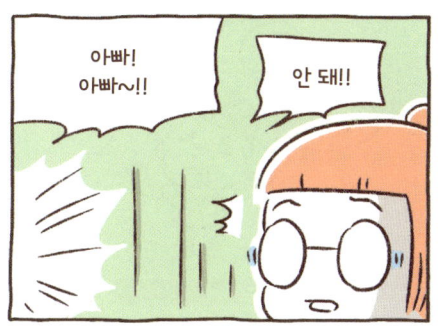
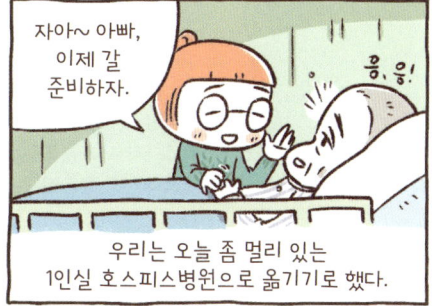

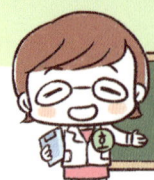

말기 암 환자를 위한 호스피스 완화의료

호스피스 완화의료란 말기 암과 같이
완치가 불가능한 환자에게
적극적인 통증 치료와
고통 완화 서비스를 제공,
삶의 질을 높이고
웰다잉을 목표로 하는 의료이다.

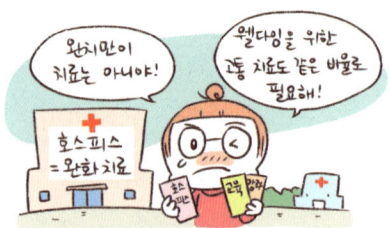

이곳에서는 완화의료 전문팀이 통증, 구토,
호흡곤란, 복수, 출혈, 수면장애 등의 증상을
치료하고, 환자와 가족의 심리, 사회,
영적인 문제 상담, 임종 관리,
자원 연계 및 간호 정보 교육 등을 실시한다

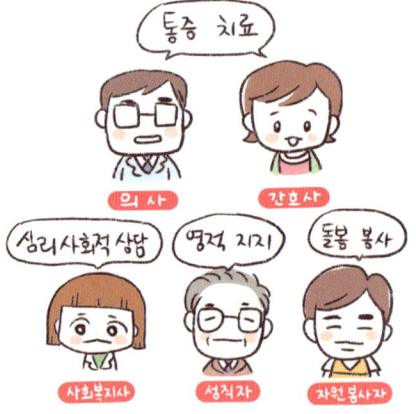

또 요가 및 음악, 미술,
원예 심리 치료 등의 서비스와
전문화된 자원봉사자들의 돌봄봉사 등
다양한 프로그램이 제공된다.

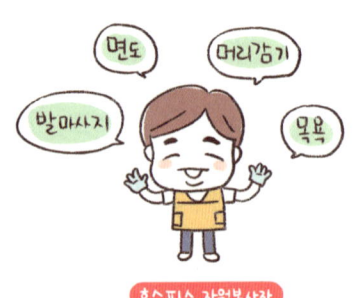

＊ 호스피스 완화의료는 다음 3가지 유형이 있다.

· 입원형 호스피스 ·

말기 암 진단을 받은 환자는 보건복지부에서 지정하는 호스피스전문병원에 입원할 수 있다. 호스피스병원에서는 상담을 통해 포괄적인 초기 평가와 돌봄 계획을 세우고, 각종 호스피스 서비스를 제공한다.

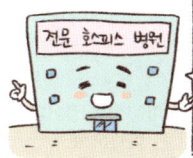

입원을 위해, 의사 소견서와 의무기록 사본, 최근 촬영한 영상 검사 CD가 있어야 해요.

· 자문형 호스피스 ·

별도의 독립된 입원형 호스피스 병동이 아니더라도 일반 병동이나 외래에서도 완화의료진과 전문 인력에게 진료를 받을 수 있다. 현재 전국 주요 상급종합병원과 종합병원에서 운영하고 있다.

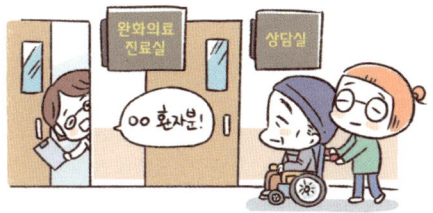

· 가정형 호스피스 ·

환자의 집으로 전문 완화의료진이 방문하여 도움을 주는 서비스로, 환자는 집에 있음으로 심리적으로 좀 더 편안한 시간을 보낼 수 있다. 입원형 호스피스와 동일한 서비스를 받을 수 있고 장비 대여, 응급 방문, 24시간 주 7일 전화 상담도 받을 수 있다.

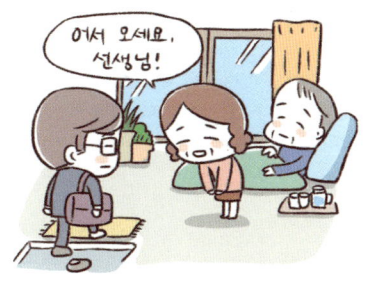

> **호스피스의 최대 핵심은 통증 조절!**

호스피스의료의 궁극적인 목표는
환자의 통증 조절과 신체 증상을 완화시키는 것이다.
이곳에서는 주로 중증 말기 암 환자에게
마약성 진통제인 모르핀을 투여한다.
모르핀은 뇌의 통증 인지 정도를
낮춰주는 역할을 하는데, 통증의 정도에 따라
매 순간 용량을 조절한다.

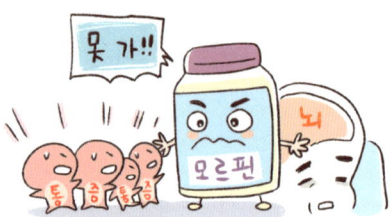

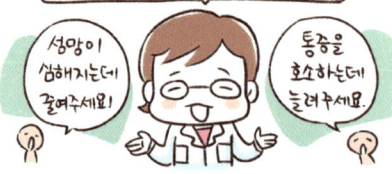

초기 내성이 생기기 전까지는
졸음이나 구역,
구토의 증세가 있을 수 있다.

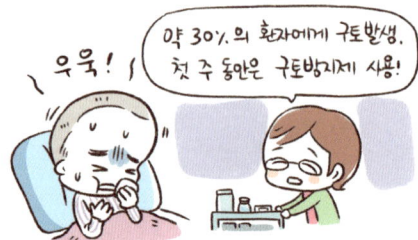

모르핀은 마약성 진통제이지만 중독될 확률은
아주 낮다. 간혹 적정량을 사용했음에도
호흡 억제나 의식 수준 저하가
나타날 수 있으나 아주 드물다.

호스피스 비용은?

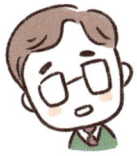

호스피스의료는 다른 의료 서비스와 같이 건강보험이 적용되어, 암 환자는 본인 부담금 5%만 적용됩니다.
(단, 상급 병실료 등 비급여 항목 부분은 병원마다 다름)

최근에는 일반 병동보다 호스피스 완화의료 병동에서 치료하는 것이 비용이 적고 효과는 더 좋다는 연구 결과가 있어요.

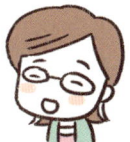

호스피스 병동 1달 입원 시 본인이 부담해야 할 비용은 대개 월 60~70만 원 정도!

간병 서비스를 제공하는 호스피스인 경우, 간병인 비용도 건강보험 적용되어 하루 4,000원 정도!

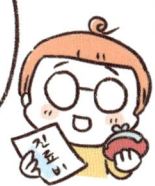

집 근처 호스피스 기관은?

국립암센터 호스피스 완화의료(hospice.go.kr)에서 보건복지부 인정, 건강보험이 적용되는 지역별 호스피스 의료 전문 기관을 찾아볼 수 있다.

체크! 체크!

지역 [시/도 ▼] [시/군/구 ▼]
서비스유형 ☐ 입원형 ☐ 가정형 ☐ 자문형 ☐ 소아청소년 완화의료

2월 8일

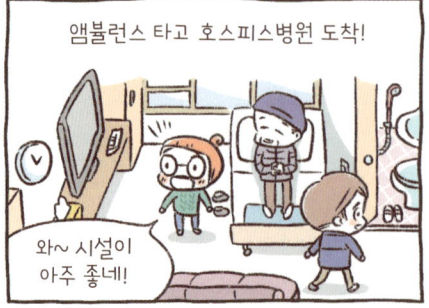
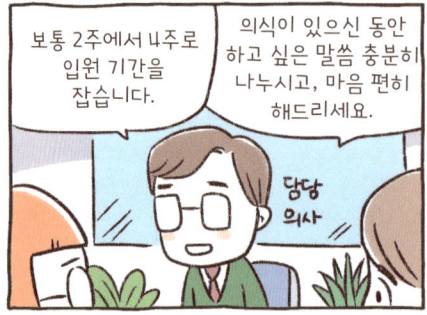
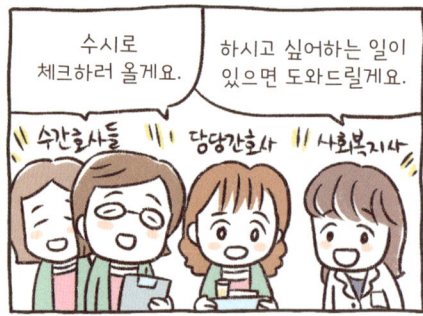
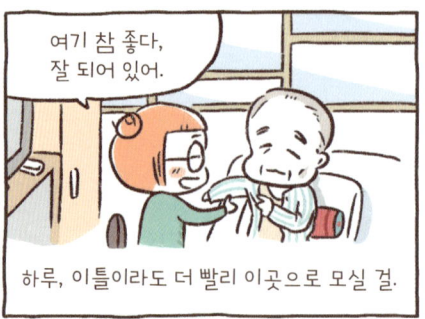

미리 좀

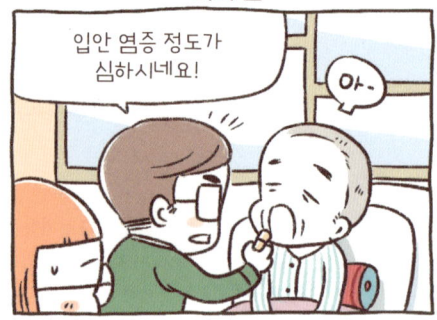
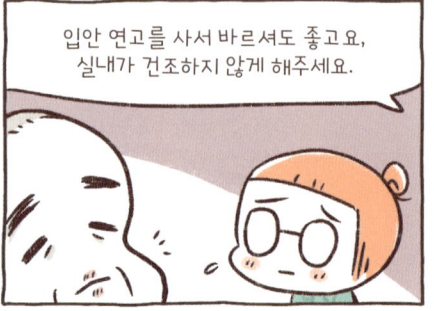
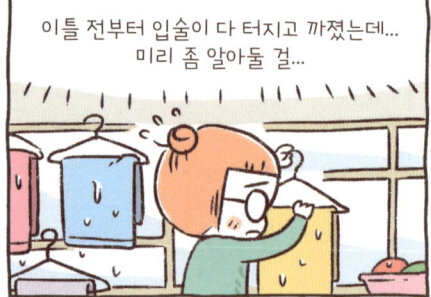
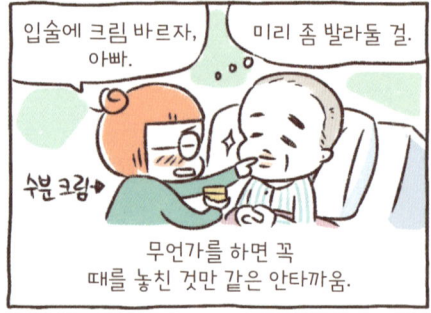

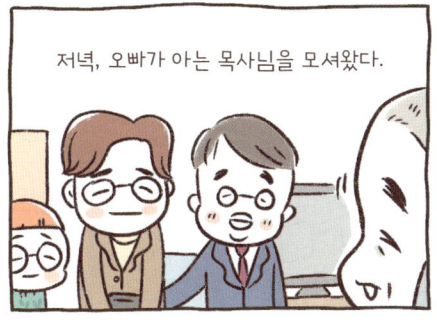
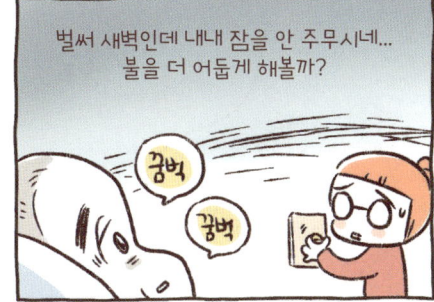
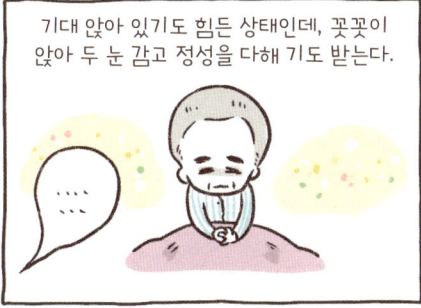
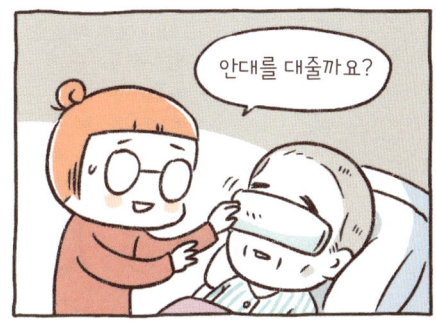
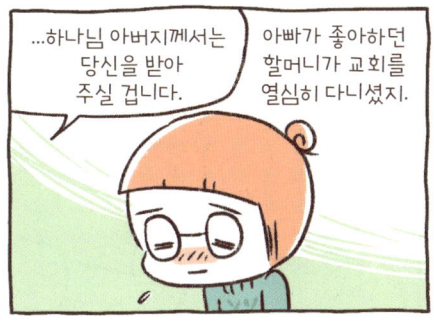
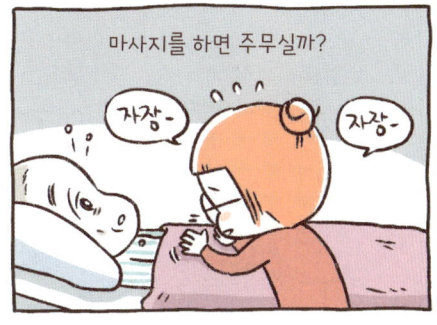
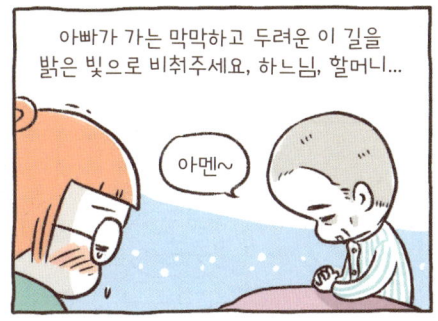
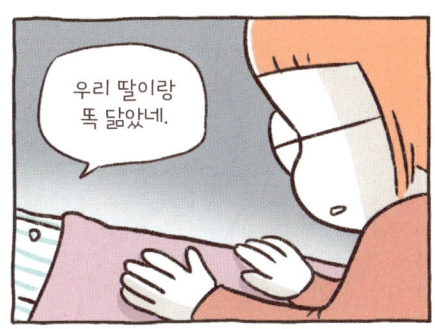

아빠 딸

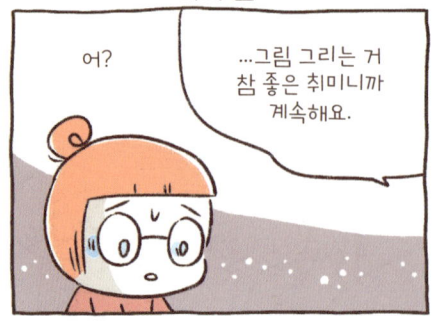

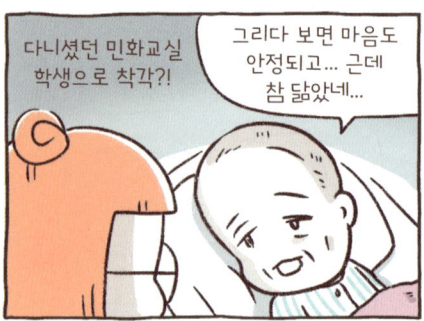

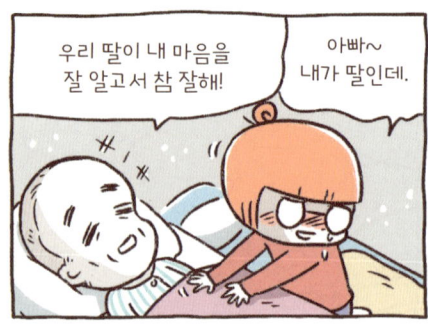

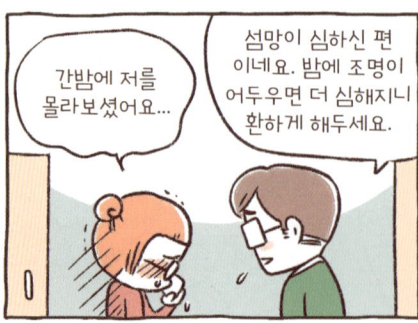

새로운 증상

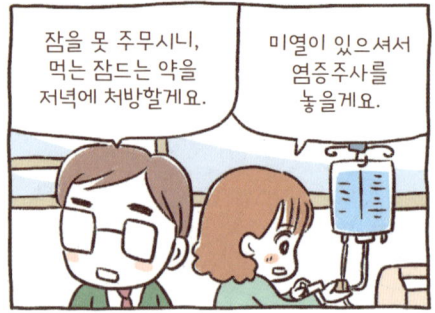

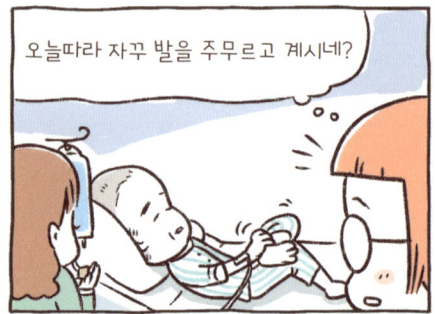

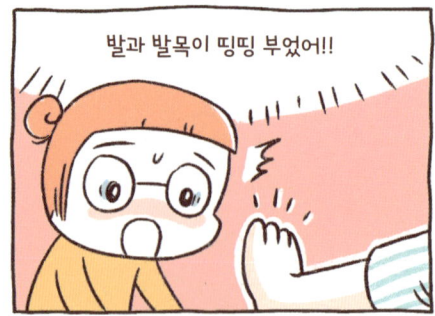

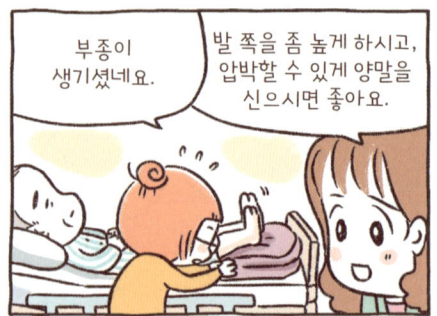

다툼   제일 후회되는

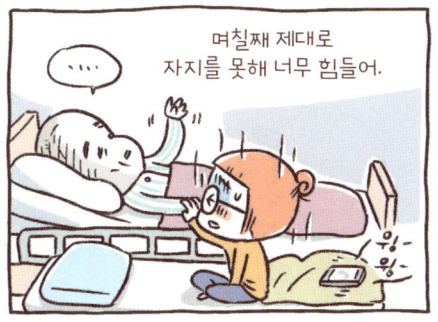
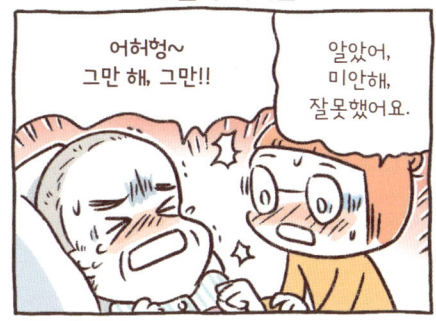
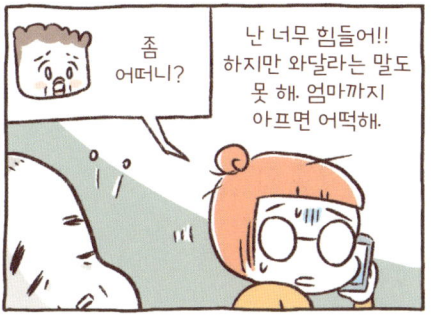
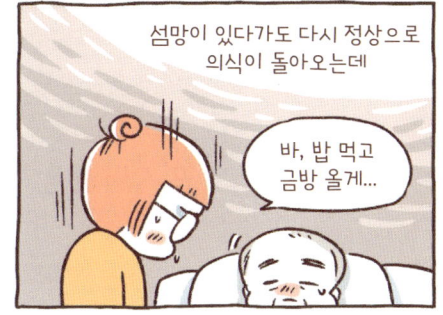
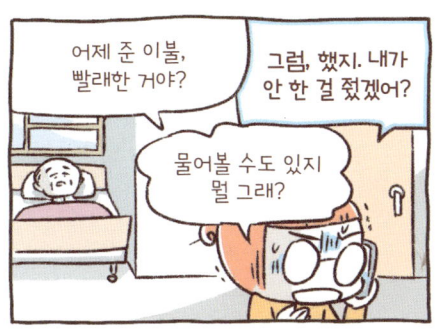
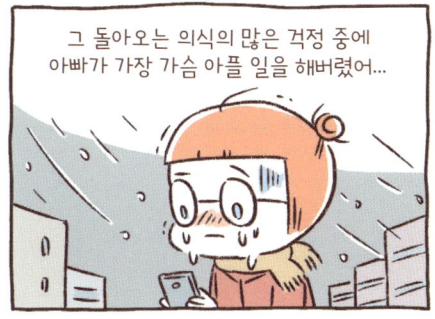
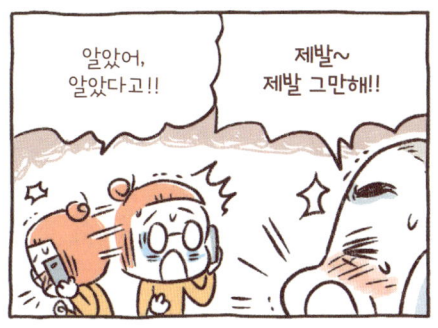
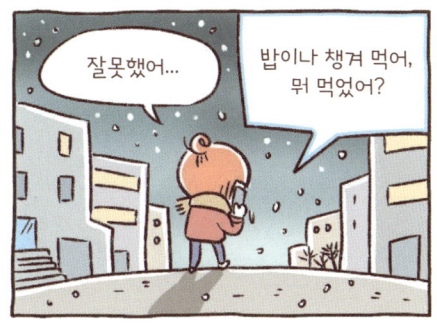

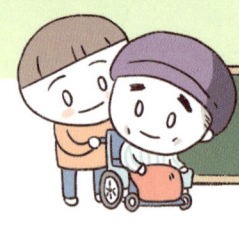

말기 암 환자 돌봄과 가족의 대처

말기 암 환자는 임종이 다가올수록
불안과 두려움으로 마음이 더욱 약해진다.
이때 가족은 환자의 마지막
의지처이자 지지처이다.
여명이 주 단위에서 일 단위로
줄어들면 환자는 더욱 큰 고독감에 빠지기 때문에,
되도록 곁에 머물며 안정을 주는 것이 중요하다.

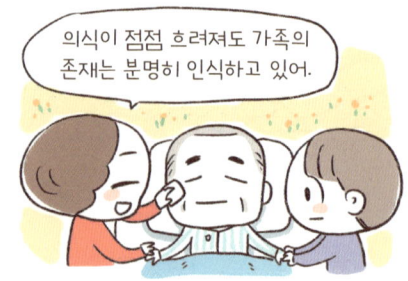

마지막을 함께 준비하는 가족의 돌봄

· 환자의 마음을 편하게 해준다 ·

죽음을 앞두고 있는 환자는 남겨질 가족에
대한 걱정과 상실에 대한 슬픔이 크다.
이러한 환자 앞에서 가족 간의 분쟁, 다툼이
일어나면 환자는 크게 동요하며 괴로워한다.

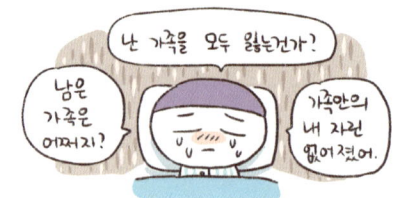

따라서 환자 앞에서는 자극적으로, 따지듯이
대화하는 걸 삼가고 마지막까지 즐겁고 기쁜
마음으로 함께할 수 있도록 배려한다.

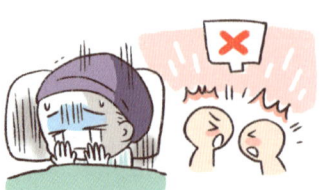

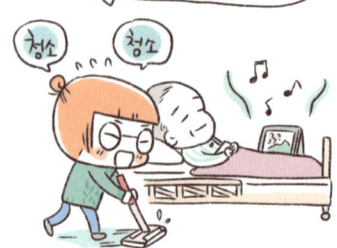

· 환자의 말을 예의 바르게 듣고, 대화한다 ·

임종을 앞둔 환자는 기운이 없어 목소리도 작고 발음도 불확실해지며, 하고 싶은 말을 문장으로 구성하는 것을 힘들어한다. 따라서 끈기 있게 듣고 예의 바르게 질문하며 환자가 말하고자 하는 의미를 알기 위해 노력한다.

임종기 환자는 마중 체험이라 하여 보통 사람에게는 보이지 않는 존재나 풍경에 대해 말하고는 한다. 이는 정상적이고 평범한 과정이므로 무시하거나 부정하지 말고 그대로 받아들여 준다.

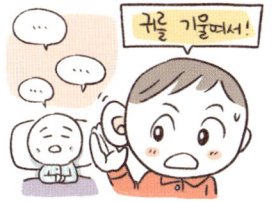 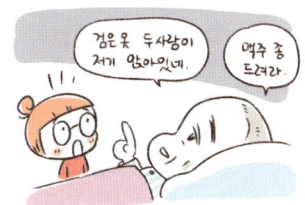

섬망 중 지금껏 하지 않던 말을 하더라도 속엣말이 아닌 임종기 섬망 증상이므로 동요하지 말고 냉정히 대처한다.

여명이 수일 단위가 되면 주변 사람을 잘 알아보지 못하고 다른 이로 착각하는 경우가 많다. 이는 섬망뿐 아니라, 체력 저하로 시력이 급격히 떨어져 잘 보이지 않는 이유도 있으니 환자 가까이 다가가 이야기하는 것이 좋다.

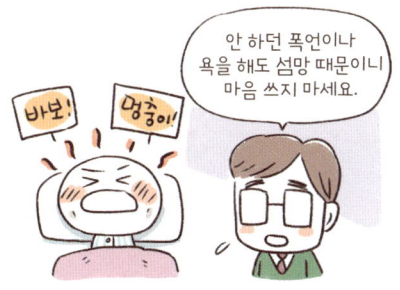 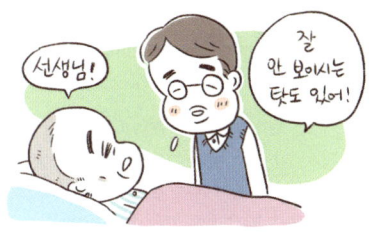

· 마지막 인사를 한다 ·

임종이 다가올수록 가족은 환자의 곁을 지키며 자주 뒤척여주고, 손을 잡거나 껴안아주며, 조용히 귀에 대고 하고 싶은 말, 마음의 짐을 덜어주는 말을 나눈다.

이러한 평화로운 이별의식은 환자에게 삶을 의미 있게 마무리하고 떠나도 된다는 죽음의 수용과 안도를 줄 수 있다.

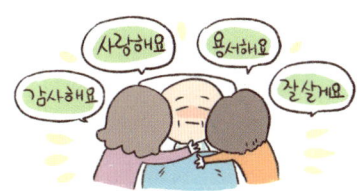 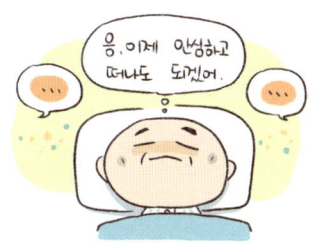

· 간병 가족의 관리 ·

누구나 후회가 남는 간호

간병 가족은 간혹 자신의 실수나 부족함으로 자책을 하는 경우가 많은데, 간호에 있어서는 누구나 헤맬 수 있고 후회가 남는 게 당연하다는 걸 받아들여야 한다.

솔직하게 의논할 수 있는 상대와 간호의 힘듦을 대화하고, 적극적으로 묻고 답을 구하면, 앞으로 다가올 일에 대한 불안과 부담을 줄일 수 있다.

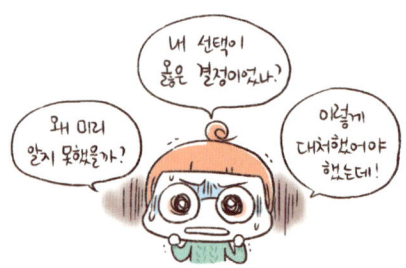
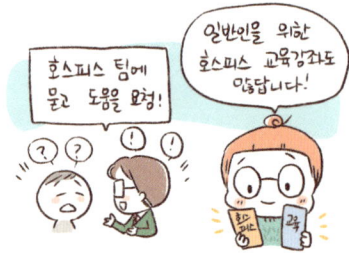

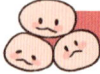
공평한 간호

간병 가족 대부분은 신체적이나 정신적으로 상당히 지칠 수 있다. 지나친 책임감이나 부담은 몸과 마음에 무리를 주어, 스트레스뿐 아니라 우울 증상까지 올 수 있다.

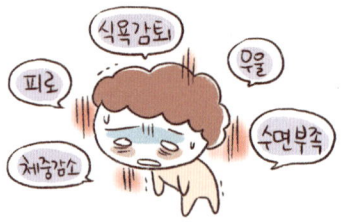

간호에 대한 가족 간의 역할과 기간을 나누어 분담을 하는 것이 좋고 잠깐이라도 휴식을 갖는 것도 필요하다.
이는 각자가 소진되지 않도록 하기 위함은 물론 환자를 돌볼 수 있는 기회를 가족 간에 공평하게 나누며 각자가 의미 있는 시간과 기억을 갖기 위한 것임을 잊지 말아야 한다.

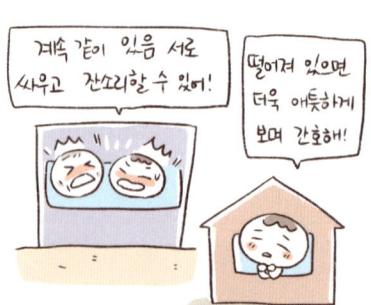

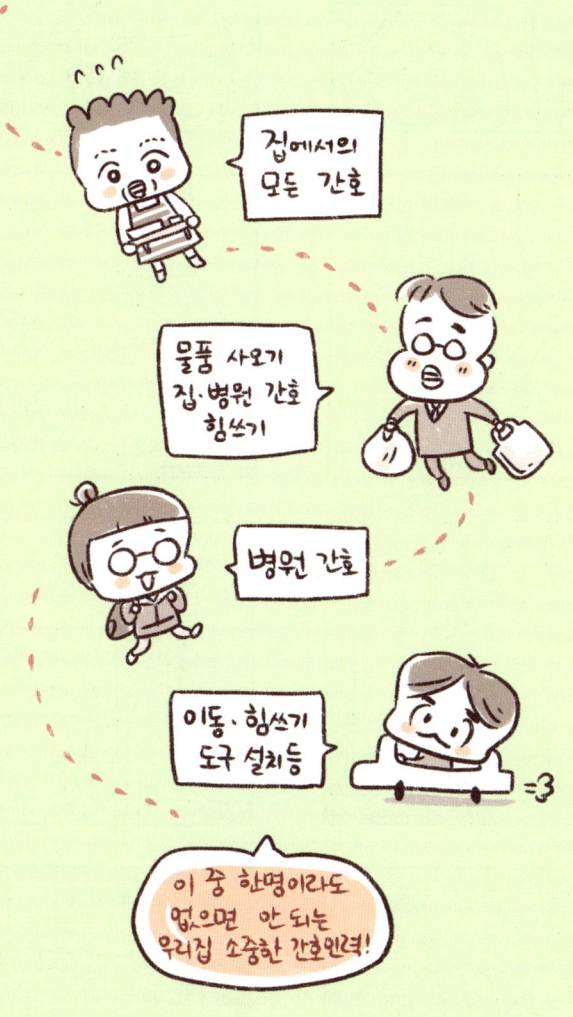

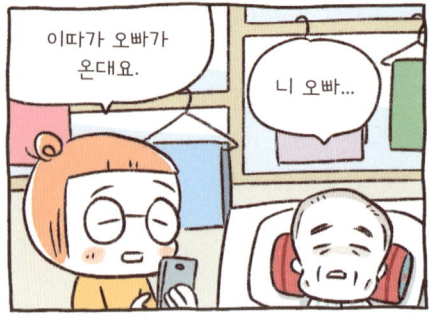
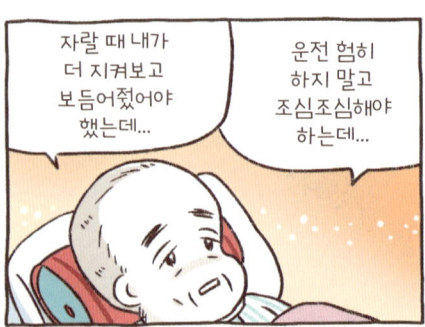
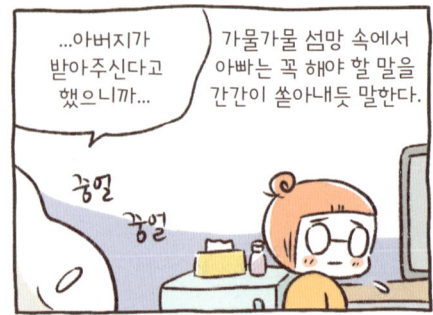
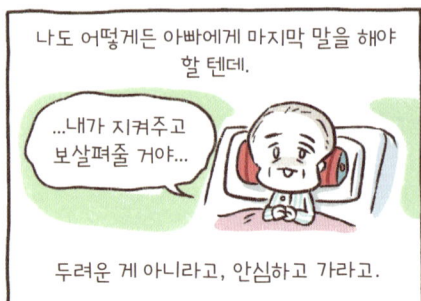
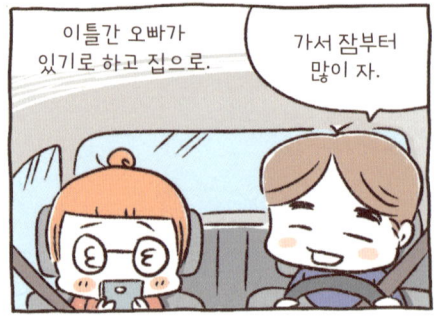
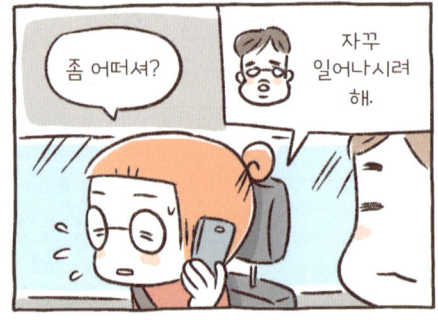
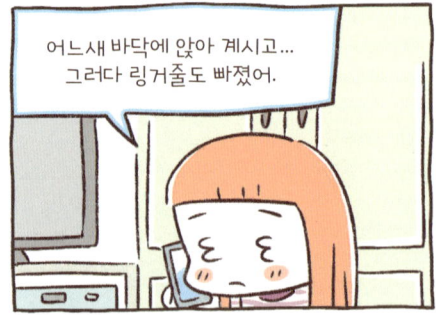
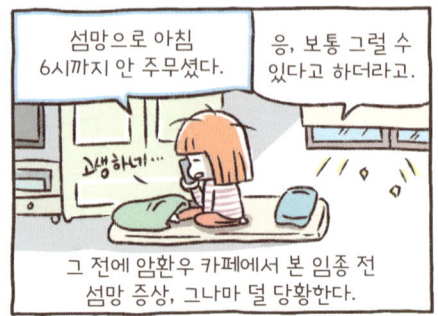

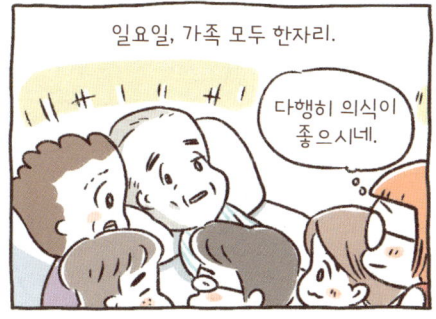
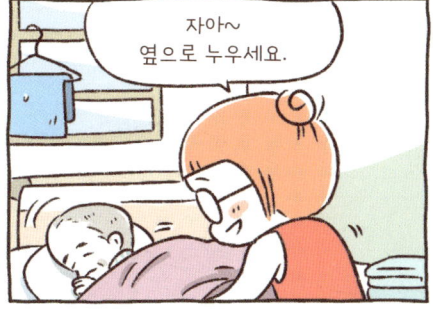
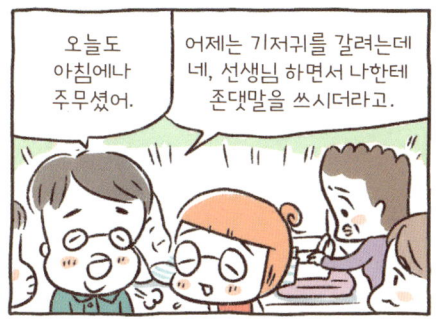
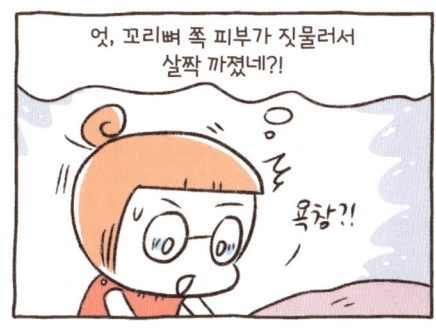
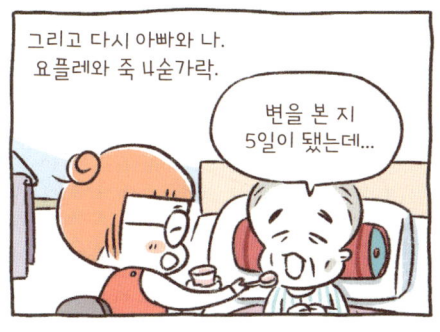
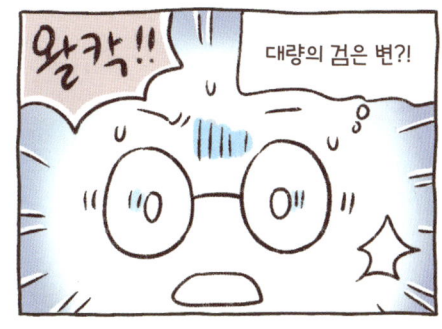
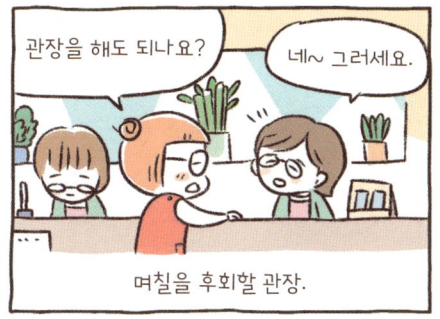
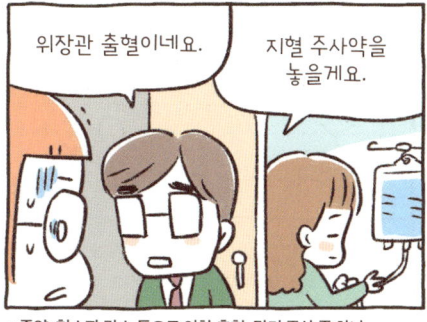

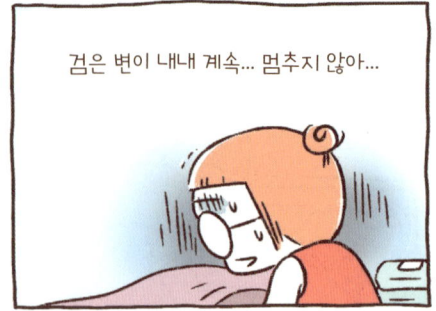
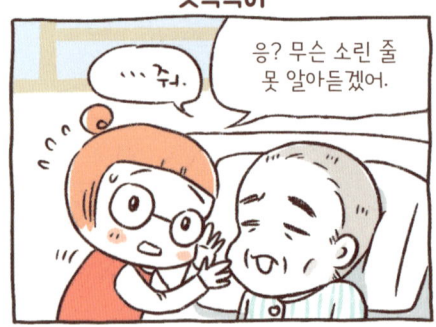
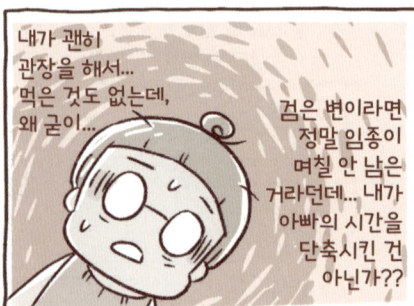
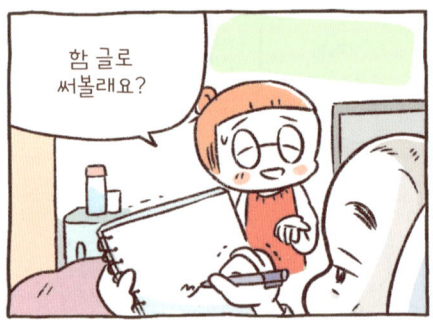
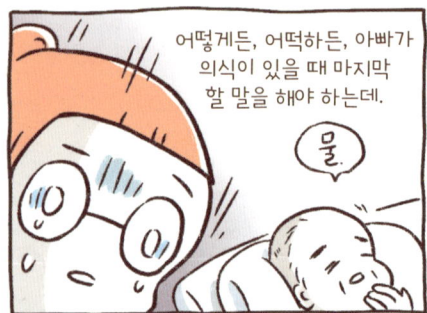
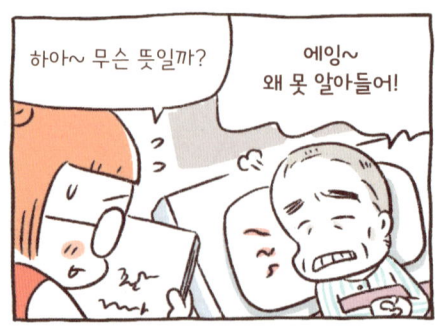
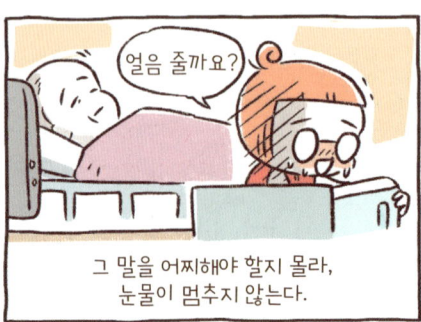
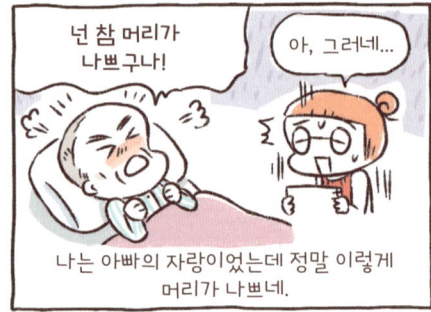

우리 텃밭

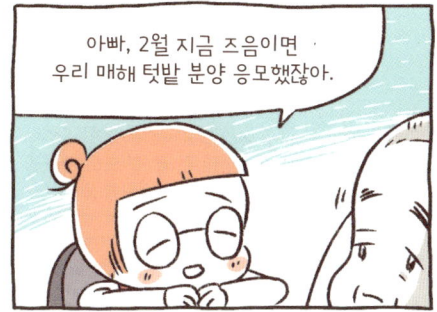
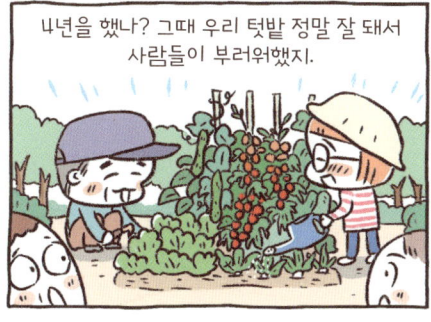
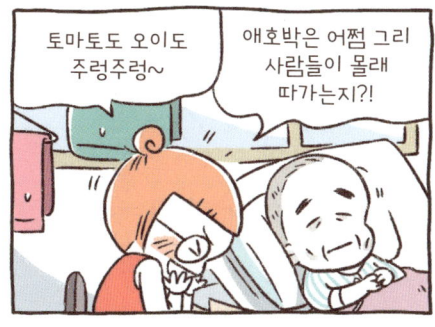
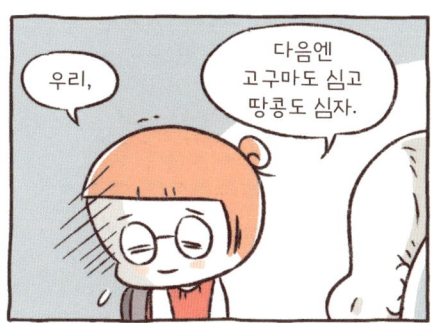

새빨개진 얼굴

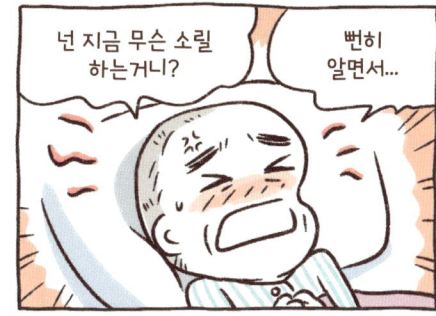
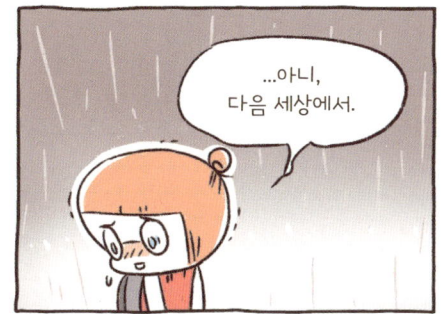
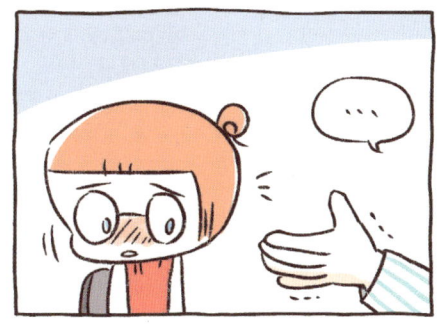
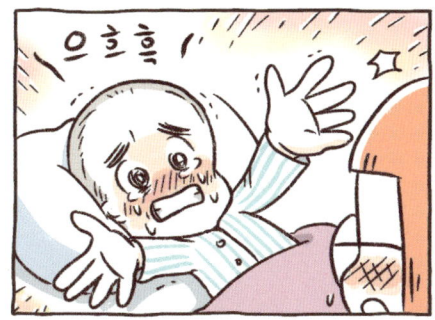

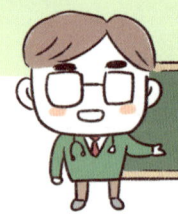

일 단위의 여명 관리

여명이 1주일 이하, 일 단위가 되면 지금까지의 증상이 더 심해지거나, 새로운 증상이 급변하여 나타나기도 한다. 다른 질환에 비해 암은, 임종기 증상을 통해 마지막 시기를 가늠할 수 있는 예측 수치가 높다.

임종기 과정을 알면, 지금의 상황에서 꼭 해야 할 일을 할 수 있고, 앞으로 다가올 증상에 대해 덜 당황하며 대처할 수 있다.

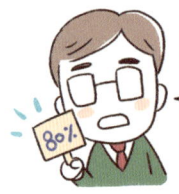

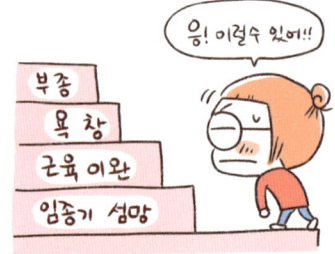

말기 암 환자는 영양제를 묽게 탄 수액을 정상인보다 적게 맞는데도, 축적되지 못한 수분이 혈관 밖으로 빠져나와 다리 등에 말초 부종이 생길 수 있다.

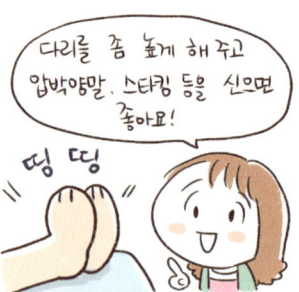

이는 혈관에 물을 저장해주는 알부민이란 단백질이 부족하여 생기는 현상인데, 혈관에 저장되지 못한 수분이 혈관 바깥으로 나와 다리 부종, 복수 등의 증세를 만든다.

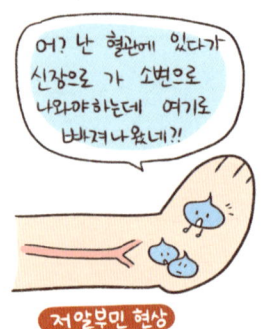

욕창은 전신 상태가 나빠지면서
압력과 마찰 받는 부위에 생겨나는
피부 손상이다.
피부가 빨갛게 변하다가 심해지면 괴사하는데,
대개 하루 사이로 빠르게 진행되고
잘 낫지도 않는다.

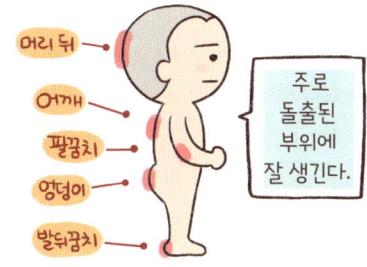

예방을 위해선 자주 체위를 바꿔주는 것이
가장 중요하고,
몸의 압력이 분산되도록
에어매트리스 등의 사용도 도움이 된다.

이미 생긴 상처는 의료진에게 알려 자주
철저히 소독하고, 아프고 따가워하므로
두께가 있는 폼 드레싱 처치를 한다.

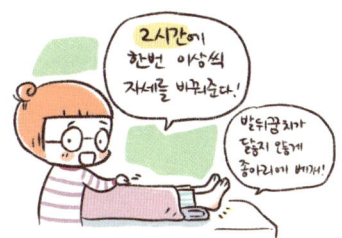

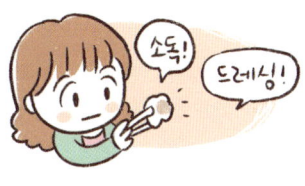

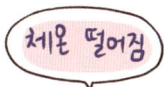

혈액순환의 저하로 손발이 점점 차가워지게 되는데
이는 혈액순환이 사지로부터 점차 몸의
중요한 기관으로 옮겨가기 때문이다.

식은땀을 흘리거나 점차 피부색이
창백하거나 검푸르게, 또는 황달로 변하기도 한다.

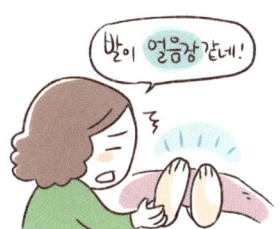

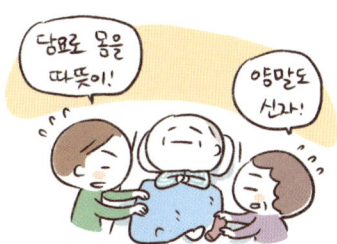

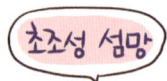

일 단위 여명이 될수록 환자는 막연한 통증 속에 점점 안절부절못하고 초조해하며, 무언가를 자꾸 되풀이하는 증상을 보일 수 있다.

다리의 위치를 빈번하게 움직여달라고 부탁하거나, 배변에 무척 구애받아 자주 소변을 보려 힘쓰고, 화장실에 가려고 무리하게 일어나려 한다.

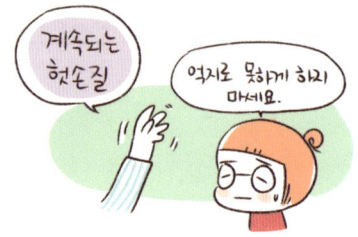

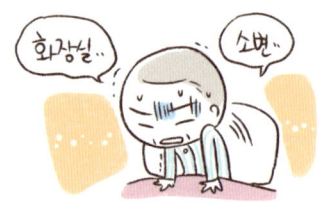

이러한 과활동 증상이 늘어나는 초조성 섬망은 임종기 전체 환자의 2/3에서 나타난다.
초조성 섬망은
밤낮이 바뀌는 경우가 많고,
이어지는 불면은 섬망을 더욱 심각하게 한다.

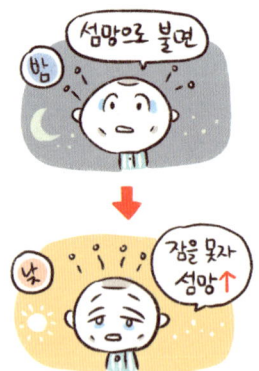

반복 동작을 못 하도록 억지로 제어하지 말고, 가벼운 마사지와 같은 스킨십과 차분한 음악 등으로 조용한 환경을 조성하여 안정시켜 주는 것이 좋다.
밤에만 먹는 진정제를 처방받을 수도 있다.

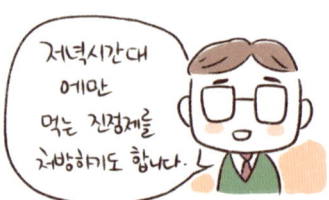

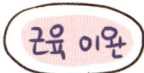

환자의 근육 강도와
긴장도가 떨어져,
몸을 가누지 못하거나
다리를 힘없이 떨굴 수도 있다.
이때 베개나 쿠션 등으로
자세의 안정을 주면 좋다.

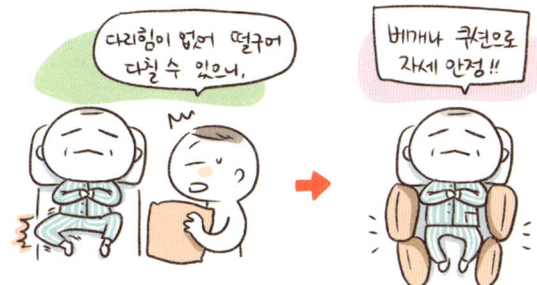

또 소변과 배변을 조절하는 근육이
힘을 잃어 변실금이 생긴다.
임종이 시간 단위로 임박하면
괄약근 능력이 완전히 소실되어
대량의 수분과 분비물이 나올 수 있다.

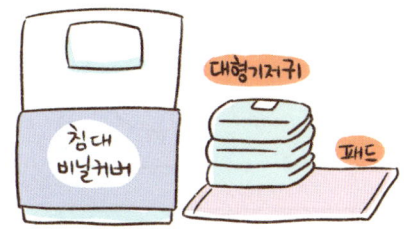

비닐커버를 홑이불 밑에 깔아두고,
대형 기저귀와 패드를 준비한다.

마지막 인사

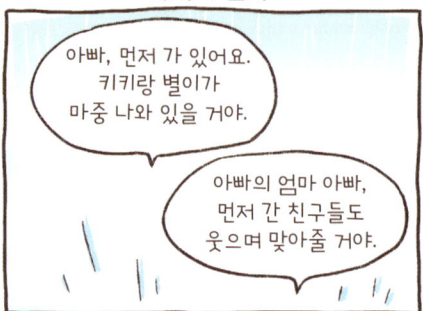

* 키키, 별: 먼저 간 강아지들

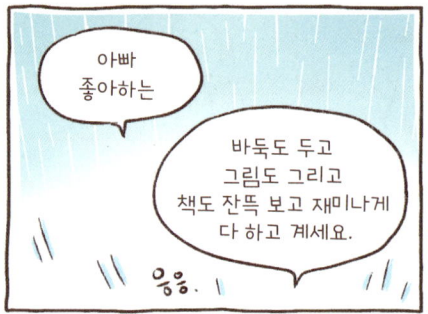

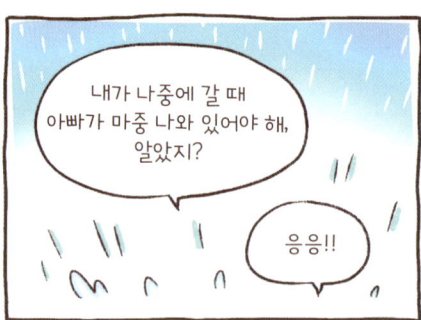

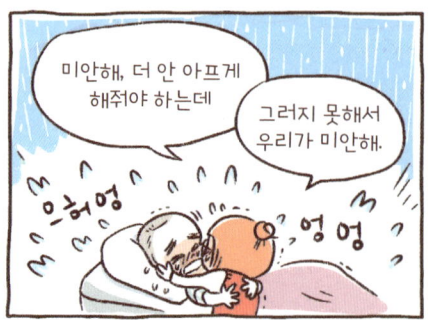

준비

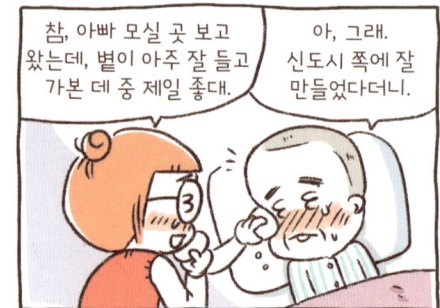

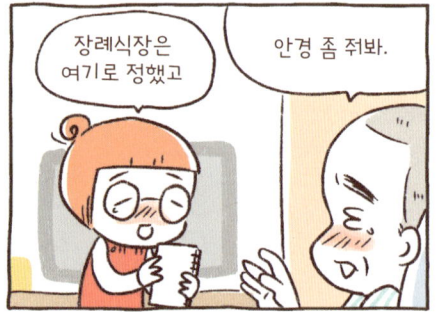

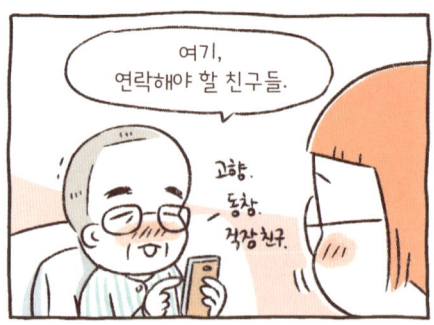

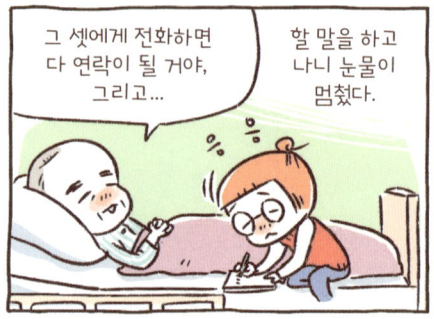

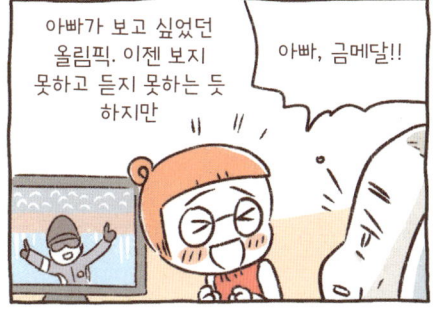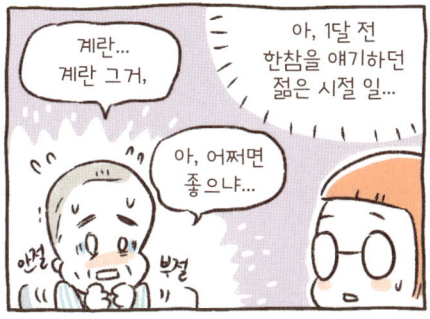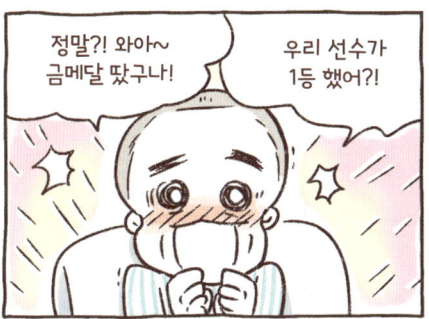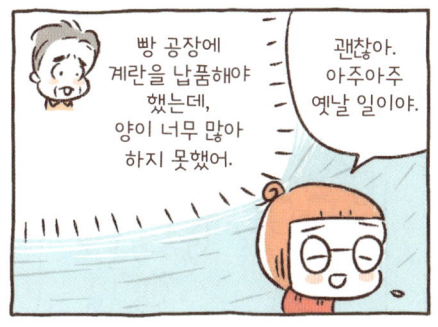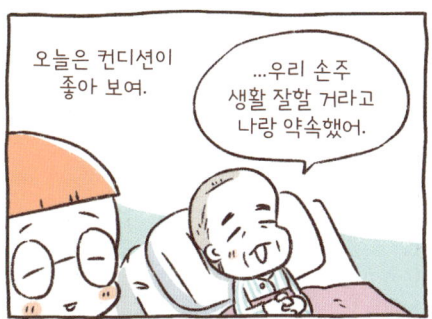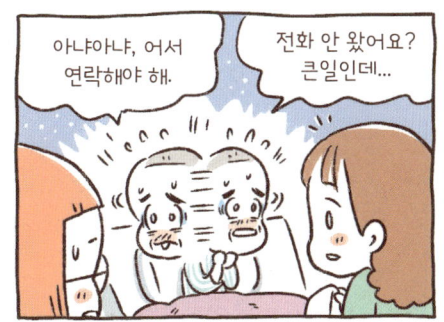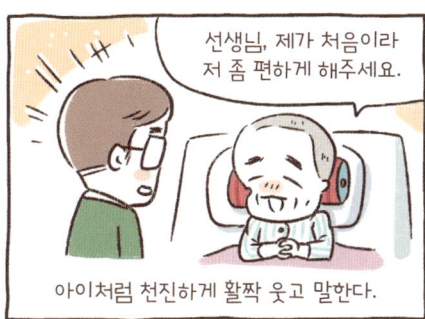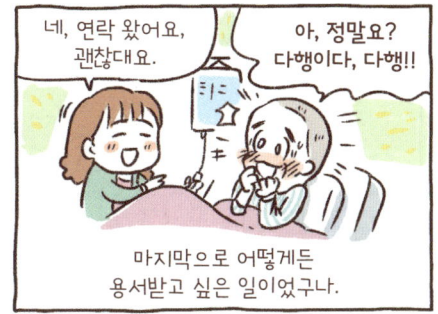

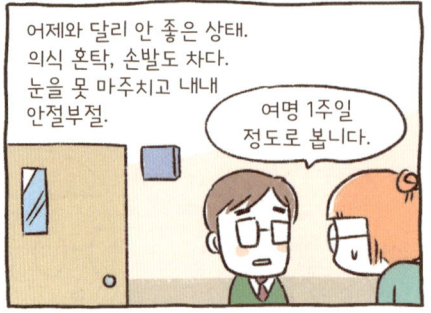
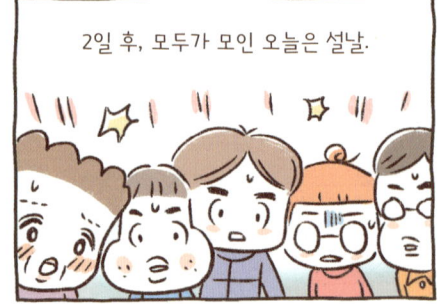
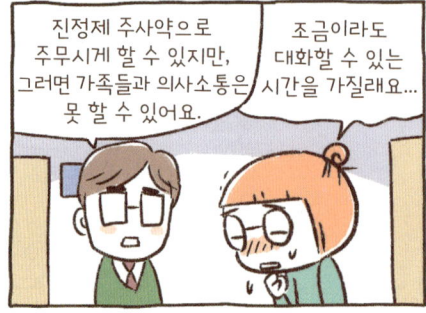
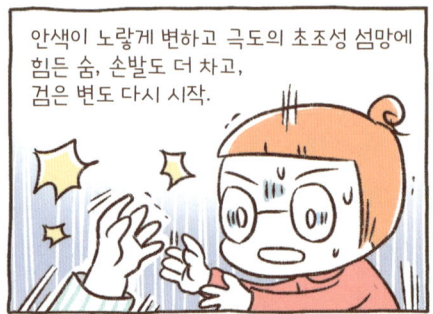
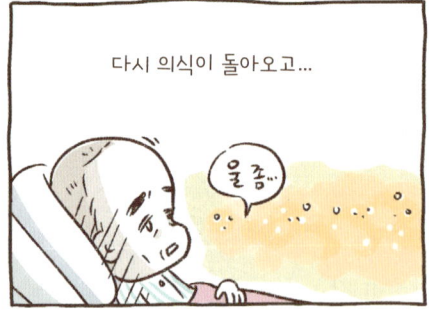
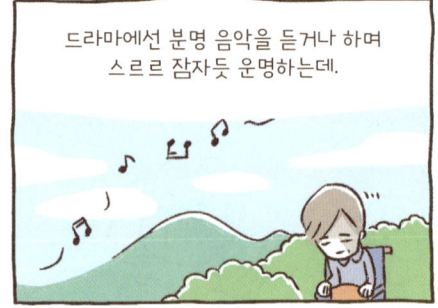
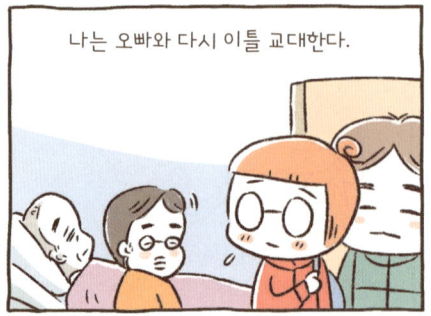
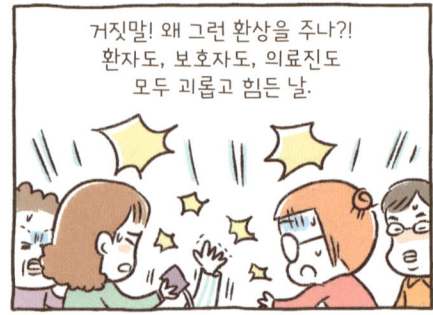

마지막 고비

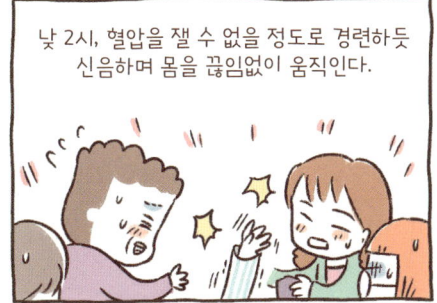

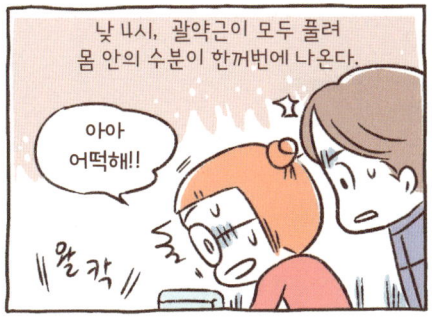

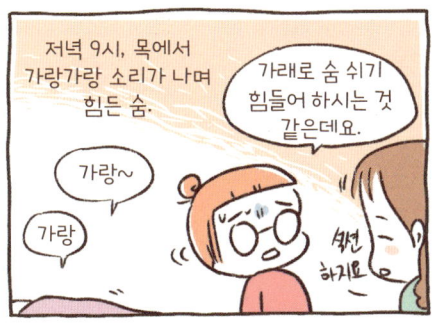

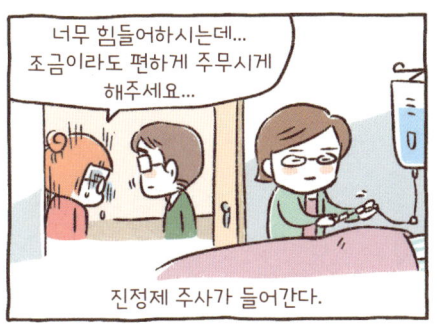

2월 17일

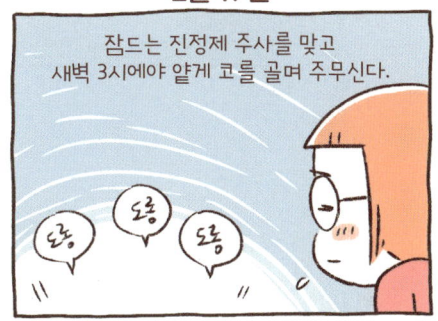

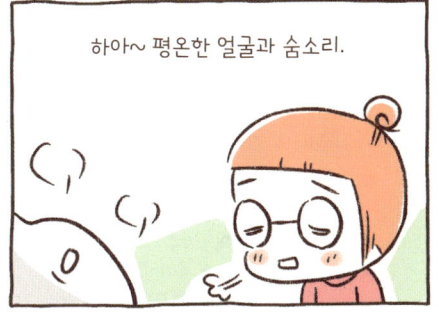

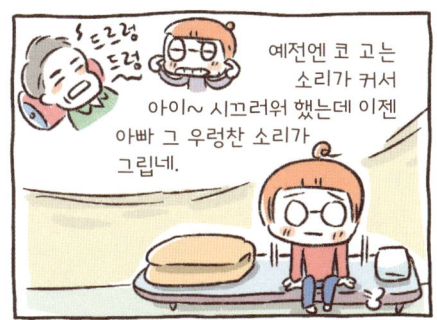

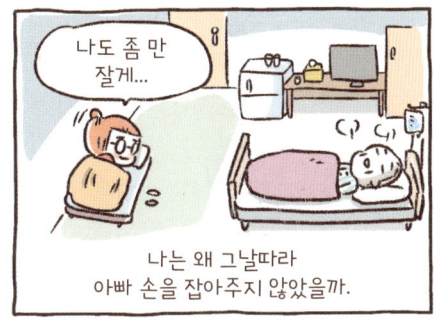

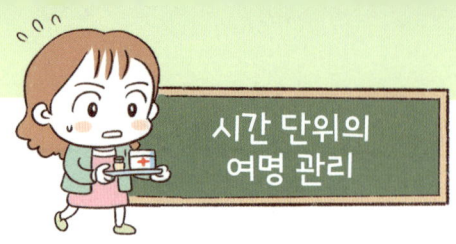

시간 단위의 여명 관리

말기 암 환자의 임종 24시간 전후로는 가장 힘들고 고통스러운 증상이 나타나므로 환자와 보호자, 의료진에게도 가장 괴로운 시기라고 할 수 있다.

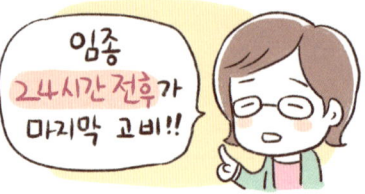

임종 24시간 전후가 마지막 고비!!

 여명 하루 전후

· 심한 말기 초조성 섬망 ·

여명 1일 전후, 의식이 저하되어 의사소통이 불가능해진다.
환자는 괴롭고 찌푸린 표정, 많은 뒤척임, 끊임없는 신음에 가까운 호흡을 보일 수 있다.

갑자기 통증이 심해져서 그런 경우는 드물고, 뇌로의 산소 공급 부족, 또는 간에서 해독할 수 없는 독물 때문에 생기는 혼란과 경련인 경우가 많다. 임종 24시간 전후에 나타나는 이 증상은 완화의료의 모든 수단을 다 동원해도 막기 어렵다.

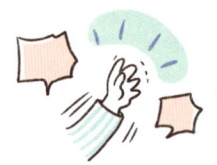

몸을 가누지 못하면서도 팔다리는 계속 혹은 가끔 움직이는 증상을 반복.

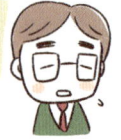

누구나 거쳐가는 마지막 증세라고 인식하면 조금 더 침착할 수 있어요.

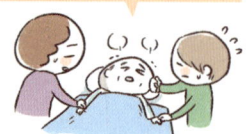

부드럽게 말을 걸고, 가만히 손을 잡아주거나 주물러주기 혹은 닦아주며 평안한 분위기 조성.

이 증상은 어느 정도 시간이 지나면 멎으면서, 자연스럽게 잠자는 듯한 혼수 상태, 평온한 상태가 된다.

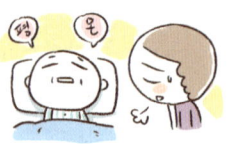

· 무의식 발성 ·

몸을 가누지 못하는 증세와 함께
강한 호흡에 의한 간헐적이고
규칙적인 발성을 한다.
이 호흡을 할 때 괴로운 얼굴이
아니라면, 고통이 아닌 반사적으로
나오는 현상이라고 볼 수 있다.

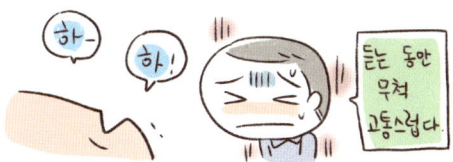

· 가래끓기 ·

삼키는 기능과 기침으로 분비물을
내보내는 기능이 감소하면서
침 등 분비물들이
목에 고이게 되어 호흡할 때마다
'골골' 또는 '그르릉' 하는 소리가 난다.
환자가 의식이 있어 괴로워한다면
흡입기를 넣어 제거(석션)할 수 있다.

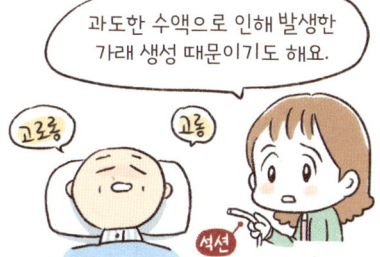

그러나 석션을 할 때 구역질이나
기침 유발, 혹은 상처가 날 수 있으니
환자가 괴로워하지 않는다면
가래 제거를 삼가는 게 좋다.

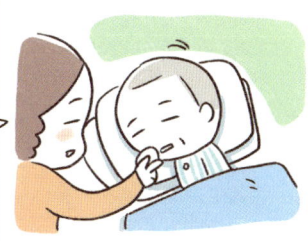

199

· 완화적 진정 ·

말기 초조성 섬망이 심각하여
환자의 힘든 증상이 계속될 때,
수면을 유도하고 진정을 유지하는
진정요법을 시행할 수 있다.

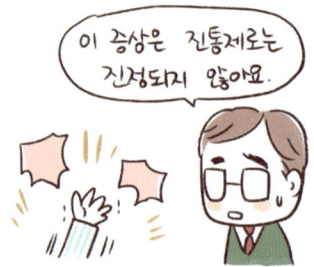

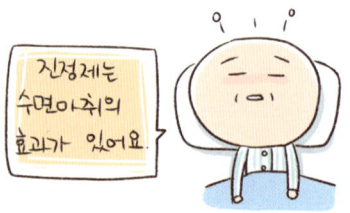

진정제는 필요할 시 최소한의 용량으로
간헐적으로 투여되는데,
환자는 꾸벅꾸벅
혼수 상태가 되어
고통을 느끼지 않게 된다.

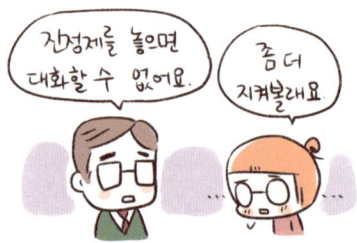

진정제는 환자와 가족 간의 소통이 가능할
정도의 '얕은 진정'과 무의식 상태로 만드는
'깊은 진정'으로 나뉘는데,
주로 가장 마지막에 가족에게 충분히
설명한 후 희망할 때 점진적으로
모니터닝하며 증량한다.

여명 몇시간 전

· 평온한 잠 ·

의식이 저하되면서 뒤척임도 없어지고
괴로운 표정이 풀리면서 주름이 사라진
잠든 얼굴이 된다.

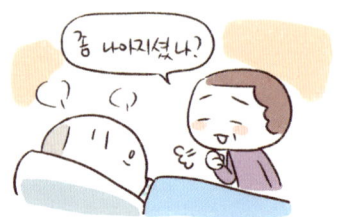
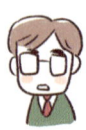

이때 가족들은 조금 나아졌다고
생각할 수 있는데, 실제로는
여명이 24시간 이내로 얼마 남지
않은 상황이므로
임종을 지키고 싶다면,
옆에 머무는 것이 좋아요.

· 호흡의 변화 ·

호흡이 가쁜 듯 얕고 빨리 쉬다가, 임종이 임박하면 돌연 천천히 호흡하다가 무호흡 상태로, 다시 몰아쉬는 호흡을 하는 체인스톡 호흡(cheyne-stockes)을 하게 된다. 이는 내부 기관의 순환 감소로 일어나는 일반적인 증상이다.

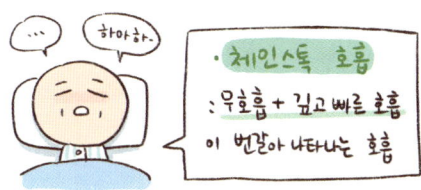

임종 임박

심폐기능이 떨어지면서 맥박과 혈압이 떨어지고 산소포화도도 낮아진다.

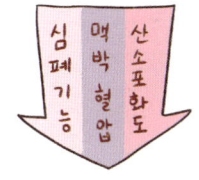

소변 유출은 멈추거나 저하되고, 손목과 팔꿈치 동맥에서 박동이 느껴지지 않거나 약하게 짚인다.

여명이 수분 단위가 되면 한참을 호흡하지 않는 무호흡 상태가 되었다가 다시 몰아쉬는 호흡을 하게 된다.

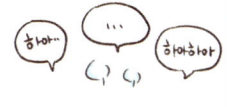

말기 질환 환자가 임종에 이르는 2가지 과정

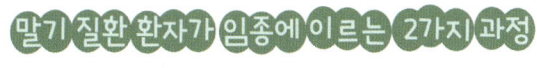

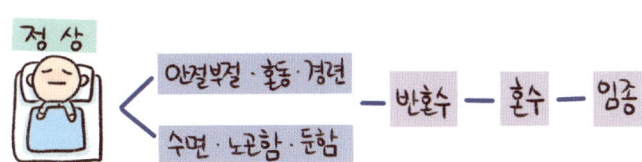

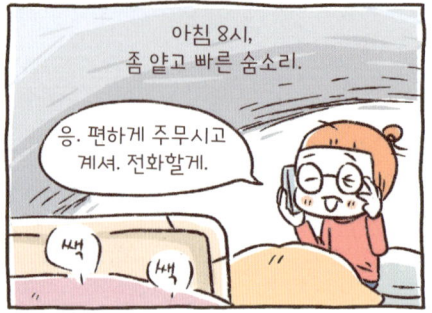
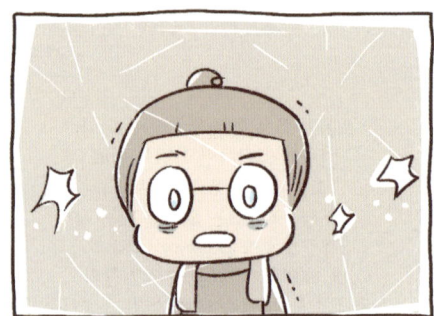
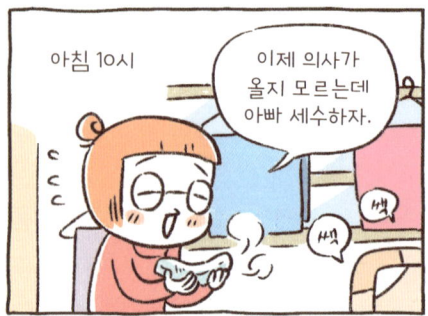
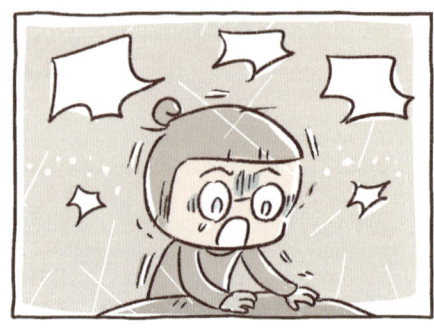
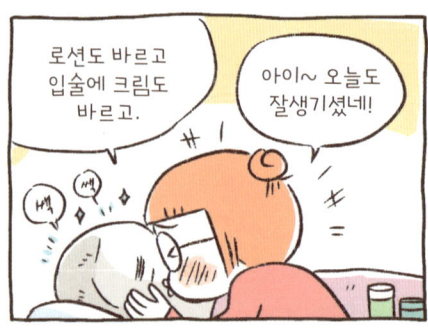
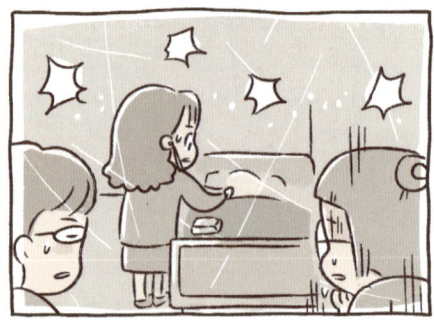
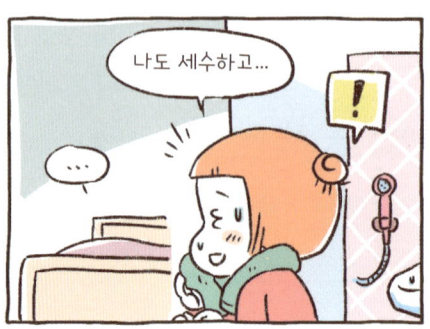
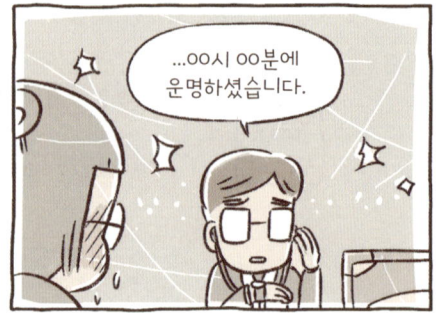

마지막 모습

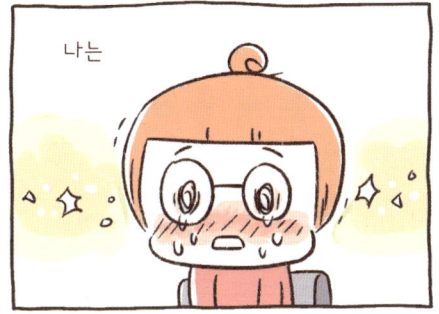
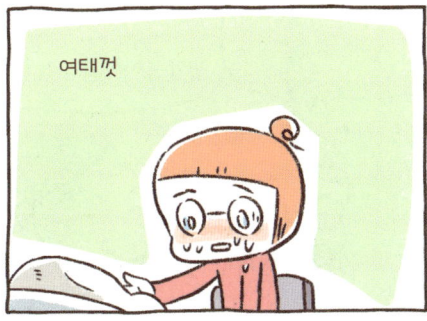
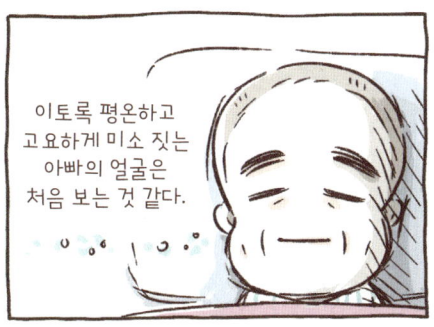
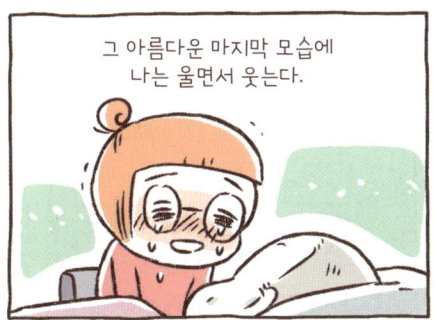

다시 일상

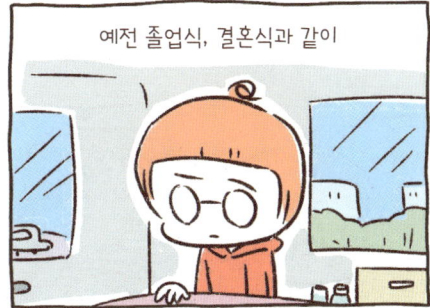
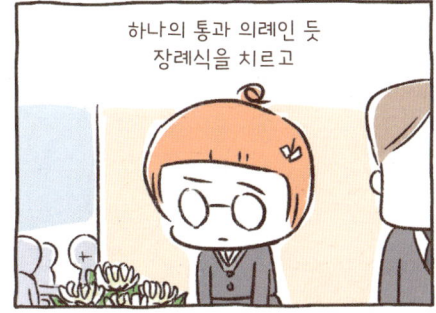
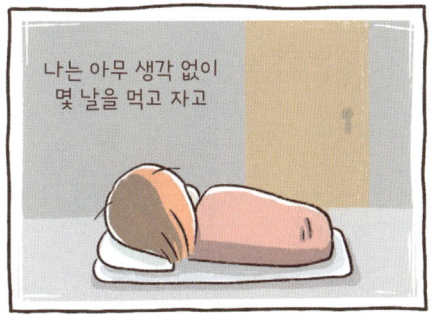
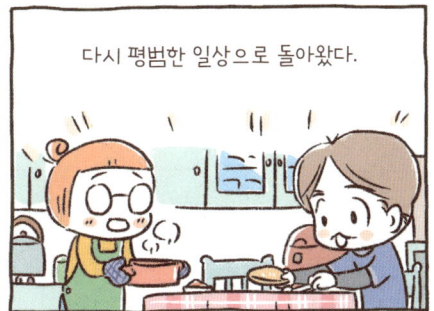

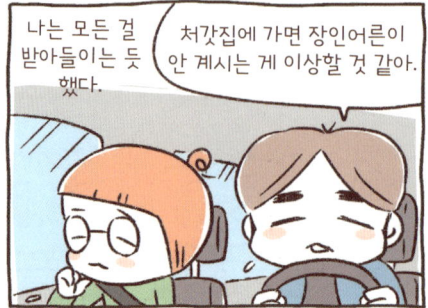
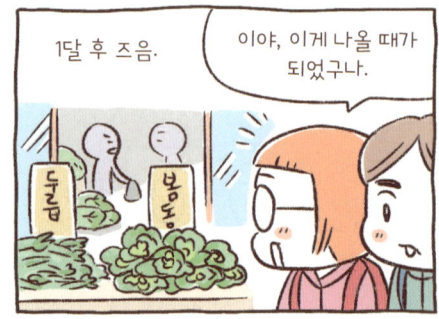
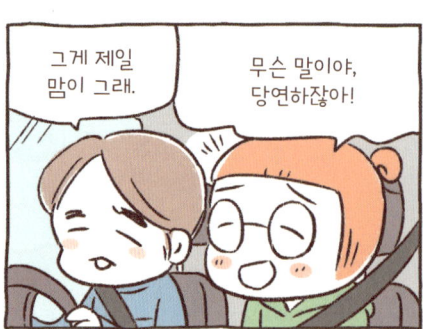
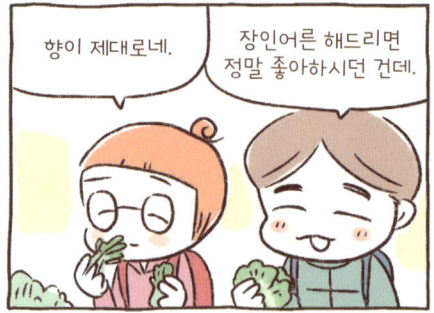
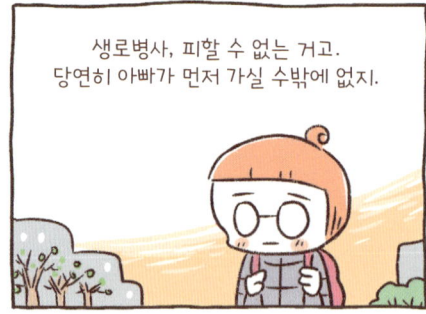
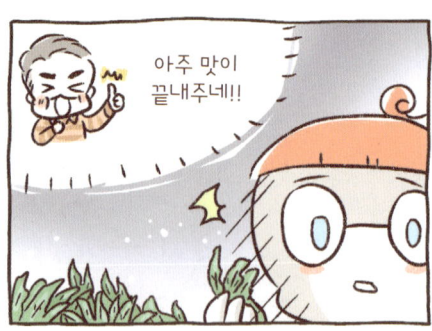
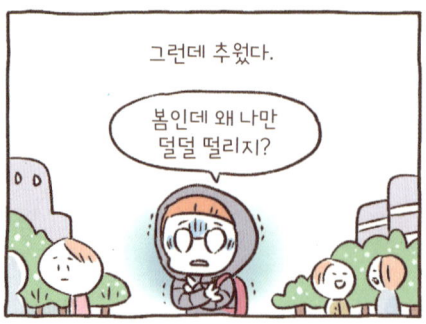
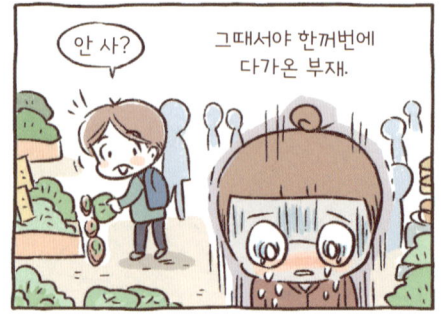

슬픔의 과정

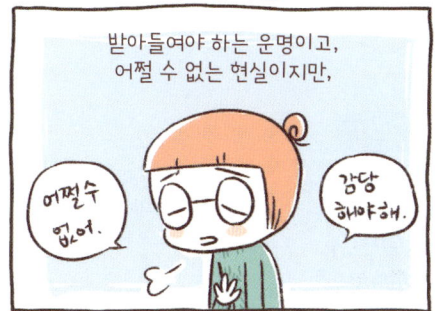

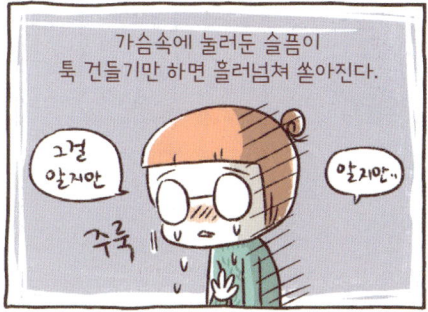

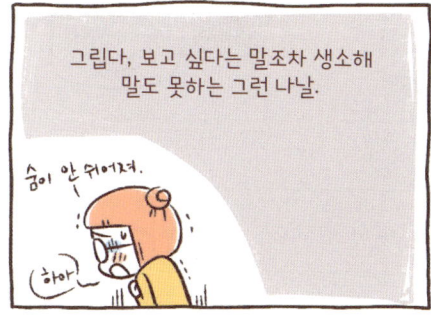

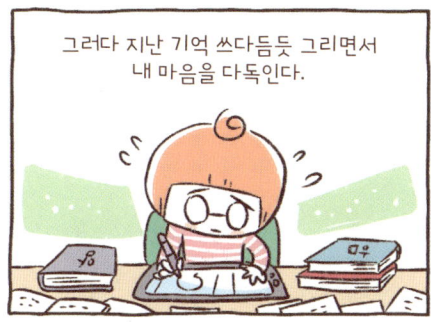

우리들의 바람

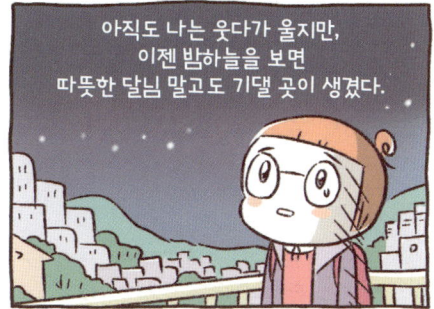

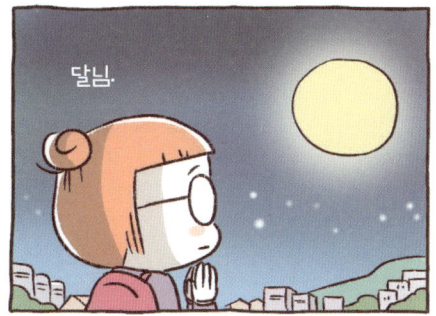

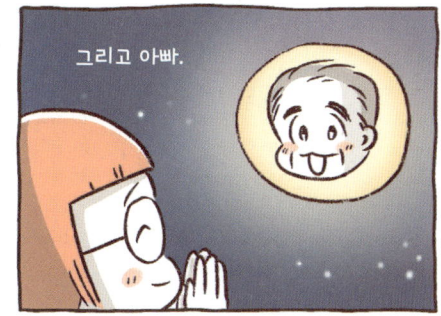

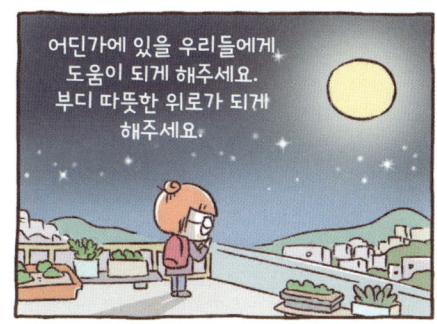

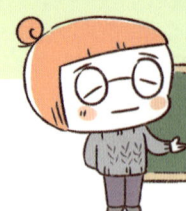

임종과 사별 후 관리

임종 후 관리

임종 전 환자는 호흡이 길어지다가 숨을 쉬지 않게 된다.

→ 호흡정지를 눈으로 확인, 청진기로 심정지를 체크한다. 펜라이트로 대광반사 소실까지 확인 후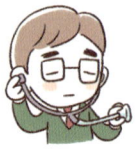

→ 의사는 보호자에게 임종 시간을 알린다. "○○시 ○○분에 임종하셨습니다."

수액이나 관을 제거하고 미리 준비한 옷으로 갈아입힌다. 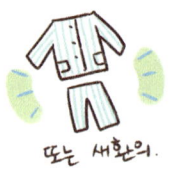 또는 새환의

→ 병원에서는 사망증명서 등의 서류를 발부해주고,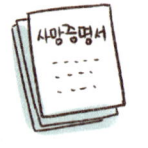

→ 앰뷸런스로 장례식장까지 이동한다. 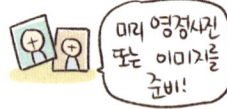 미리 영정사진 또는 이미지를 준비!

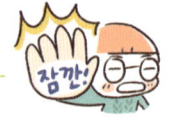 잠깐! **청각은 최후까지 유지되는 감각!!**

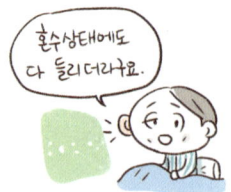 "혼수상태에도 다 들리더라고요."

순환이 정지하면 모든 세포가 바로 죽게 되지만, 뇌세포 중 청각세포는 가장 마지막까지 수시간 살아 있다. 그러므로 임종 직후에도 환자가 듣고 있다는 것을 배려하여 조심히 말해야 한다.

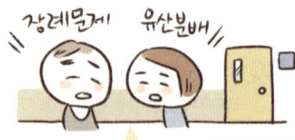 장례문제 / 유산분배

들려주고 싶지 않은 말은 병실을 벗어나서 한다.

못다 한 마지막 인사를 귀에 대고 조용히 전한다.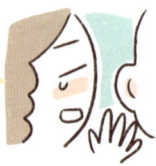

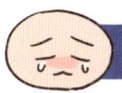 ## 사별 후 일반적인 반응

개인적으로 차이가 있지만, 사별 후 남은 가족은
일반적으로 6단계의 심리 상태를 거친다.

1단계. 쇼크

가족의 죽음으로 충격을 받아
자신도 모르게 평소와 다른
사고를 하고 신체 이상을 겪는다.
집중력과 사고에 장애가 생겨
현실감각이 떨어지거나, 무감각 또는
급격한 감정 기복을 느낄 수 있다.

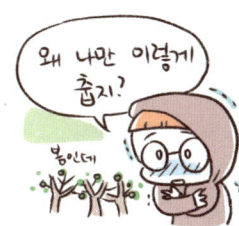
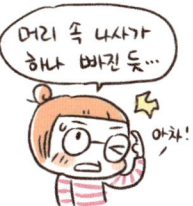

2단계. 부정과 불신

부재에 대한
비현실감으로
죽음을 인정하기
거부하거나
믿기 어려워한다.

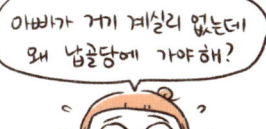
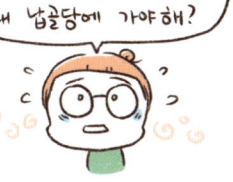

3단계. 분노와 적대감

고통스러운
감정으로
갑작스럽게
화가 나거나
다른 이를
비난할 수 있다.

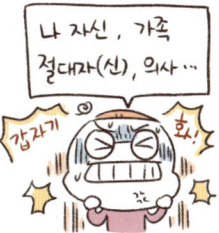

4단계. 죄책감과 타협

간호 시 최선을 다했는지,
그 결정이 옳았는지,
'만약 이렇게 했더라면...' 하는
가정을 자주 하는 등 죄책감을 갖게 된다.

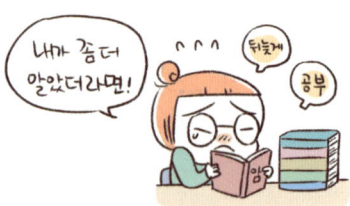

지나치게 노력하는 모습은
죄책감에서 오는 타협일 수 있다.

5단계. 우울

시도 때도 없는
울음, 피로
한숨, 불안,
불면증이
올 수 있다.

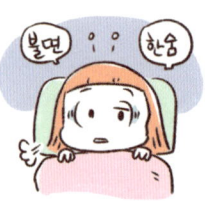

6단계. 수용

죽음을
현실적,
정서적으로
이해하며
받아들인다.

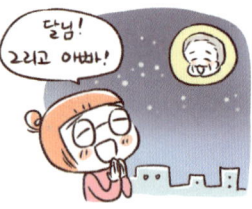

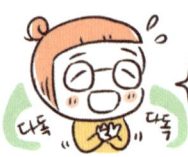

이 모두가 슬픔이 지나가는 정상적인 과정이니,
충분히 슬픔을 경험할 수 있도록
스스로를 허용해주세요.

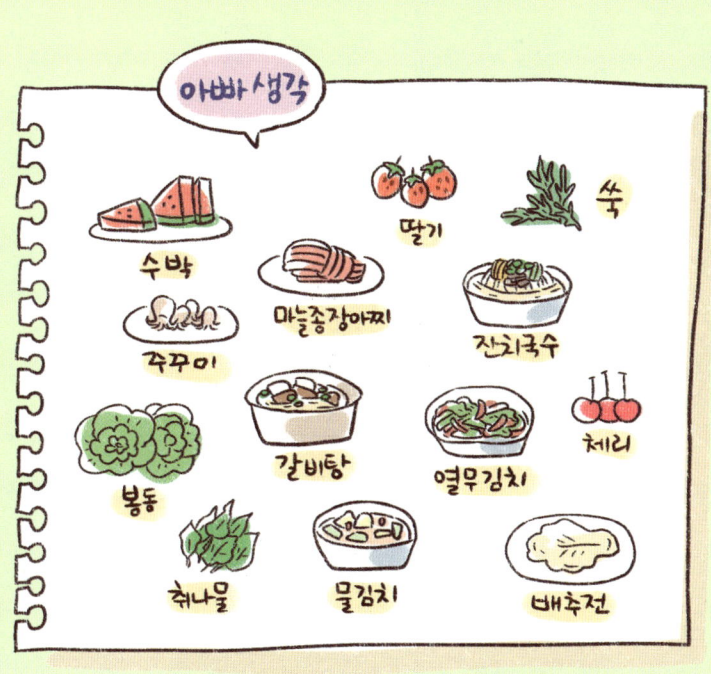

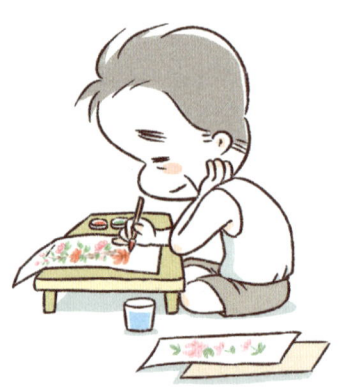

조카의 어린이 책상에서
매일 민화를 그리던 아빠.

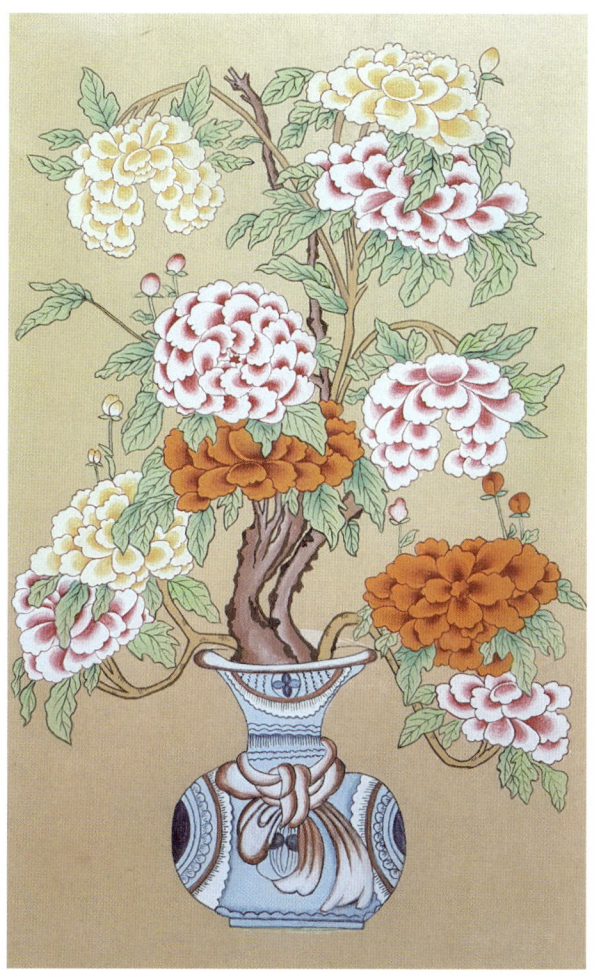

아빠 그림 / 민화 29cm x 48cm